中药药理学

主　　编　顾江萍

副主编　王春丽

编　　者　章飞芳　金郁　徐静

华东理工大学出版社
EAST CHINA UNIVERSITY OF SCIENCE AND TECHNOLOGY PRESS

·上海·

图书在版编目(CIP)数据

中药药理学 / 顾江萍主编. —上海：华东理工大学出版社，
2015.8(2023.7 重印)

ISBN 978 - 7 - 5628 - 4352 - 8

Ⅰ.①中… Ⅱ.①顾… Ⅲ.①中药学—药理学—高等学校—
教材 Ⅳ.①R285

中国版本图书馆 CIP 数据核字(2015)第 181605 号

中药药理学

主　　编 / 顾江萍
责任编辑 / 周　颖
责任校对 / 金慧娟
出版发行 / 华东理工大学出版社有限公司
　　　　　　地　址：上海市梅陇路 130 号，200237
　　　　　　电　话：(021)64250306(营销部)
　　　　　　　　　　(021)64251837(编辑室)
　　　　　　传　真：(021)64252707
　　　　　　网　址：www.ecustpress.cn
印　　刷 / 江苏凤凰数码印务有限公司
开　　本 / 787 mm×1092 mm　1/16
印　　张 / 15.75
字　　数 / 407 千字
版　　次 / 2015 年 8 月第 1 版
印　　次 / 2023 年 7 月第 4 次
书　　号 / ISBN 978 - 7 - 5628 - 4352 - 8
定　　价 / 49.00 元

联系我们：电子邮箱 zongbianban@ecustpress.cn
　　　　　官方微博 e.weibo.com/ecustpress
　　　　　天猫旗舰店 http://hdlgdxcbs.tmall.com

前　　言

本书内容分总论和各论两部分。在整体规划上突出基本理论、应用价值、最新动态和有益于学习记忆的特点。

总论介绍中药药理学的基本概念、学科任务、发展简史、中药药性理论的科学内涵及现代研究、中药药理作用的特点及影响因素、中药药理研究的基本方法及复方药理研究等。各论按照解表、清热、泻下、祛风湿、芳香化湿、利水渗湿、温里、理气、消食、活血化瘀、止血、化痰止咳平喘、安神、平肝息风、补虚、收涩等类别，分别介绍各类药物的中医认识、共同药理作用、应用注意事项、主要研究思路和方法以及代表药物等。

相比同类书，本书在编写过程中增加了部分核心内容，如在总论部分适当增加中药药性理论的科学含义、现代研究及中药药理研究的方法学概述、中药复方研究等内容；在各论部分增加了主要研究思路和方法、现代应用、古籍述要等内容；更有助于学习者对中药药理学相关知识的理解。为了突出应用性，本着以应用为导向选择内容，本书中所列均为研究较为深入、应用较为广泛的中药，而删减了部分同类教材中选用但应用较少的中药。在每个单元均加入了学习要点及要求，力求不拘泥于传统应用，尝试将传统应用与现代文献和最新研究动态有机结合，附有最新参考文献，更方便读者把握知识重点，了解中药药理学的发展态势。书后附有常用英文缩略词表，以方便读者查阅。

本书适合药物制剂、药学、制药工程等相关专业本科生学习使用。由于编者水平有限，不足之处在所难免，欢迎读者斧正。

编　者

2015 年 5 月于上海

目　　录

第一部分　总　论

第一部分　总　论

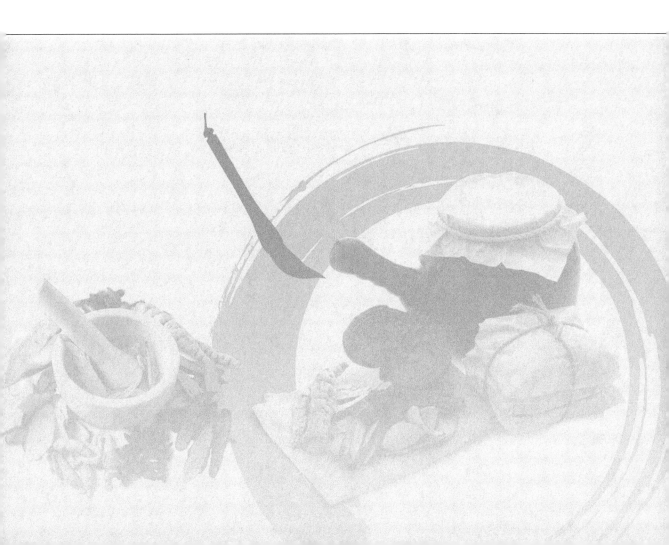

第 1 章　绪　　论

学习要点及要求：

　　本章主要介绍中药药理学的基本概念、学科任务和中药药理学的发展简史。通过本章的学习，掌握中药药理学的基本概念，了解中药药理学的学科任务和中药药理学的发展历程。

1.1　中药药理学的基本概念和学科任务

1.1.1　中药药理学的基本概念

　　中药药理学(Pharmacology of Traditional Chinese Medicine，PTCM)是以中医药基本理论为指导，运用现代科学方法研究中药和机体相互作用及作用规律的一门学科。

　　中药药理学的研究内容分为两部分，即中药药物效应动力学 Pharmacodynamics of TCM，简称中药药效学和中药药物代谢动力学 Pharmacokinetics of TCM，简称中药药动学。中药药效学主要研究和揭示中药对机体的作用，涉及中药作用于机体所产生的药理作用、中药药理作用的机理和中药药效物质基础等方面。中药药动学主要研究和揭示机体对中药的影响，涉及中药作用于机体，中药及其化学成分在机体内的吸收、分布、代谢和排泄规律等方面。

　　中药药理学是近年来建立和发展起来的与多学科有密切联系的新兴学科，是中医药与现代科学之间最具活力的结合点。它是中药学的重要组成部分，是药理学在我国发展的一个分支学科，也是中西医结合的基础学科。

1.1.2　中药药理学的学科任务

　　1. 阐释中医药理论的科学内涵　中医药理论是中国几千年来历代医家临床经验的结晶，通过中药药理的研究有利于阐明中医药理论的现代科学内涵。

　　(1)可验证传统中医药理论。如《千金方》记载："甘草能解百毒"。经现代研究证实，甘草制剂对多种食物、药物和机体代谢产物所致中毒均有一定的缓解作用，其解毒的有效成分是甘草甜素，解毒机制涉及减少毒物吸收、增强肝脏解毒作用、提高机体对毒物的耐受能力等，这就为甘草解百毒理论提供了圆满的现代科学解释。

　　(2)可深化和发展中药功效。如葛根的传统功效为升阳解肌、生津止渴、透疹除烦，临床多用于解热、降血糖、降血脂等。近年来发现葛根可益智，对心血管系统具有扩张冠状动脉、抗心肌缺血、抗心律失常、降血压、改善微循环等药理作用，提示其具有"活血通脉"的功效，是对传统功效的发展。再如，枳实和青皮传统主要用于调节胃肠平滑肌功能、抗溃疡、祛痰平喘等，近年来研究发现两者静脉注射给药具有升压、抗休克等药理作用。

（3）可纠正和完善中医药理论的不足。如焦三仙（山楂、神曲、麦芽）常用于消食、助消化，研究证实麦芽中的淀粉酶和胃蛋白酶经炮制后在炒麦芽和焦麦芽中大大下降，故麦芽作为消食药不宜炒焦。再如，中医习惯将常山和槟榔相须为用治疗疟疾（如截疟常山饮、截疟七宝饮），而研究发现槟榔碱无抗疟作用，与常山配伍后也不能增强常山（常山碱丙）的抗疟作用，相反可使常山的毒性增强，因而该配伍不恰当。

（4）可阐明中药作用机理和药效物质基础，并通过典型中药、方剂的研究，探讨中医药理论的现代科学本质。如麻黄具有发汗、平喘等功效，研究发现其发汗作用与兴奋汗腺、解热、抗病毒及抗菌等有关，平喘作用与其缓解平滑肌痉挛、抗炎等有关，有效成分主要是麻黄碱、伪麻黄碱、挥发油等。再如，四逆汤具有回阳救逆之功效，主治亡阳证，研究表明该方具有明显的强心、抗休克、改善微循环作用，说明亡阳证与休克、心力衰竭和微循环障碍等有关，也反过来证明了回阳救逆和亡阳证的现代科学本质。

2. 结合临床、提高疗效、促进应用　中药药理学研究必须与中药的临床应用相结合，中药药理学的研究成果最终是要服务于临床需要的，因此是否具有临床价值非常重要。而中药临床应用所反映出的安全性和有效性信息在一定程度上要比临床前的动物实验更有价值，故只有实验研究与临床应用有机结合，才能推动中药药理学的发展，促使科技成果得到更好的转化。同时，中药药理的研究资料和成果是临床医生处方用药的重要依据，对科学合理地指导临床用药具有重要意义。

3. 参与中药新药研发　随着社会的发展及人类回归自然呼声的日益高涨，目前天然药物的使用范围占全球80％以上，遍布百余个国家和地区。但仍有很多疑难、危重病症威胁着人类健康，缺乏有针对性的治疗药物。

开展中药新药的研究和开发是我国的基本国策，也是学科任务。新药的研发是以有效、安全、稳定和质量可控为基本条件的，中药药理研究承担着药效学和毒理学等研究任务，是新药研发的重要组成部分，在新药开发中占有重要的地位。中药作为传统药物，中药新药研发仍处于起步阶段，在人力管理、经费投入、法规体系和产、学、研等方面均需不断完善。

4. 促进中西医结合、中医药现代化和国际化　中药药理学是在现代医学发展进程中形成的理论和实践体系，是中西医结合的产物，中药药理学学科的发展应与中西医结合学科的发展并进。中医药在疾病防治上所具有的特殊优势、独特疗效蕴藏着巨大的潜力。因此我们必须运用现代科技手段对中医药理论进行系统、深入、规范化的研究，使中医药学瑰宝为世界医药学界所认识，加快中药现代化、国际化的步伐。

中药药理学的学科任务概要见图1-1。

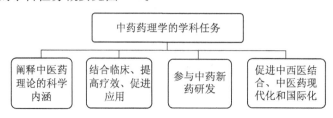

图 1-1　中药药理学的学科任务

1.2　中药药理学发展简史

中医药的应用历史源远流长,中药作为中医防病治病的主要手段,历经几千年的发展历程,具有丰富的知识内涵。始于《山海经》《圣济经》。在《山海经》所录百余种原始中药档案中,明确记载可医治五官科、神经科、妇科、消化科及精神科等几大类别疾病,有一些具有养生、美容、调理等作用,还记录了中药不同的使用方法。《圣济经》其卷五即称"药理篇",主要以抽象的角度来阐明中药的作用机理。应用现代科学方法开展中药的药理作用、作用机制以及药效物质基础等方面的研究起步较晚,始于 20 世纪 20 年代。

20 世纪 20 年代,我国学者陈克恢率先对麻黄进行系统的化学成分和药理作用研究,得到麻黄的有效成分麻黄碱,并报道了麻黄碱具有拟肾上腺素样药理作用,在世界范围内引起巨大反响,此举揭开了中药药理学史无前例的一页。此后,陈克恢和他的同事们进一步研究了很多与麻黄碱结构类似的化合物的药理作用,这些研究不仅发现了很多可用于呼吸系统疾病治疗的新药,也为后来 α 受体及 β 受体阻断剂的研发奠定了基础。这项研究是从天然产物中寻找先导化合物,进行优化开发新药的一个典范。这一时期的工作不仅是开创性的,而且形成了延续至今的研究思路,即从天然药材中提取化学成分,通过筛选研究确定其药效和有效成分。

20 世纪 20 至 40 年代,国内外学者相继开展了当归、草乌、延胡索、贝母、蟾蜍、三七、川芎、防己等几十味中药的研究。但由于受到战争破坏、研究经费短缺、研究设备简陋、研究人员不足等因素的影响,研究进展较慢,除麻黄的研究工作较深入外,其他很多中药都只做了一些初步的药理研究。而且当时的研究没有严格鉴定药材的品种和来源,仅将中药当作一种植物药来研究,很少结合中医药理论和临床,其科学性尚存在一定的问题。但这些研究工作仍为之后的中药药理研究奠定了一定的基础。

新中国成立后,在国家和行业部门的大力支持和指导下,中药药理研究进入了新的阶段,取得了突出的成绩。20 世纪 50 年代至 60 年代,主要开展了大量单味中药,如黄连、穿心莲、茵陈、秦艽、大黄、防己、附子、柴胡、甘草等在强心、降压、镇痛、抗菌、消炎、利尿、驱虫、解热等方面的筛选。延胡索镇痛作用研究堪称这一时期单味中药研究的典范。

进入 20 世纪 70 年代,逐步重视以中医药理论为指导,并运用现代药理研究手段解释传统中医药理论的科学内涵,中药药理作用的研究有了更广泛、更深入的发展。这一时期单味中药的研究仍占中药药理研究的主导地位,其中以补益药和活血化瘀两大类中药为研究的热点,其次为清热药和泻下药,如人参、黄芪、甘草、当归、冬虫夏草、党参、五味子、西洋参、刺五加、川芎、丹参、大黄、三七、苦参、雷公藤、青蒿等。开始了中药药性理论如四气、五味、归经等的现代研究,以及中医治法、治则相结合的中药研究。

20 世纪 70 年代末,开始重视中药复方研究,之后 10 余年共研究中药复方 200 余首,其中以针对心血管系统和消化系统方面的复方研究较多,如生脉散、参附汤、桃红四物汤、四君子汤、补中益气汤、六味地黄丸、玉屏风散、苏合香丸、桂枝汤等。传统复方的药理研究日益受到重视。

在对复方整方药理研究的同时,还对复方进行了配伍及拆方研究,对有些古方进行了改造及精简药味研究。这一时期重视了单味中药的有效单体和有效部位的研究,明确了许多有确切疗效的中药的有效成分,如麻黄碱、小檗碱、苦参碱、川芎嗪、丹参酮、青蒿素、葛根素、喜树碱、麝香酮等。发现了一系列中药新的药理活性,如黄连、苦参的抗心律失常作用和雷公藤的免疫抑制作用等。

1985年,中华人民共和国卫生部颁布了《药品管理法》及与之配套的《新药审批办法》,中药药理学科开始参与从基础研究转向研制新药的应用研究。使临床有效的中药及复方经过规范的药学、药效和毒理研究,达到现代化新药水平而批准上市。并在紧缺或名贵中药材的人工制成品方面取得了重要成就,如人工麝香、人工牛黄、人工熊胆、人工繁殖冬虫夏草菌丝等。同年,《中药药理学》正式出版,标志着中药药理学作为一门学科,被国家教育管理部门正式接受。

20世纪90年代,随着现代科学技术尤其是分子生物学的迅速发展,中药药理研究跨入了一个崭新的时代。研究目标更加明确,研究领域不断拓展,研究技术手段日益先进。

中医药研究的目标是实现中医药现代化,而中医药现代化研究的切入点和突破口是中药现代化研究,而中药现代化研究的核心是中药复方研究,阐明中药复方的配伍规律、作用机制和药效物质基础是中药复方现代化研究的关键环节。

研究领域不断拓展,单味药的研究与传统的性味、归经、功效、主治联系日益紧密,复方的研究更加重视配伍规律和药效物质基础研究。研究的重心逐步从中药药效学转向中药药动力学研究、安全性评价以及复方的研究。提出了用"生物效应法"估测有效成分不明确的单味及复方药动学参数的研究方法。

随着膜片钳、细胞内微电极和离子选择性微电极、基因探针、细胞重组、离子通道、神经递子、受体功能等技术进入中药药理学研究领域,中药药理研究手段逐步从整体动物发展到组织器官、细胞、亚细胞、分子生物学水平及基因水平。

回顾20世纪中药药理学的发展历程,应该说中药药理学的研究取得了长足的进展,但作为一门年轻的学科,其理论体系还需要不断完善和发展,学科领域内的许多关键问题如中医"证"的病理模型的复制、中药药动学的研究方法等问题还需要不断地研究、探索和完善。但我们相信,在21世纪,经过广大中药药理研究人员的不懈努力,中药药理学科将得到长足的发展。

现代中药药理学的发展简史概要见图1-2。

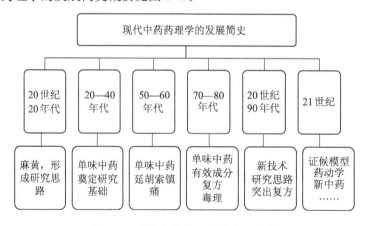

图1-2　现代中药药理学的发展简史

参考文献

[1] 路茵,张大方.中药药理学.北京:人民卫生出版社,2012.

[2] 吴清和.中药药理学.北京:高等教育出版社,2012.

[3] 彭成.中药药理学.北京:中国中医药出版社,2012.

[4] 沈映君.中药药理学.北京:人民卫生出版社,2000.

[5] 侯家玉.中药药理学.北京:中国中医药出版社,2002.

[6] 陈长勋.中药药理学.上海:上海科学技术出版社,2012.

[7] 俞丽霞,阮叶萍.中药药理学.杭州:浙江大学出版社,2012.

[8] 沈映君.中药药理学专论.北京:人民卫生出版社,2009.

[9] 赵际勐.中国近代中药药理学简史.北京:中国中医科学院,2012.

第 2 章 中药药性理论

学习要点及要求：

本章主要介绍中药药性理论的科学内涵，以及中药药性理论的现代研究。通过本章的学习，掌握中药四性(四气)、五味、归经、升降浮沉、有毒和无毒的基本含义；掌握四性(四气)、五味的现代研究概况；熟悉有毒和无毒的现代研究概况；了解归经、升降浮沉的现代研究概况。

中药药性是我国医药学理论体系的重要组成部分，是对中药作用性质和特征的概括，是以人体为研究对象，依据用药后机体的反应总结出来的，是几千年临床用药经验的结晶。中药药性理论主要包括四性(四气)、五味、归经、升降浮沉、有毒和无毒等。

2.1 中药药性的科学含义

2.1.1 四性(四气)

中药四性(四气)指中药寒、热、温、凉四种不同药性，它反映了药物在影响人体阴阳盛衰、寒热变化方面的作用趋势，是说明中药作用性质的概念之一。

四气的记载最早见于《黄帝内经》和《神农本草经》。药性之气源于《素问》，如《素问·至真要大论》："寒者温之、热者寒之"，"治以寒凉"，"治以温热"。而《神农本草经》中记载："药有酸咸甘苦辛，又有寒热温凉四气"，是有关药性四气五味的最早概括，其"疗寒以热药、疗热以寒药"则是指出如何掌握药物的四气理论以指导临床用药的原则。

四性中的寒凉和温热是对立的两种药性。而寒和凉之间、热和温之间，则是药性相同，但在程度上有所差别：温次于热、凉次于寒。故中药四性的实质可以看作寒(凉)、热(温)两性。

一般而言，能减轻或消除热证的药物，即具有清热、凉血、泻火、清虚热、滋阴等功效的药物，药性属寒性或凉性。如病人表现为恶热喜冷、面红目赤、烦躁不安、舌红苔黄、脉数等，属热证。用石膏、知母、栀子等药物治疗后，上述症状得以缓解或消除，说明石膏、知母、栀子等药性是寒凉的。反之，能减轻或消除寒证的药物，即具有祛寒、温里、助阳等功效的药物，药性属热性或温性。如病人表现为恶寒喜暖、面色苍白、肢冷蜷卧、舌淡苔白、脉迟或紧等，属寒证。用附子、干姜、肉桂等药物治疗后，上述症状得以缓解或消除，说明附子、干姜、肉桂等药性是温热的。

换言之,中药的药性与疾病的性质是相对的,即遵循"疗寒以热药、疗热以寒药"和"热者寒之、寒者热之"的治疗原则。此外,还有一些中药药性较为平和,寒热偏性不明显,这部分药物称为平性药,但实际上其性平是相对的,在药性上仍有偏温或偏凉的不同,仍未超出四性范围。

2.1.2　五味

中药五味是指药物具有酸、苦、甘、辛、咸五种不同的味道。有些药物还具有淡味或涩味,因而实际上不止五种味道,但五味是最基本的。淡附于甘,涩附于酸,所以仍然称为五味。

五味最早记载见于《吕氏春秋》。将五味与药物相结合最早见于《黄帝内经》和《神农本草经》。如《素问·藏气法时论》记载了"辛散、酸收、甘缓、苦坚、咸软"等五味作用特点。《神农本草经》总论载有:"药有酸、咸、甘、苦、辛五味"。五味具有阴阳五行属性,《内经》云:"辛甘淡属阳,酸苦咸属阴"。《洪范》谓:"酸味属木、苦味属火、甘味属土、辛味属金、咸味属水"。

五味主要是根据味觉器官辨别出来的,也有依据中药功能和药效确定的,是中药味道与功效的概括和总结。故其含义包括两个方面:一是反映药物的真实味道,来自于味觉器官辨别的感性认识,如黄连的苦味、甘草的甘味等;一是代表药效,来自于对中药功效分析概括的理性认识,如板蓝根的苦味、白芍的酸味等。

中药的性和味关系密切。一种中药既具有一定的性,又具有一定的味。性有性的作用,味有味的作用,必须将性和味相结合。一般来说,性味相同的中药,其主要药理作用也大致相同;性味不同的中药,功效也就有所区别;性同味不同或味同性不同的中药在功效上也有共同和不同之处。

2.1.3　归经

"归"指药物作用的归属,即药物作用的部位;"经"指经络及其所属脏腑,"归经"就是药物作用选择性地归属于一定的经络脏腑,是药物功效与药理作用部位的综合。中药归经理论是以脏腑、经络理论为基础的。

归经理论论述最早见于《黄帝内经》,提出药物的五味对机体脏腑有选择性。如《素问·宣明五气》中载:"五味所入,酸入肝,辛入肺,苦入心,咸入肾,甘入脾,是谓五入"。《素问·至真要大论》载:"夫五味入胃,各归所喜,故酸先入肝,苦先入心,甘先入脾,辛先入肺,咸先入肾"。还说明五色合五味对机体部位有选择性,如《素问·金匮真言论》载:"东方青色,入通于肝,其味酸;南方赤色,入通于心,其味苦;中央黄色,入通于脾,其味甘;西方白色,入通于肺,其味辛;北方黑色,入通于肾,其味咸"。

《伤寒论》创立了六经辨证系统,出现了六经分经用药方法,如麻黄、桂枝为太阳经用药,石膏、知母为阳明经用药等。把归经概念正式作为药性记载而提出的是金元时期的医学家张元素,在其著作中有"藁本乃太阳经风药","石膏乃阳明经大寒之药"的记载。明代李时珍撰写的《本草纲目》,对中药归经理论的发展作出了重要贡献。

由于经络能够沟通人体的内外表里,一旦人体发生病变,体表的病变可以通过经络而影响内在的脏腑,脏腑的病变也可通过经络而反映到体表。临床上各脏腑经络发生病变产生的症状是不相同的,针对不同脏腑经络病变所应用的治疗药物也是不同的。中医学认为每种病证都是脏腑、经络病变的表现,因而某种药物如果能够治疗某些脏腑经络的病证,就意味着该药应该归入某经。中药的药理作用与归经之间存在着紧密的联系。

中医理论认为"肝主筋","诸风掉眩皆属于肝"。刘河间释曰:"掉,摇也。眩,昏乱、眩晕也,风主动故也"。即因风(指内风)所致出现肢体动摇不定、目眩、头晕等表现的疾病,皆与肝脏有关。故凡具有抗惊厥,治疗肢体麻木、震颤、抽搐等病证的药物多归肝经。如天麻、钩藤、全蝎、蜈蚣、牛黄、石决明等均归肝经。"肺主气司呼吸","诸气膹郁,皆属于肺"。张景岳注曰:"膹,喘急也。郁,痞闷也"。即因多种气机失调所致的呼吸喘促、胸部满闷等表现的疾病,皆与肺有关。故凡具有化痰、宣肺、平喘等作用的药物多归肺经。如桔梗、贝母、紫苑、款冬花、半夏、前胡等均归肺经。可见中药的归经是人们经过长期的临床实践,通过观察药物的临床疗效总结出来的。归经理论的产生为临床遣方用药提供了重要的理论依据。

2.1.4 升降浮沉

中药的升降浮沉,是中药作用于人体后,药物性能在体内呈现的四种走向和趋势。"升"就是上升、升提。"降"就是下降、降逆。"浮"就是轻浮、上行、发散。"沉"就是重沉、下行、泄利。

升降浮沉用于表示中药作用的趋向源于《黄帝内经》。如《素问·六微旨大论》谓:"升降出入,无器不有"。《素问·阴阳应象大论》曰:"其高者,因而越之;其下者,引而竭之;中满者,泻之以内;其有邪者,渍形以为汗;其在皮者,汗而发之",阐明了应根据升降出入障碍所产生疾病的病势和病位不同,采取相应的治疗方法,为升降浮沉理论的产生和发展奠定了理论基础。金元时期升降浮沉学说得到了全面发展,张元素在《医学启源》中旨承《内经》,首倡"气味厚薄寒热阴阳升降之图",用运气学说阐发了药物具有升降浮沉不同作用趋向的道理。其后李东垣等又作了进一步的补充完善。

归纳来说,凡升浮的中药都能向上、向外,具有升阳、举陷、解表、祛风、散寒、催吐等功效,多用于治疗病位在表、病势下陷类病证。凡沉降的中药都能向下、向内,具有清热、泻下、潜阳、降逆、止咳、平喘、利水、收敛等功效,多用于治疗病位在里、病势上逆类病证。因而升降浮沉,既是药性又是用药的基本原则。

中药的升降浮沉和中药的性味、质地等有关。凡性温热,味辛、甘的中药,大都为升浮药;凡性寒凉,味苦、酸、咸的中药,大都为沉降药,因此有"酸咸无升、辛甘无降、寒无浮散、热无沉降"的说法。凡花、叶以及质轻的中药,大都为升浮药;种子、果实、矿石以及质重的中药,大都为沉降药。但也有例外,如诸花皆升,旋覆花独降;诸子皆降,蔓荆子独升。部分药本身就有双向性,如川芎能上行头目、下行血海,白花蛇能内走脏腑、外彻皮肤等。

中药的炮制和配伍也可影响中药的升降浮沉之性。炮制可使升降浮沉有所转化,有些药物经酒炒则升、姜制则散、醋炒则敛、盐制则下行等,如大黄泻下具有沉降之性,酒制后活血化瘀及升浮之性增强,泻下等沉降之性减缓。药物的升降浮沉通过配伍也可以发生改变,如升浮药升麻配伍当归、肉苁蓉等咸温润下药,虽有升降合用之意究成润下之剂,即少量升浮药配大量沉降药也随之下降。反之亦然,如牛膝引血下行为沉降药,与柴胡、桔梗等开胸行气之药同用也随之上升。因而中药的升降浮沉是受多种因素影响的,正如李时珍所说:"升降在物,亦在人也"。必须依据中药的特点、功效等综合判断。

2.1.5 有毒和无毒

中药有毒、无毒也是药性的重要组成部分。我国现存本草文献中关于毒性记载最早见于《神农本草经》,在具体药物条目下标有毒性文字记载最早见于《吴普本草》。中药的毒是古人最早认识的药物特性。认为毒性是中药最基本的性能之一,是一种偏性,以偏纠偏是药物治疗疾病的基本原则,用之得当可发挥治疗作用,用之不当则对机体产生不良反应。

1. **中药毒的含义** 中药的"毒"内涵丰富,主要可概括为以下三种含义:

(1) 是指药物的特性,毒就是药。传说中神农尝百草,"无毒者为食,有毒者为药"。《周礼·天官冢宰下》有"医师掌医之政令,聚毒药以供医事"之说。《景岳全书》亦称"凡能除病者,皆可称毒药"。毒性就是药物具有的预防和治疗疾病的特性。

(2) 是指药物的偏性,《类经·五脏病气法时》曰:"药以治病、因毒为能,所谓毒者,是以气味之有偏也"。《素问·五常政大论》载:"大毒治病,十去其六;常毒治病,十去其七;小毒治病,十去其八;无毒治病,十去其九"。《神农本草经》三品分类法也是以药物毒性大小、有毒无毒作为分类依据。中医学理论认为,"阴平阳秘、精神乃治",中药就是利用药物的偏性,以偏纠偏,纠正机体阴阳失衡,从而达到治疗疾病的目的。

(3) 是指药物的毒性,包括药物应用不当对机体造成的毒害性或损害性,以及药物应用所引起的其他不良反应,如副作用,毒性反应,过敏反应,致畸、致癌、致突变等。如《诸病源候论》载:"凡药物云有毒及大毒者,皆能变乱,与人为害,亦能杀人"。而后世本草书籍在其药物性味下标明"有毒""大毒""小毒"等记载则多指药物毒副作用大小。

2. **毒性反应** 毒性反应是指因药物剂量过大或用药时间过长引起的机体生理、生化、机能和结构的病理变化。

毒性反应可因剂量过大而立即发生,称为急性毒性。中药的急性毒性可以影响机体的心血管系统、中枢神经系统、消化系统、呼吸系统、泌尿系统、造血系统等各大系统。如乌头类药物因其含有毒成分乌头碱等,口服后会导致神经系统、循环系统、消化系统等有中毒表现。

药物的毒性反应也可因长期用药体内药物蓄积过多而逐渐发生,称为慢性毒性。中药的慢性毒性多损伤机体的靶器官,尤以肝、肾、胃肠的发生率最高,其次是心肌、骨骼、肺、中枢神经、内分泌腺体等。如关木通中马兜铃酸的肾毒性。通常药物毒性反应对机体造成的组织器官损伤会比较严重,较难恢复。因而对容易产生毒性反应的中药应严格掌控剂量和疗程。

1988年列入国务院《毒性药品管理品种》范围,受《医疗用毒性药品管理办法》约束的中药共计28种,包括砒石(红砒、白砒)、砒霜、水银、生马钱子、生川乌、生草乌、生白附子、生附子、生半夏、生南星、生巴豆、斑蝥、青娘虫、红娘虫、生甘遂、生狼毒、生藤黄、生千金子、生天仙子、闹阳花、雪上一枝蒿、红升丹、白降丹、蟾酥、洋金花、红粉、轻粉、雄黄。

《中华人民共和国药典》(2010年版)收载有毒中药83种,其中有大毒者10种、有毒者42种、有小毒者31种。

大毒:天仙子、川乌、草乌、红粉、马钱子、马钱子粉、斑蝥、闹羊花、巴豆、巴豆霜。

有毒:轻粉、牵牛子、甘遂、芫花、雄黄、蜈蚣、京大戟、商陆、干漆、千金子、千金子霜、罂粟壳、朱砂、洋金花、两头尖、全蝎、苦楝皮、附子、制川乌、制草乌、华山参、硫黄、白附子、常山、蟾酥、木鳖子、天南星、制天南星、狼毒、白屈菜、臭灵丹草、三棵针、蓖麻子、香加皮、半夏、白果、苍耳子、金钱白花蛇、蕲蛇、山豆根、土荆皮、仙茅。

小毒：丁公藤、红大戟、猪牙皂、水蛭、土鳖虫、草乌叶、急性子、金铁锁、飞扬草、大皂角、瞿藤子、翼首草、紫萁贯众、两面针、苦杏仁、艾叶、北豆根、川楝子、地枫皮、鹤虱、蒺藜、九里香、苦木、绵马贯众、绵马贯众炭、南鹤虱、蛇床子、吴茱萸、小叶莲、鸦胆子、重楼。

3. 副作用　副作用是指中药在治疗剂量下产生的与治疗目的无关的作用，多因中药的药理作用广泛所致。如大黄具有泻下通便、活血化瘀等功效，当应用大黄治疗便秘时，因其活血化瘀功效所导致的妇女月经量增多即为副作用，而当用大黄治疗妇女经闭、痛经时，其因泻下通便功效所导致的腹泻、便溏即为副作用。再如麻黄在平喘的同时易引起的失眠等。

副作用是药物的固有作用，一般与治疗作用同时发生，可能给病人带来不适或痛苦，但一般危害不大，大多可自行恢复。通常药物的治疗范围越广，副作用就表现得越多。副作用也是可以预防的，如妇女经期就应慎用大黄，或减少用量等。

4. 过敏反应　过敏反应又称变态反应，是指某些中药对于过敏体质的病人容易引起与抗原抗体结合有关的不良反应，造成机体生理功能紊乱或组织损伤等。过敏反应与药物的药理作用和用药剂量无关，多难以预料。常见的过敏反应多表现为皮疹、荨麻疹、红斑、皮肤黏膜水泡、发热等，严重者会出现剥脱性皮炎、血小板减少、肝肾功能损伤、过敏性休克等而危及生命。易引起过敏的中药有天花粉、僵蚕、蜈蚣、地龙、威灵仙、鸭胆子、牛黄、冰片等。

据近年来文献报道，中药注射剂引起的过敏反应高发，涉及的药物有双黄连注射剂、复方丹参注射剂、葛根素注射剂、刺五加注射剂、清开灵注射剂、鱼腥草注射剂、穿琥宁注射剂、脉络宁注射剂等。此外，一些中药复方制剂也有发生过敏的报道，如牛黄解毒片（丸）、三金片、龙胆泻肝丸、复方丹参片、犀黄丸、回天再造丸、六味地黄丸、小活络丹等。

5. 致畸、致癌、致突变　致畸、致癌、致突变是中药的特殊毒性反应。有些中药能干扰胚胎的正常发育，有致畸作用，如野百合、苦参、郁李仁、杏仁、桃仁等。有些中药能引起细胞突变或癌变，如雷公藤、槟榔、广防己、关木通、马兜铃、细辛、千里光、款冬花、雄黄、砒霜等。因而对这类中药应慎用和禁用。

此外中药的不良反应还有继发效应、成瘾性等。如长期服用番泻叶治疗便秘，会因久泻而致维生素B的缺乏导致口腔炎；长期应用罂粟壳类的中药，在停药后会产生戒断症状，服药者有一定的心理和生理依赖等。另外，我国地域广阔、药用资源丰富，由于南北差异会导致中药因产地不同而出现同名异物、同物异名，或品种混乱等情况，应避免因使用不当而产生不良反应。

中药药性的科学含义概要见图2-1。

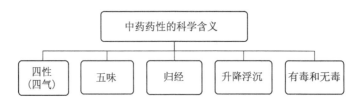

图2-1　中药药性的科学含义

2.2　中药药性理论的现代研究

中药药性理论是几千年来临床用药经验的总结,是传统医学对中药作用性质和功能的高度概括。它源于中药的临床用药经验,同时也是指导临床科学合理用药,阐释中药作用机制的重要依据。

2.2.1　中药四性(四气)的现代研究

中药四性的现代研究主要可以概括为四性的药效学研究,四性的物质基础研究,四性理论的多元化分析以及四性研究的方法学假说等几个方面。

1. 中药四性的药效学研究　中药四性的药效学研究,通常将中药分为寒凉和温热两大类,而对寒与凉、温与热之间的差异性多未做细致区分。研究领域主要涉及对中枢神经系统,自主神经系统,内分泌系统,机体物质代谢以及抗感染、抗肿瘤等方面的影响研究。

(1) 中枢神经系统　多数药性寒凉的中药对中枢神经系统具有抑制作用,表现为镇静、催眠、解热、镇痛等。如黄芩、丹参、苦参等具有镇静作用,钩藤、羚羊角等具有抗惊厥作用,葛根、金银花、连翘、板蓝根、知母、柴胡等具有清热作用。而多数药性温热的中药则对中枢神经系统具有兴奋作用,如麻黄、马钱子、五味子等。

热证病人常见中枢兴奋症状,如精神振奋、声高气粗等,寒证病人则常表现为中枢受抑,如精神倦怠、语声低微、情绪低落等。热证病人经寒凉药物治疗或寒证病人经温热药物治疗后,中枢神经系统症状可明显改善,说明药物的寒热之性能影响中枢神经系统功能。

采用寒凉药(知母、石膏、黄连、黄柏)或温热药(附子、干姜、肉桂)所复制的寒证或热证动物模型,也可见到类似寒证或热证病人的中枢神经系统功能异常变化,同时脑内神经递质含量发生相应变化。如电刺激寒证及热证模型动物,发现寒证大鼠痛阈值和惊厥值升高,提示动物中枢神经处于抑制状态,相反热证大鼠痛阈值和惊厥值降低,提示动物中枢神经处于兴奋状态。

寒证(虚寒证)模型大鼠造模 3 周,脑内兴奋性神经递质去甲肾上腺素(NE)和多巴胺(DA)含量降低,抑制性神经递质 5-羟色胺(5-HT)含量升高,但经热性温药(附子、干姜)或温性补气药(党参、黄芪)治疗 3 日,发现模型动物脑内 NE 和 DA 含量升高、5-HT 含量降低,治疗 7 日作用更明显。进一步研究表明寒凉药可抑制酪氨酸羟化酶的活性,减少动物脑内 NE、DA 的合成,明显增加 5-HT 的含量,呈现中枢抑制状态。温热药效与之相反。

(2) 自主神经系统　多数药性寒凉的中药如黄芩、黄连、石膏、知母等对自主神经系统具有抑制作用。而药性温热的中药如附子、干姜、肉桂、肉苁蓉、巴戟天等则对自主神经系统具有兴奋作用。

寒证和热证病人常有自主神经系统功能紊乱症状,如寒证病人表现为形寒肢冷、口不渴、小便清长、大便稀溏等,热证病人则表现为面红目赤、口渴喜饮、小便短赤、大便秘结等。临床上常根据寒证或热证病人的唾液分泌量、心率、体温、呼吸频率、收缩压、舒张压六项指标制订自主神经平衡指数,观察病人的交感神经-肾上腺系统功能状态。如寒证病人自主神经平衡指数偏低,表现为唾液分泌量多、基础体温和血压偏低、心率和呼吸频率减慢,而热证病人情况相反。根据"寒者热之、热者寒之"的治疗原则,寒证及热证病人分别经温热药和寒凉药的治疗后,临床症状可明显好转,自主神经平衡指数也趋于正常。

中药四性对自主神经系统的递质、受体以及环核苷酸水平有明显影响,如寒证、阳虚证患者副交感神经-M受体-cGMP系统功能亢进,尿中cGMP排出量明显高于正常人。寒证、阳虚证患者分别服用温热药和助阳药后,能提高细胞内cAMP含量,使失常的cAMP/cGMP比值恢复正常。相反,热证、阴虚证病人交感神经-β受体-cAMP系统功能偏亢,尿中cAMP含量明显高于正常人。热证、阴虚证病人分别服用寒凉药和滋阴药后,能提高细胞内cGMP水平,使失常的cAMP/cGMP比值恢复正常。

采用寒凉药或温热药所复制的寒证或热证动物模型,也可见到类似寒证或热证病人的自主神经系统功能异常变化。如长期灌服寒凉药(知母、石膏、黄连、黄柏、龙胆草)并结合低温环境,发现模型大鼠心率减慢、体温降低、尿中儿茶酚胺(CA)、17-羟皮质类固醇(17-OHCS)排出量减少、血浆和肾上腺内多巴胺-β-羟化酶活性降低、耗氧量降低,与寒证病人基本一致。经温热药(附子、干姜、肉桂)治疗后能纠正寒证模型大鼠的交感-肾上腺功能的不平衡状态。

研究发现,温热药能通过提高大鼠脑组织腺苷酸环化酶(AC)mRNA表达,导致AC活性增强而引起cAMP的合成增加,显示出药物的温热性。寒凉药则相反,通过降低AC mRNA表达,从而导致AC活性受抑制而引起cAMP的合成减少,显示出药物的寒凉性。

大鼠注射三碘甲状腺原氨酸(T_3)、醋酸氢化可的松造成的甲状腺功能亢进及肾上腺皮质功能亢进的阴虚证模型,其脑、肾受体的最大结合点位数值均显著升高,M受体与β受体的变化相反。滋阴药(知母、生地黄、龟甲)可使阴虚证模型动物升高的β受体的最大结合点位数值降低,而使降低的M受体的最大结合点位数值升高,起到调节作用。甲硫氧嘧啶灌服造成的小鼠甲状腺功能减退的“甲减”阳虚证模型,其副交感-M受体-cGMP系统功能亢进,温热药(附子、肉桂)则能减少模型小鼠脑内M受体数,降低cGMP系统的反应性并使之趋于正常。

可见,多数寒凉药能降低交感神经活性、抑制肾上腺皮质功能、升高细胞内cGMP水平。相反多数温热药能提高交感神经活性、增强肾上腺皮质功能、升高细胞内cAMP水平。

(3)内分泌系统 中药四性可明显影响机体的内分泌系统功能。药性寒凉的中药可抑制内分泌系统的功能,而药性温热的中药则可促进内分泌系统功能。主要体现在影响下丘脑-垂体-肾上腺皮质轴、下丘脑-垂体-甲状腺轴、下丘脑-垂体-性腺内分泌轴的功能。如温热药人参、黄芪、熟地黄、鹿茸、何首乌、刺五加等可兴奋下丘脑-垂体-肾上腺皮质轴,使血中促肾上腺皮质激素(ACTH)、皮质醇含量升高。附子、肉桂、紫河车、黄芪、人参等可兴奋下丘脑-垂体-甲状腺轴,使血中三碘甲状腺原氨酸(T_3)、甲状腺素(T_4)水平升高;附子、淫羊藿、鹿茸、补骨脂、蛤蚧等可兴奋下丘脑-垂体-性腺内分泌轴。

长期给予动物温热药可使其肾上腺、甲状腺以及卵巢等内分泌系统的功能增强,而寒凉药则会使上述内分泌系统功能减弱。采用温热药复方灌服寒证(虚寒证)模型大鼠,可使动物血中促甲状腺激素(TSH)含量升高、基础体温升高,并能促进肾上腺皮质激素的合成和释放,缩短动情周期,促黄体生成素(LH)释放增多。

寒证模型动物的肾上腺皮质、卵巢黄体等内分泌释放功能受抑制,对刺激反应迟缓,表现为ACTH注射后其尿中17-OHCS含量达峰时间,以及黄体生成素释放激素(LRH)注射后其血中孕酮含量达峰时间,均较正常对照组延迟。经温热药复方治疗后,反应速度加快、达峰时间提前,其尿中 17-OHCS 及血中孕酮含量的变化接近对照组。

注射地塞米松造成大鼠下丘脑-垂体-肾上腺皮质轴抑制模型,大鼠血浆皮质酮含量及子宫细胞质中雌激素受体数目均降低。经温阳药复方治疗后血浆皮质酮和雌二醇含量明显升高,子宫细胞质中雌激素受体数目增加且接近正常水平,同时与雌二醇的亲和力提高。提示温热药对下丘脑-垂体-肾上腺皮质轴受抑的大鼠的肾上腺皮质、性腺分泌轴等异常改变有良好的保护和治疗作用。

注射 T_3 造成"甲亢"阴虚证大鼠模型,大鼠出现类似临床患者的阴虚症状,血清中 T_3、T_4 水平增高,药性寒凉的滋阴药龟甲能显著纠正阴虚症状,降低血清 T_3、T_4 水平。

(4) 物质代谢 寒证(阳虚证)病人的基础代谢偏低,热证(阴虚证)病人的基础代谢偏高,寒凉药或温热药可通过影响下丘脑-垂体-甲状腺轴功能来纠正异常的物质代谢。寒凉药或温热药对物质代谢的影响与细胞膜钠泵(Na^+-K^+-ATP 酶)活性有关。温热药如淫羊藿、仙茅、肉苁蓉、菟丝子等可通过兴奋 Na^+-K^+-ATP 酶活性,提高细胞贮能和供能物质 ATP 含量,纠正寒证(阳虚证)患者的能量不足。而寒凉药如生地、知母、黄连、黄柏、大黄等可抑制 Na^+-K^+-ATP 酶活性。

在动物模型上可见到相类似的情况。如切除家兔全部甲状腺造成"甲减"阳虚证模型,模型动物体温降低、产热减少,温肾助阳复方可纠正其低体温变化。给大鼠皮下注射 T_3 造成"甲亢"阴虚证模型,动物产热增加、饮水量增加、尿量减少、血浆黏度增高、体重减轻。寒凉性的滋阴药龟甲能纠正"甲亢"阴虚证大鼠的上述症状,并使血清中升高的 T_3、T_4 明显降低。

(5) 抗感染、抗肿瘤 细菌、病毒等病原体引起的急性感染,常有发热、疼痛等临床症状,多属于热证,宜用寒凉药为主的方剂进行治疗。清热药、辛凉解表药药性多为寒凉,是临床治疗热证的主要药物。如清热药金银花、大青叶、板蓝根,辛凉解表药菊花、葛根、柴胡等均具有抗菌、抗病毒等药理作用。

中医学认为,肿瘤亦为毒邪,抗肿瘤治疗即为祛除毒邪。在临床及抗肿瘤实验中发现,对肿瘤细胞有明显抑制作用的中药以药性寒凉的清热解毒药所占比例较大,如喜树、野百合、山豆根、山慈菇、鸦胆子、长春花等。

2. 中药四性的物质基础研究 中药的四性与物质基础存在一定的联系,中药四性的属性是由中药所含主要物质成分决定的。有关四性的物质基础研究主要涉及中药的活性成分、微量元素、中药组分等方面。

(1) 活性成分 有研究显示,中药主要活性成分的相对分子质量在 250 以下的多表现为温热药性,而主要活性成分相对分子质量在 250 以上的多表现为寒凉药性,且药物所含活性成分相对分子质量越大,其寒性系数也越大,故通过测定中药活性成分相对分子质量可大体界定中药的寒热药性。另有报道,温热药性的中药如附子、乌头等具有增强心肌收缩力、增加心率、扩张血管等药理作用,且均含有效成分去甲乌药碱,故推测去甲乌药碱可能是温热药性的物质基础。寒凉药性的中药如黄芩、黄连等具有解热、镇静、抗菌等药理作用,且均含有黄芩碱、小檗碱等有效成分,故推测这些有效成分可能是中药寒凉药性的物质基础。

(2) 微量元素 通过分析 176 种中药中铁、锰、锌、铜四种元素的含量和比例,以及与药性的相关性,发现中药四性与铁、锰元素含量有密切关系。中药药性热、温、平、凉、寒与铁的含量比例呈正相关关系,与锰的含量比例呈负相关关系,即药性寒凉的中药含铁高,药性温热的中药含锰高。现代医学认为微量元素在人体内并不是独立的,而是相互影响、相互作用的,如与机体造血机能有关的微量元素有铜、铁、锰、镍、钴、铬等。中药药性可能是多种元素配合,共同作用于人体所表现出来的生物活性。

(3)中药组分 近年来组分中药的概念开始形成,而且已然成为中药新药研发的一种新思维、新模式。所谓组分中药是指以中医药理论为基础,遵循中药的配伍理论与原则,由有效组分或有效部位配伍而成的现代中药。它具有药效物质基础基本明确,作用机理相对清楚,临床适应病证比较明确,而且有较强针对性,安全有效,质量可控,适合产业化推广等特点。作为该组分中药药效物质基础的有效组分或有效部位其药性特征将代表该组分中药的药性特征。

3. 中药四性的方法学探讨 中药四性的现代研究是中医学术发展和中医药现代化的关键问题,诸多学者从不同的角度,提出了各种学术观点和假说,为相关研究提供了方法学参考。

(1)分子药性假说 主要观点是分子具有药性,其药性是有规律的。中药的化学成分具有分子多样性的特点,中药药性的多样性具有多靶点作用机制。并通过对抗癌中药黄独进行分析研究,初步认为其中蒽醌、甾体皂苷等成分可能是生态系统多样性的体现,其抗肿瘤作用是一种多分子、多靶点机制。

(2)药性本质多元假说 认为中药药性的多元不仅体现在对产生药性物质基础多层次的认识方面,如固有成分、代谢后活性成分、活性成分与机体病理状态特定物质的组合物等方面,更体现在药性是物质的、效应的统一等多层次的认识方面。基于这样的思维模式,中药药性理论的研究内涵将得到拓展。

(3)组群中药四性组合性效谱假说 主要观点为某一类别功效相近、四性属性相同的中药组群,理论上应该具有基本相同的、能反映其药性寒热本质的"性效谱"。"性效谱"是指能反映和体现某一类别具有相同或相近功效中药药性属性的功能作用集合。既然某一类别功效相近、药性属性相同的中药组群具有规律性的、可客观反映其四性寒热本质的"性效谱",则"性效谱"可作为确定某一新中药四性属性的科学依据。研究"组群中药四性组合性效谱"可使中药四性理论体系具体化、科学化、客观化和现代化。

(4)药性热力学观 主要是从热力学角度对中药寒热药性进行探索和研究的中药药性研究模式。认为中药四性是客观存在的、是相对的。中药四性是由药物具有不同的物理内能决定的,中药四性是与药物物理内能密切相关的定义域,药物在参与体内循环、呼吸等过程中,凡能为体内释放热能的药物即为热药,凡能为体内吸收并带走热量的药物即为寒药。生物热力学方法可作为中药四性研究的有效工具。

(5)分子中药学理论 其理论内涵是研究和分析中药的分子组成、结构、理化性质及其药理活性规律。认为中药化学成分分子多样性的本质是中药药性多样性。中药的性味、归经所具有的多样性主要取决起作用的化学成分的性味。由于组成中药的分子多样性及其药性的多样性,决定了中药对机体的作用往往是多靶点的机制。由此说明中药是由特定药理活性的分子组成,这些分子不仅具有特定结构,而且作用于人体能产生构效反应。

(6)药性构成三要素假说 认为中药药性构成的核心元素涉及药物固有的化学组分、药物应用时的机体状态及其生物学效应三个方面,只有三要素有机结合才能阐明中药药性的作用特征。

此外,尚有通过建立寒证、热证动物模型,采用相应中药进行治疗,从中医"证"入手开展四性现代研究,以及提出中药性味可拆分性和可组合性的研究方法和思路,探索构建中药性味理论研究的新模式等。

4. 中药四性的多元化分析 中药的寒、热、温、凉四性具有一定的相对性。主要体现在以下几个方面:

(1)对一味中药的药性赋以寒(凉)性、热(温)性,只是针对其全部药性特征的主要方面而言,具有相对性。而寒与凉、热与温,包括与平性药之间又都只是一个程度上相对的差别。

(2)中药的来源、品种、产地、采收等会直接影响中药的品质和临床疗效。来源不同、品种混淆,所含的主要成分和药理作用差异很大,如道地药材质量高、疗效好。品种相近的中药其四性特征基本相似,而品种不同的中药,四性特征则会不同。

(3)中药经过炮制会改变其药性特征和药理作用。如生地黄药性寒,清热凉血、养阴生津,而熟地黄药性微温,补血养阴、填精益髓。

(4)中药配伍、制剂等也会使中药寒热药性发生变化。

为更好地认识中医药的科学价值,准确把握中医药的特色优势,诸多学者在中药四性理论方面已经开展了众多研究,试图从不同角度阐明其科学内涵,已经取得了大量的科学数据。但仍存在研究方法不成熟,对中药四性理论及其性效发生机制的深层次探讨较少等问题,还需在今后研究中不断探索、发展和完善。

中药四性(四气)的现代研究概要见图 2-2。

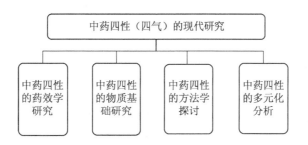

图 2-2 中药四性(四气)的现代研究

2.2.2 中药五味的现代研究

中药五味是味道与功效的概括和总结。中药五味的现代研究主要体现在经典文献溯源探析、化学成分及药理作用研究等方面。

1. 经典文献溯源探析 中药五味理论首载于《黄帝内经》,在后世医著中不断发展和修订,故诸多学者从中医药经典入手加以整理与研究。

有针对《黄帝内经》中关于五味的含义,五味与阴阳、五行、脏腑关系,五味归藏、五味补泻,五味理论与人体的生理、病理、诊治等诸多方面总结《黄帝内经》所论五味理论。有集中在《黄帝内经》关于辛味的论述方面,认为辛味作用最为广泛,八法之中汗、温、消多辛味,和法多辛、苦味并用,下、清、补诸法,亦不离辛味而多参用,引经之药亦多辛味,在临床运用远非其他药味所可及。

有针对《伤寒论》中关于五味配合进行论述,提出了相应的配伍方法。有认为《伤寒论》

对于甘味药的配伍使用尤有特色,如甘草、大枣之属能缓和主药峻烈之性,缓解主药之毒性,与辛味药相合能化阳,与酸味药相合则能化阴等。若能全面体会仲景使用甘味药之要旨,将对临床有重要指导意义。

有针对《中华本草》所收载226味纯咸味中药的四性、归经及其功效主治等方面进行分析探讨,寻找作用规律。发现纯咸味中药在四性属性上偏向于寒凉,归经以入肝经、肾经、肺经、胃经为主,在功效主治上以清热、化痰止咳平喘、补虚为主。认为传统中医药理论所认为的"咸寒"理论基本符合统计研究分析结果,而纯咸味中药在归经上较为复杂,不能单纯强调"咸入肾"的传统药性结论。

有针对《温病条辨》中关于辛味药的运用进行分析,指出其擅用辛味药,200余首方剂载辛味药者达百余首,以苦、辛味并用最多,中焦及湿温病证应用较广泛。主要配伍有辛凉轻宣以透表,辛香芳化畅气机,以及苦辛通降以导下等。

有引入结构主义和发生学的相关理论与方法,提出共时性和历时性中药五味理论系统概念,运用史学、文献学的研究方法对明朝以前百余部著作的中药五味及五味理论体系进行全面的梳理与研究,总结出中药五味理论的八大体系:有中药五行配属五味,中药五脏苦欲补泻五味,气味阴阳薄厚升降,变通运气五味,其他五味这五类共时性中药五味理论系统;以及《辅行诀》中药五味,中药运气五味,药物薄厚升降浮沉五味这三类历时性中药五味理论系统。提出共时性中药五味标定的原则,评价中药五味理论的现实价值等。

有针对古今本草典籍中益肾精中药及肝毒性中药的四气、五味、归经进行研究分析,提出益肾精中药一般为甘味、辛味、苦味、咸味略有,酸味、涩味和淡味少有。肝毒性中药在四气、五味、归经方面有明显差别,其五味由高到低排序依次为苦、辛、甘、酸、涩、咸和淡味。与一般中药相比,中药肝毒性与四气和归经无相关性,与五味有一定相关性。

此外,有对中药学教材中入肝经中药的性能及功效特点进行分析,认为入肝经中药以苦味最多,甘味次之,辛味位居第三,其后依次为咸味、涩味、酸味,淡味最少。也有结合中药现代药理和临床数据建立贝叶斯网络模型来预测部分中药的五味等。

2. 化学成分与药理作用研究 现代研究证实,中药不同的化学成分是其辛、甘、酸、苦、咸五味的物质基础。中药的五味与功效、化学成分、微量元素以及药理作用之间存在一定的规律性。

(1)辛味药 辛能行、能散。具有发散、行气、开窍、健胃等功效。辛味药主要含有挥发油、苷类、生物碱等成分。如麻黄、桂枝、石菖蒲、厚朴、砂仁、藿香、佩兰等主要含有挥发油等成分。辛味药所含的挥发油成分是其药理作用的主要物质基础。辛味药的锌含量显著低于咸味药,钙含量显著低于苦味药,故低锌、低钙可能是辛味药潜在的元素特征。辛味药多见于温里药、解表药、理气药、芳香化湿药、开窍药等。

(2)酸味药 酸能收、能涩。具有收敛、止汗、固精、止泻、止血等功效。酸味药主要含有机酸和鞣质等成分,其中单酸味药富含有机酸类成分,是"酸主收涩"的物质基础。单涩味药主要含鞣质,酸涩味药也含有大量鞣质,鞣质有助于局部创面止血、修复愈合等。酸味药的铁含量显著低于其他辛、苦、甘、咸味的中药。酸味药多见于收涩药、止血药等。

(3)甘味药 甘能补、能和、能缓。具有补益、和中、安神、消食等功效。主要含有糖类、蛋白质、氨基酸、苷类等机体代谢所需的营养成分。甘味药的元素含量与辛、酸、苦、咸味药无明显差异,体现了"甘之一味,可升可降,可浮可沉,可内可外,有和有缓、有补有泄"的特点。甘味药多见于消食药、补益药和养心安神药、利水渗湿药、止血药、收涩药等。

（4）苦味药　苦能泄、能燥、能坚。具有清热、燥湿、泻下、降逆、通便等功效。苦味药多含生物碱和苷类等成分，如黄连、黄芩、黄柏、苦参、北豆根等主要含生物碱，知母、栀子、大黄、番泻叶等主要含苷类成分，这也是药性苦寒中药的"苦""寒"性质的主要来源。苦味药中锂和钙的含量较高。清热燥湿药和攻下药多是苦味药。苦味药在有毒中药中占较高比例，如 50 种常用有毒中药中苦味药约占 46%。

（5）咸味药　咸能软、能下。具有软坚、散结、泻下、通便等功效。咸味药数量较少，多为矿物类和动物类药材，如海藻、昆布、海蛤石、海浮石、瓦楞子、礞石、鹿茸、海马、蛤蚧、紫河车等。富含碘、钠、钾、钙、镁等无机盐成分是咸味药的突出特征，尤其高锌、高铁和高钠。多见于化痰药和温肾壮阳药。

另外，在五味以外有淡味药，多与甘味并列，称"淡附于甘"。淡能渗、能利，具有渗湿、利尿功效，多见于利水渗湿药等。

中药五味是味道和功效的概括与总结，味道结合功效的这种五味确定标准一直是五味不确定性争议的根源，由于真实味道与药理作用之间并无严密对应关系，因而有关五味学说在理论与实践中出现不少分歧和混乱。另外由于五味的复杂性，如中药的诸多成分中哪种为味的代表，如何将五味、化学成分、药理作用结合起来表征五味的实质，动物实验如何体现五味的特征，以及中药五味与功效之间存在诸多的不一致性等，也使得五味的研究难度加大。

中药五味的现代研究概要见图 2-3。

19

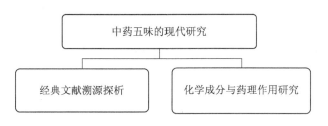

图 2-3　中药五味的现代研究

2.2.3　中药升降浮沉的现代研究

中药升降浮沉理论由于研究难度较大，所以研究得不多，也还不够深入，尚难以揭示升降浮沉药性的本质。目前开展的研究主要是针对病位、病理发展趋势或结合药物的药理作用进行分析和观察。

如补中益气汤可以选择性地提高在体、离体动物子宫平滑肌的张力，认为是治疗子宫脱垂的药理依据。方中升麻、柴胡两味中药具有升提作用，加入升麻、柴胡的制剂作用明显，去掉升麻、柴胡后的作用则减弱且不持久，单用升麻、柴胡则无效。有些中药具有升浮和沉降双向作用趋向，如麻黄、赤芍、黄芪等。麻黄发汗解表具有升浮特性，又能止咳平喘、利尿消肿而具有沉降的特性；赤芍既能上行头目祛风止痛，具有升浮的特性，又能下行血海以活血通经，而具有沉降的特性；黄芪既能补气升阳，脱毒生肌具有升浮的特性，又能利水消肿、固表止汗，具有沉降的特征等。

第 2 章　中药药性理论

此外,也有初步开展沉降药物对感染性疾病的影响,沉降药物对自主神经系统功能的影响,沉降药物在止咳平喘方面药理作用的研究等。

中药的升降浮沉主要是由药物本身的内在因素决定的,并受炮制、配伍等因素的影响。其理论体系是通过药物作用于机体所产生的作用趋向而概括形成的,但药物的作用趋向具有一定的复杂性,某些药物的作用趋向简单明了,容易确定,如辛夷性升散、代赭石性沉降等。而有些药物作用趋向虽明确但不单一,表现出多重性和矛盾性,如川芎上行头目、下调经水、中开郁结;三七既可活血又可止血等。还有些药物作用趋向不明显,还需要结合药物的其他特点来判定。另外,炮制、配伍等也会改变药物的升降浮沉,如"酒炒则升、姜炒则散、醋炒则收、盐炒则降"等。诸多因素使得中药升降浮沉药性的研究仍处于探索阶段。

2.2.4 中药归经的现代研究

中药归经理论的现代研究主要从归经与药理作用的关系、归经的形态学基础研究,以及归经与有效成分、微量元素、受体学说、环核苷酸的关系等方面进行的。

1. 归经与药理作用 通过对常用中药的药理作用与其归经关系进行分析,认为两者之间存在着明显的规律性联系,且这种相关性与中医理论基本一致。

如具有抗惊厥作用的中药钩藤、天麻、羚羊角、地龙、牛黄、全蝎、蜈蚣等均入肝经,这与中医理论"肝主筋","诸风掉眩,皆属于肝"等相一致。具有止血作用的仙鹤草、白及、大蓟等中药均入肝经,这与中医理论"肝藏血"相一致。具有补血作用的当归、白芍、阿胶等中药均入肝经、脾经,这与中医理论"肝藏血","脾为后天之本,气血生化之源"相一致。具有泻下作用的大黄、芒硝、番泻叶、芦荟、火麻仁、郁李仁、牵牛子等中药均入大肠经,这与中医理论"大肠者,传导之官"等相一致。具有止咳和平喘作用的白部、杏仁、麻黄、地龙等中药均入肺经,与中医理论"肺主气司呼吸","肺为贮痰之器"等相一致,等等。

中药的药理作用与归经之间存在着紧密的联系,但同归一经的药物,在药理作用上也有着一定的差异,应明辨。如同归肺经,但黄芩清肺热,干姜温肺寒,百合补肺虚,葶苈子泻肺实。

2. 归经的形态学基础 中药归经与西医学的解剖结构之间的定位及相关性历来受到许多学者的高度关注。西医学认为脑是机体重要的器官,研究也显示很多中药对脑具有直接或间接的作用,如直接对中枢神经系统产生兴奋或抑制作用,或通过受体及神经递质间接地作用于神经系统,或通过拮抗、清除自由基、降低神经细胞基因表达等而起到保护脑组织、改善脑功能的作用。说明这些中药的药效作用部位是脑。但中医对脑未给予足够的重视。

研究发现,中药的归经有其形态学基础,且其归经作用与多个解剖学脏器有关。中药的归经作用部分是通过对脑的不同部位的选择体现出来的,因而提示解剖学上的脑应是归经作用的组成部分。中药的归经还部分通过影响性腺的功能活动,起到其归经的选择性作用。结合中药归经对脑的选择性作用,提示直接或间接作用于下丘脑-垂体-性腺轴,可能也是中药归经作用的重要方面。

3. 归经与有效成分的关系 通过对中药的归经与其有效成分在体内的分布进行分析,发现两者之间存在着明显的规律性联系,即中药归经所属的脏腑与其有效成分分布最多的脏腑基本一致,符合率接近 90%。

如通过放射性自显影技术观察到 ^{3}H-川芎嗪主要分布在肝脏和胆囊,这与川芎归肝经、胆经的归经理论相符。再如采用同位素示踪、高效液相色谱分析及放射自显影技术等对32味中药归经情况及其与药物体内代谢过程的关系进行分析,结果显示无论是药物效应动力学的总体情况,还是吸收、分布、代谢、排泄各个环节,均与该药的归经密切相关。说明中药有效成分在体内的选择性分布是中药归经的物质基础。

4. 归经与微量元素的关系　微量元素的归经假说是基于微量元素是中药有效成分之一,中药微量元素在体内的迁移、选择性富集、微量元素结合物对疾病部位的特异性亲和是中药归经的重要基础。通过对中药中微量元素与归经的关系进行分析,发现两者之间存在着一定的联系。

如归肝经的中药富含铁、铜、锰、锌等微量元素,是药物发挥造血、保肝、保护视力的重要物质基础,这与中医理论"肝藏血","肝开窍于目"相一致。归肾经的中药补骨脂、肉苁蓉、熟地黄、菟丝子等富含锌和锰的配合物,而锌和锰在机体的生长发育和生殖过程中发挥着重要的作用,这与中医理论"肾藏精","肾主生长、发育、生殖"相一致。

5. 归经与受体学说的关系　中药归经与受体学说有很多相似性,均强调药物在机体内的选择性。中药起作用的是其有效成分或有效部位,而这些成分大多具有结构特异性。对于中药来说,其作用来自于某种或某些有效化学成分的结构、构象符合某种受体的要求,从而通过激动或阻断受体而产生相应的药理作用,具有一定的选择性。而中药的归经所要说明的就是这种选择性。受体学说认为,药物对作用部位的选择性就是受体对药物的选择性。而中药归经是从药物的角度来说明中药选择性作用于不同受体的结果。以受体学说来研究归经,可以更深层次揭示归经机理,也可以避免中西医概念不一致所导致的归经定位困难。

细辛中的消旋去甲乌药碱具有兴奋心肌 β_1 受体作用,去甲猪毛菜碱具有兴奋心肌 β 受体及 α 受体作用,这与细辛归心经相符;槟榔为 M 胆碱受体激动剂,作用于胃肠受体而产生兴奋作用,可使消化液分泌增加、食欲旺盛,这与槟榔归胃、大肠经一致;附子中的消旋去甲乌药碱可兴奋 α 受体及 β 受体,强心升压,氧化甲基多巴胺为 α 受体激动剂,亦有强心、升压作用,这与附子归心经相符。

6. 归经与环核苷酸的关系　环核苷酸 cAMP、cGMP 在机体各组织器官普遍存在,是细胞内调节代谢的重要物质。环核苷酸的浓度或比值的变化能在一定程度上反映药物对某组织器官的选择性作用。

通过将五味子、鱼腥草、麻黄、延胡索等中药水煎剂灌胃给药,测定实验动物脑、心、肝、肺、肾等组织器官中 cAMP 与 cGMP 水平,发现 cAMP、cGMP 浓度变化,以及 cAMP/cGMP 值的变化显著的脏器与各中药的归经密切相关。

根据中医学"肾主骨"的理论,对地塞米松致骨质疏松大鼠分别予以补肾复方(六味地黄丸加淫羊藿、牡蛎等)汤剂灌胃和膏剂穴位敷贴治疗,以 cAMP/cGMP 的值为指标,观察补肾复方对模型大鼠肝、脾、肾等10种脏器组织细胞内信息调节的影响及其与中药归经的相关性,结果显示补肾复方对 cAMP/cGMP 变化的调节与中医学本草著作记载的归经有较大的相似性,故 cAMP、cGMP 可作为研究中药归经的指标之一。

中药归经理论是几千年临床实践经验的总结,是临床遣方用药的依据。但由于中药成分的复杂性及归经的不一致性,如中药中含有诸多的化学成分,一味中药几乎就是一个小复方。药物进入机体后受各种因素的影响,同一种成分可以表现出不同的药理作用。而不同中药中含相同成分的情况也很多,却并不都归属于同一组织器官,这就提示成分间可能有协同作用。因而应综合运用多种研究方法进行多学科协作研究,建立科学合理的中药归经研究方法以及客观评价指标。

中药归经的现代研究概要见图 2-4。

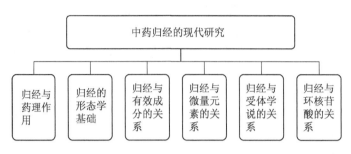

图 2-4　中药归经的现代研究

2.2.5　中药有毒和无毒的现代研究

随着科技的进步、医学的发展,人们对毒性的认识逐步加深,研究也在逐步深入,中药对机体毒性影响的研究也更为系统,主要体现在中药的毒性成分及中毒机制、中药的毒性特点研究、毒性中药的应用原则、毒性中药的临床应用等方面。

1. 中药的毒性成分及中毒机制　中药种类繁多、成分复杂、毒性物质多种多样,主要包括生物碱类、苷类、毒蛋白类、含萜及内酯类及重金属元素类等几大类。

(1) 生物碱类　生物碱多具有比较强烈的作用,可引起毒性反应的生物碱很多如乌头碱、番木鳖碱、莨菪碱、东莨菪碱、雷公藤碱、苦楝碱等。其毒性大小及毒性反应特点可因生物碱性质不同而异。如乌头碱其毒理作用主要是影响中枢神经系统和周围神经系统,使其先兴奋后抑制甚至麻痹,或直接作用于心脏导致心律失常、室颤;番木鳖碱可选择性地兴奋脊髓,对中枢神经系统有极强的兴奋作用,达到中毒量则可抑制呼吸中枢;莨菪碱、东莨菪碱主要累及神经系统、对周围神经系统的作用为阻断 M-胆碱反应系统,有抑制或麻痹迷走神经等副交感神经的作用;雷公藤碱可引起下视丘、中脑、延髓、脊髓的病理改变,可导致肝脏、肾脏、心脏出血与坏死等。

(2) 苷类　主要包括强心苷、皂苷、氰苷和黄酮苷等。不同苷类毒性作用有差异,如小剂量强心苷有强心作用,大剂量或长时间应用可致心脏中毒,严重可导致停搏;氰苷在体内可被酶水解产生氢氰酸,具有强烈细胞毒,人的致死剂量约 0.05 g,中毒后除消化道症状外,主要表现为组织缺氧、严重可因窒息及呼吸衰竭而死亡;皂苷的毒性主要是对局部有强烈刺激性,并可抑制呼吸、损害心脏,还有溶血作用;黄酮苷则主要刺激胃肠道及损害肝脏等。

(3) 毒蛋白类　主要存在于植物种子中,可溶解红细胞,对胃肠黏膜有强烈的刺激和腐蚀作用,可引起广泛性内脏出血。

(4) 含萜及内酯类　其毒性作用主要是对局部有强烈刺激性,对中枢神经系统有抑制作用。

(5) 重金属元素类　主要指含重金属的矿物类药物,包括含砷类、含汞类、含铅类中药等,对机体具有毒性损伤。含砷类中药能抑制含巯基酶组织活性,并能使全身毛细血管极度扩张,大量血浆漏出,以致血压降低,尚可导致肝脏萎缩、中枢神经及心肾严重损害;含汞类中药具有强烈的刺激性和腐蚀性,可引起中枢神经和自主神经功能紊乱;含铅类中药可作用于全身各系统,主要损害神经、造血、消化和心血管系统等。此外,部分药材在种植过程中因环境污染等导致重金属元素残留也会对机体产生影响。

目前国家批准的中成药和《中华人民共和国药典》收录的中成药质量标准中,对重金属均有限量标准。2010 年版《中华人民共和国药典》删除了一些重金属含量过高且疗效欠佳的中成药,并在说明书中对孕妇和儿童的用药进行严格限制。

2. 中药的毒性特点　中药的毒性主要影响机体的神经系统、心血管系统、呼吸系统、消化系统、泌尿系统、造血系统、生殖系统等。

(1) 神经系统　主要表现为唇舌和肢体发麻、头痛、眩晕、烦躁不安、意识模糊、抽搐、惊厥、昏迷、瞳孔缩小或放大、牙关紧闭,甚至死亡。常见引起中枢神经系统毒性的中药有马钱子、曼陀罗、乌头、附子、雪上一枝蒿、细辛、生天南星、黄药子、蟾酥、雷公藤等。其中马钱子含番木鳖碱(士的宁),士的宁对脊髓、延髓、大脑均有兴奋作用,尤其脊髓兴奋最突出,表现为阵发性强直性痉挛,剂量过大可产生抑制,致死量为 30～100 mg,中毒时可吸入麻药或用镇静催眠药等解救;乌头、附子、雪上一枝蒿均含有乌头碱类成分,乌头碱的中毒量为 1～2 mg,致死量为 2～4 mg,4～6 mg 可使人速死,乌头碱对迷走神经有强烈兴奋作用,可致心律失常。乌头碱类中药中毒可选用阿托品等拮抗。

(2) 心血管系统　主要表现为心悸、胸闷、心律失常、血压升高或降低、循环衰竭,甚至死亡。常见引起心血管系统毒性的中药有乌头、附子、雪上一枝蒿、蟾酥、罗布麻叶、万年青、黄花夹竹桃等。其中乌头、附子、雪上一枝蒿等含乌头碱类成分,蟾酥、罗布麻叶、万年青、黄花夹竹桃等含强心苷类成分。过量的强心苷可刺激窦房结或心肌细胞,使心肌传导阻滞、心律失常,并能抑制心肌细胞上 Na^+-K^+-ATP 酶的活性,促使心肌细胞大量失钾,提高心肌的兴奋性和自律性,还能抑制脑细胞对氧的利用;刺激延脑呕吐中枢,引起胃肠功能紊乱等。可采用补钾、利多卡因、维拉帕米、阿托品及洋地黄抗体等解救。

(3) 呼吸系统　主要表现为呼吸困难、咳嗽咯血、急性肺水肿、呼吸肌麻痹、呼吸衰竭,甚至窒息死亡。常引起呼吸系统毒性的中药有苦杏仁、桃仁、李子仁、枇杷仁、白果、商陆等。其中苦杏仁、桃仁、白果等含有氰苷及氢氰酸等,氰苷水解生成氢氰酸和氰离子,氰离子有剧毒,可迅速与细胞线粒体中呼吸链上氧化性细胞色素氧化酶的三价铁结合,形成氰化高铁型细胞色素氧化酶,阻断电子传递,从而使组织细胞得不到充足的氧,造成"细胞内窒息",由于中枢神经系统对缺氧最敏感,故中毒时脑先受损,呼吸中枢麻痹是氢氰酸导致死亡的主要原因。氢氰酸的致死量为 50 mg。

(4) 消化系统　主要表现为恶心、呕吐、食欲不振、腹痛、腹胀、腹泻、消化道出血、黄疸、肝肿大、肝炎、肝细胞坏死等。常引起消化系统毒性的中药有川楝子、巴豆、苦楝皮、北豆根、柯子、黄药子、千里光、雷公藤、斑蝥、补骨脂、五倍子、石榴皮等。一些药性寒凉的中药如黄连、黄芩、苦参等大剂量服用可对胃肠道有刺激性作用。五倍子、柯子、石榴皮等含有水解型鞣质,水解型鞣质有直接肝毒性,长期大量应用可导致肝小叶中心坏死、脂肪肝、肝硬化。

(5) 泌尿系统　主要表现为腰痛、浮肿、尿频、尿少、尿闭、尿毒症、肾功能衰竭,甚至死亡等。常引起泌尿系统毒性的中药有斑蝥、木通、马兜铃、粉防己、钩藤、青木香、雷公藤、洋金花、密陀僧等。其中斑蝥所含的斑蝥素对人和动物有很强的肾毒性,人口服斑蝥素 30 mg 可致死亡。木通(关木通)、马兜铃、防己(广防己)、青木香等含有马兜铃酸在体内蓄积对肾脏有严重损害,可引起肾小管坏死。

(6)造血系统　主要表现为白细胞减少、粒细胞缺乏,溶血性贫血、紫癜、再生障碍性贫血,甚至死亡等。常引起造血系统毒性的中药有洋金花、芫花、斑蝥、狼毒、雷公藤、含铅、砷类中药等。其中雷公藤多苷治疗剂量即产生明显骨髓抑制作用。

(7)生殖系统　主要表现为闭经、月经不调、不孕、不育、早产、流产、死胎、畸胎、性功能障碍等。常引起生殖系统毒性的中药有巴豆、斑蝥、大戟、芫花、雷公藤、附子、牵牛子、藜芦、水蛭、天南星、半夏、乌头、桃仁、水银、合欢皮、苦参、商陆、僵蚕等。其中雷公藤具有抗男性生育作用,起主要作用的为雷公藤多苷、雷公藤总生物碱和雷公藤甲素。雷公藤多苷对睾丸有毒性作用,对附睾和精子生成也有一定的影响。

3. 毒性中药的应用原则　有毒中药多数治疗剂量和中毒剂量比较接近或相当,用药时安全系数小,易引起中毒反应。然而有毒中药虽具有毒烈峻猛之性,但也是治病攻邪的良药,因其有毒即放弃无疑是对医药资源的巨大浪费,控制中药毒性使其更好地为人类造福具有重要意义。

(1)选用正品　药材的品质和毒性会因产地、品种等因素的不同而产生巨大的差异。如附子产地不同,毒性差异较大,四川产附子为道地药材,其毒性较低,而云南附子的毒性为四川附子的 18 倍。

(2)方证相应　辨证论治是中医学理论体系的主要特点之一,证候是方药的基础,法随证立、方从法出。药不对证势必会对机体造成影响,尤其是毒性中药。

(3)依法炮制　炮制可以明显降低或消除中药的毒性。如半夏生品有毒,对眼、咽喉、胃肠道等具有强烈的刺激性,炮制后毒性可降低或消除。乌头中含有多种生物碱,毒性很强,经炮制后其毒性大大降低。生附子毒性很大,经炮制后的黑附片、白附片毒性明显降低。

(4)合理配伍　利用中药七情配伍的相杀、相畏原则,通过配伍减轻或抑制中药的毒性和烈性。如生乌头毒性很大,与蜂蜜配伍可降低或消除毒性。生姜与半夏、天南星配伍可有效降低半夏、天南星的毒性。

(5)剂量用法　针对有毒中药,既要限制单次用量,又要限制总服药量,同时还要防止药物在体内蓄积导致中毒。如苦杏仁常量服用,其所含苦杏仁苷被苦杏仁酶分解后产生微量剧毒物质氢氰酸,能抑制咳嗽中枢而具有镇咳平喘作用,过量则会导致中毒。对于煎煮方法和剂型也需加以综合考虑,如生川乌毒性极强,煎煮时间不同毒性差别很大。

4. 毒性中药的临床应用　有毒中药虽有毒烈峻猛之性,但只要合理应用仍不失为祛邪治病之良药。目前毒性中药在抗肿瘤方面应用较多,也用于治疗风湿、类风湿性关节炎,皮肤顽疾等。毒性中药的抗肿瘤作用机制主要是通过直接杀伤肿瘤细胞、诱导肿瘤细胞凋亡以及诱导肿瘤细胞分化而实现的。

如砒石主要有效成分是三氧化二砷,对肿瘤细胞有特定的毒性,有显著的选择性抗肝癌作用,对急性早幼粒细胞白血病有较好的抑制作用,体外研究显示,三氧化二砷对急性早幼粒细胞白血病细胞株 NB4 细胞具有诱导凋亡和不完全分化的双重作用。

鸦胆子提取物制成的鸦胆子油乳,对人肾颗粒细胞癌细胞系 GRC21 及人肾透明细胞癌 RLC2310 细胞的生长有明显抑制作用,可直接破坏肾癌细胞膜、线粒体膜、内质网膜及核膜等膜性系统,使肾癌细胞变性坏死。可有效抑制人宫颈癌癌细胞(鳞癌细胞株 SiHa 、Hela 细胞)的增殖,其机制与诱导细胞的凋亡和阻滞细胞于 S 期有关。

黄药子中主要生物碱成分黄独乙素对多种消化系统癌细胞(人高分化胃癌 MKN-28、中分化胃癌 SGC-7901、低分化胃癌 BGC-823,结肠癌 LS-174T,肝癌 SMMC-7721,肝癌 HEPG-2)均有不同程度的抑制作用。其抗肿瘤作用机制与影响细胞周期分布及诱导细胞凋亡有关。

雷公藤的多种成分具有显著的抗肿瘤作用。雷公藤甲素对小鼠淋巴细胞白血病能延长存活时间,体外能抑制人乳腺癌、胃癌、肝细胞癌、鼻咽癌细胞系集落的形成,雷公藤甲素和雷公藤红素可抑制颅内恶性肿瘤神经胶质瘤生长。其抗肿瘤机制与干预细胞周期、抑制细胞增殖、诱导细胞凋亡等有关。

此外,乌头、马钱子、斑蝥、生半夏、生天南星、长春花、大戟、蓖麻子等也有明显的抑制或杀伤肿瘤细胞作用。

中药的毒性理论研究一直为历代学者所重视,但如何正确理解中药毒性的科学内涵,如何确定中药毒性与药性、药效之间的关系,如何准确、快速、高效地评价中药是否有毒,如何建立符合国际标准的中药安全评价体系,如何科学揭示中药毒性机制,减少中药毒性(不良反应)的发生和促进毒性中药的合理应用仍是亟待解决的重要课题。

中药有毒和无毒的现代研究概要见图 2-5。

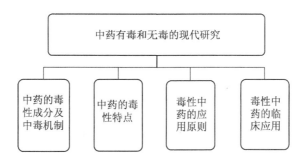

图 2-5　中药有毒和无毒的现代研究

参考文献

[1] 国家药典委员会.中华人民共和国药典(一部).北京:中国医药科技出版社,2010.

[2] 苗明三,张玉林,杨亚蕾,等.基于中药药理作用的中药药性理论研究.时珍国医国药,2009,20(8):2013-2015.

[3] 吴清和.中药药理学.北京:高等教育出版社,2012.

[4] 彭成.中药药理学.北京:中国中医药出版社,2012.

[5] 李石生,邓京振,赵守训,等.中药现代化研究的关键在于建立科学的现代中药理论体系-分子药性假说的提出.中国中西医结合杂志,2000,20(2):83-84.

[6] 王普霞,周春祥.基于"证一药效一药性"观念及"药性本质多元"假说探讨中药药性本质.南京中医药大学学报,2006,22(6):345-347.

[7] 欧阳兵,王振国,王鹏,等."组群中药四性组合性效谱"假说及其论证.山东中医杂志,2006,25(3):154-156.

[8] 肖小河,王伽伯,赵艳玲,等.药性热力学观及实践.中国中药杂志,2010,35(16):2007-2009.

[9] 王春燕.常用中药四性变化规律的文献研究.济南:山东中医药大学,2007.

[10] 王四旺,谢艳华,孙纪元.中药现代化与"分子中药学".中国医学月刊,2002,1(9):743-745.

［11］张冰,林志健,翟华强,等.基于"三要素"假说研究中药药性的设想.中国中药杂志,2008,33(2):221-223.

［12］金锐,张冰,刘小青,等.基于药性构成"三要素"数理分析模式的中药寒热药性生物学表征差异研究.中西医结合学报,2011,9(7):715-723.

［13］匡海学,王艳宏,王秋红,等.基于中药性味的可拆分性、可组合性研究的中药性味理论研究新模式.世界科学技术—中医药现代化,2011,13(1):25-29.

［14］李奕祺.《内经》论辛.中医文献杂志,2010,28(6):41-42.

［15］张波.《中华本草》纯咸味中药性效规律研究.济南:山东中医药大学,2009.

［16］陈建.《伤寒论》甘味药之"缓"义新识.福建中医学院学报,2007,17(4):45-46.

［17］张卫."五味"理论溯源及明以前中药"五味"理论系统之研究.北京:中国中医科学院博士学位论文,2012.

［18］何丽娟,宋囡,孙月娇,等.古今本草典籍中"益肾精"中药之药性规律研究.北京中医药大学学报,2014,37(5):297-299.

［19］禄保平,贾睿.中药肝毒性与四气、五味及归经的相关性.中国实验方剂学杂志,2012,18(4):268-271.

［20］王博,俞仲毅,陆敏.中药归经的形态学基础研究.上海中医药大学学报,2006,20(1):51-53.

［21］武密山,李恩,赵素芝.补肾复方对骨质疏松大鼠细胞内信息调节的影响及其与药物归经相关性的实验研究.上海中医药杂志,2000,34(2):44-46.

［22］陈长勋.中药药理学.上海:上海科学技术出版社,2012.

［23］俞丽霞,阮叶萍.中药药理学.杭州:浙江大学出版社,2012.

［24］赵军宁,杨明,陈易新,等.中药毒性理论在我国的形成与创新发展.中国中药杂志,2010,35(7):922-927.

［25］路茵,张大方.中药药理学.北京:人民卫生出版社,2012.

［26］赵军宁,叶祖光.中药毒性理论与安全性评价.北京:人民卫生出版社,2012.

［27］刘博宇,金海国,李忠.鸦胆子油乳诱导宫颈癌 SiHa 细胞的凋亡.中国老年医学杂志,2013,33(10):2319-2320.

［28］崔春杰.黄独乙素对消化系统肿瘤体外抑制作用的研究.保定:河北大学,2014.

［29］梁琦,谢鸣.中药毒性及其内涵辨析.中西医结合学报,2009,7(2):101-104.

第3章　中药药理作用的特点及影响因素

3.1　中药药理作用的特点

　　中药是在中医药理论指导下，用于防病治病的物质，包括植物药、动物药、矿物药等。中药对机体最基本的作用是扶正祛邪、调节机体阴阳失衡。中药对机体的作用特点及作用规律与西药有相似的地方，也有其本身的特点。

3.1.1　中药作用的多效性

　　中药的多效性是指一味中药（或复方）具有多方面的药理作用。中药（或复方）药理作用的多效性被认为是由中药组成成分的多样性和复杂性决定的。如人参含有皂苷、多糖、挥发油等多种成分，也具有改善记忆、免疫调节、强心、扩张血管、调节血压、改善物质代谢、抗肿瘤等多方面的药理作用。丹参含有脂溶性的二萜类成分丹参酮、隐丹参酮、异丹参酮等，以及水溶性的酚酸成分丹参素、异阿魏酸、原儿茶酸、原儿茶醛等，具有抗心肌缺血、抗脑缺血、抗血栓、改善微循环、促进组织修复与再生、调节免疫、镇静镇痛等多方面药理作用。麻黄汤由四味中药麻黄、桂枝、杏仁、甘草组成，而每一味中药含有诸多的成分，中药配伍组成方剂后还可能生成新的成分，或原有成分发生改变，故麻黄汤具有发汗、解热、止咳、平喘、抗过敏、抗炎等多项药理作用。

　　中药的药理作用也并非通过单一环节起作用而是通过多途径、多靶点、多环节、多系统综合发挥作用的。多成分、多靶点的作用模式是近年来对中药作用机制的一种认识，对中药的研究发挥了一定的作用。有学者提出中药作用机制实际上是两个复杂体系的相互作用，即药物有效成分组成的复杂物质体系和病理条件下药物作用靶点组成的复杂生物体系，正是由于两个复杂体系的相互作用才达到了药物治疗疾病的目的。中药多成分是中药物质存在的现实，多成分不一定多靶点、单一成分也不一定单靶点，治疗疾病是相关靶点的综合作用。

3.1.2 中药作用的双向性

中药作用的双向性是指同一种中药(或复方)可产生两种相反的药理作用。如人参对中枢神经系统既有兴奋又有抑制作用,既有升压又有降压作用,对高血糖有降低作用,而对低血糖有升高作用;山楂对痉挛的胃肠平滑肌有松弛作用,对松弛状态的胃肠平滑肌又有兴奋作用;三七既有止血又有活血作用,见瘀血则散,遇出血则止。中药作用的双向性不仅限于单味药,复方也有类似的研究报道,如桂枝汤对机体的体温、汗腺分泌、血压、胃肠功能等均具有双向调节作用。

目前关于中药的双向调节机制尚不十分明确,有研究认为中药作用的双向性与剂量大小,中药成分的多样性,机体的生理、病理状态,以及外界环境等都有密切关系。

3.1.3 中药作用的两重性

中药作用的两重性是指中药对机体既可产生治疗作用,又可产生不良反应。治疗作用是针对疾病的特点,遵循疾病的治疗原则:"治病求本,标本兼治",采用相应的治疗手段:"急则治其标,缓则治其本","寒者热之,热者寒之"等所达到的治疗效果。不良反应则是在应用中药进行治疗时出现的与预期疗效不相一致的情况,包括副作用、毒性反应、过敏反应等。如生大黄泻热通便、凉血解毒常用于治疗便秘,但因其药性苦寒会伴有恶心、呕吐、腹痛等消化道症状,长期服用可出现肝脏毒性等。

3.1.4 中药作用的差异性

中药作用的差异性主要体现在种属差异和个体差异。中药的种属差异主要体现在动物与人以及动物之间。大多数中药对人和动物的作用基本一致,如黄连的抗心律失常、丹参抗血栓、麻黄的发汗作用、柴胡的解热作用等。但差异性也同样存在,如茯苓的利尿作用对人有效,对家兔和大鼠则无效;巴豆对人体有强烈的腹泻作用,但对小鼠则无此作用。由此可见动物实验的结果尚不能完全显示中药对人体的作用,其影响因素包括动物的选择及状态、研究方法及给药途径等。

中药作用的个体差异主要与年龄、性别、体质、精神状态等有关。强调阳盛或阴虚之人慎用温热之剂,阳虚或阴盛之人慎用寒凉之剂就是中医理论注重体质因素对中药作用影响的体现。

3.1.5 中药作用的量效关系

中药量效关系早有论述,如《类经》中指出,"盖以治病之法,药不及病则无济于事,药过于病则反伤其正而生他患矣,故当知约制,而进止有度也。"现代研究也证实中药药理作用存在量效关系,如附子(去甲乌药碱)对离体蟾蜍心脏有强心作用且呈剂量依赖性。制马钱子在 $40 \sim 80$ mg/kg 内有明显的剂量依赖性抗炎镇痛作用。但有时中药的量效关系没有一定的规律性可循,甚至出现小剂量和大剂量药理作用截然相反的情况,如人参小剂量具有强心作用,而大剂量则减弱心肌收缩力并减慢心率;白术小剂量健脾止泻,大剂量则通便等。在很多情况下中药的量效关系有时难以体现,尤其是很多中药粗制剂有效剂量范围往往比较窄,再加上由于方法学等方面问题,更使得中药的量效关系难以体现。

近年来有学者陆续提出了中药量效关系研究的思路和方法,如将方剂量效关系研究概括为经方本源剂量考证、方药剂量发展变化、证-量-效关系、方剂结构与量效关系、方药量效关系影响因素、随证施量原则、方药临床用量控制策略与方法等七个方面,或从中药量效与阴阳观、藏泻观、归属观、毒性观、整体观等五个方面进行探讨,或建议复方研究应从研究载体、计量标准、参照标准、时间量效方面加强,并对量效关系研究方法学体系的构建及方药剂量理论基本框架等问题进行探讨。但由于中药本身的复杂性,量效关系研究中还存在许多难点和疑点有待深入探究。

3.1.6　中药作用的时效关系

药物在体内的浓度随时间而变化,表现为药效的显现与消失过程,这种时间与药效的关系即为时效关系。中药药理作用存在时效关系。某些中药有效成分或注射剂,可通过中药药动学的研究,显示其时效关系。如葛根素、苦参碱、氧化苦参碱等。但由于中药或复方含有多种成分是一个组合体,若用单一成分在体内的浓度变化去体现中药或复方的时效关系,必然会有失偏颇。而且中药大多采用口服给药,口服给药作用的潜伏期、峰效时间、生物半衰期,以及中药配伍的影响,中药口服给药经消化道、肝脏代谢等因素,机体的状态等都会对体内的中药药动学参数有影响。如柴胡皂苷在胃肠道内受到微生态环境影响,可演变成 9 种化合物进入血液循环;又如黄芩汤中的 11 个成分,在血液中的最高浓度从 60 ng/mL 到 1 626 ng/mL,达峰时间从 0.82 h 到 17.21 h,消除半衰期从 2.71 h 到 49.22 h 不等。因而中药及其方剂的时效关系难以用时效曲线来表达,中药药理作用的时效关系研究是一项复杂而艰难的工作。

如何建立适合于中药药动学研究的方法和模式至关重要。近年来有学者将药效法、毒理法及化学法三者结合,并提出药动学-药效学(PK-PD)结合研究模式,是对中药药动学研究方法的有益探索。

3.1.7　中药作用的时辰效应关系

早在《黄帝内经》前即对时辰与效应的关系有所关注,对许多药物的服用时间有明确的要求,如"晨服参芪","夕用六味"等。研究显示,机体的生理功能随昼夜交替、四时变更而呈现周期性、节律性变化。如激素的分泌就有时辰节律性:糖皮质激素其分泌量在上午 8:00 达峰值,午夜至上午 8:00 的分泌量为全天总量的 70%。因而有补阳作用的中药,因其可提高下丘脑-垂体-肾上腺皮质轴的功能,故在阳气盛时效果佳。

桂枝汤的药理学研究显示,小鼠对疼痛刺激的反应敏感性以及桂枝汤的镇痛作用都有显著的昼夜节律性变化。动物在休息期对疼痛刺激的敏感性高,药物的镇痛作用弱,而活动期则相反,提示是由机体敏感性昼夜差异所致。如在自然昼夜节律条件下,用 Wistar 大鼠研究青藤碱的药动学时间节律,分别选择在 7:00、19:00 给予相同剂量的青藤碱,在给药后不同的时间点,用高效液相色谱(HPLC)法测定血浆和脑中的青藤碱浓度,发现 7:00 时给药血浆中和脑中青藤碱浓度明显高于 19:00 时,提示青藤碱的药动学受生物节律的影响。

中药药理作用的特点概要见图 3-1。

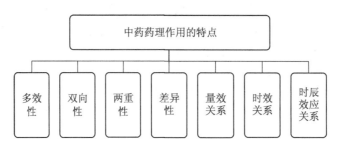

图 3-1　中药药理作用的特点

3.2　影响中药药理作用的因素

影响中药药理作用的因素有很多方面,概括起来主要有三个方面:药物因素、机体因素和环境因素。

3.2.1　药物因素

药物因素是指中药的品种、产地、采收季节、储藏条件、炮制、配伍、制剂等对中药的药理作用的发挥具有重要的影响。

1. **品种**　中药材数量大、品种繁多,经历代本草不断扩充,至今已达万余种。由于历史原因以及各地用药习惯的差异,中药材品种混乱的现象十分突出,有很多中药长期存在着同名异物、同物异名的情况。如市场出售的大青叶和板蓝根,来源于 5 个不同科属,中药药典所载之正品应来源于十字花科植物菘蓝的叶和根;金钱草文献记载其品种有 9 科 14 种,正品应为报春花科植物过路黄的干燥全草。有些中药药典即规定可来源于不同的品种,如莪术来源于姜科植物蓬莪术、广西莪术或温郁金的干燥根茎。

由于来源不同、品种混淆,使得中药材的成分和药理作用差异很大。如大黄致泻的主要成分是结合型蒽苷,药典记载的掌叶大黄、唐古特大黄和药用大黄等正品大黄中,结合型蒽苷的含量高,泻下作用明显。而一些混杂品种如华山、天山大黄因其结合型蒽苷的含量低,故泻下作用差。从测定的泻下作用半数有效量(ED$_{50}$)来看,正品大黄 ED$_{50}$ 为 326～493 mg/kg,而非正品大黄为 3 579～5 000 mg/kg,有些甚至用量大于 5 000 mg/kg,泻下作用仍不明显。

2. **产地**　天然中药材的生长分布区域性很强,不同地区的土壤、气候、日照、雨量等自然环境有差异,对动植物的生长发育有着不同程度的影响,中药材大部分来源于动植物,因而中药材的产量和质量具有一定的地域性。如金银花以绿原酸为指标,河南、山东一带的产品绿原酸含量多为 4%～7.59%,而其他地区大多在 3% 以下;再如吉林长白山的野山参与我国东北地区以及朝鲜、日本等地出产园参相比,人参总皂苷总量、皂苷种类及含量均有所不同。故历史上形成了"道地药材"的概念。

"道"曾是古代的行政区划,"地"指地域或地区。道地药材特指那些历史悠久、特定产地、质量高、疗效好的名贵药材。如四川的贝母、川芎、附子、黄连;内蒙古的甘草;云南的三七、茯苓、木香;山西的黄芪、党参;山东的阿胶;西藏的红花;吉林的人参;甘肃的当归;宁夏的枸杞;河南的地黄、菊花、山药、牛膝等。当然,自然环境的变迁、过度采挖、栽培技术的进步、产区结构变化等因素也可导致药材道地的变迁,但药材的品质和临床疗效始终是金标准。

3. 采收季节　中药的品质与采收季节密切相关。植物的根、茎、叶、花、果实、种子或全株的生长和成熟期各不相同,故中药材的采收时节也随入药部位的不同而异。《千金要方》云:"早则药势未成,晚则盛势已歇。"《本草蒙筌》云:"采未老枝茎,汁正充溢,摘将开花蕊,气尚包藏。果实收已熟味纯,叶采新生力倍。"民间谚语亦云:"当季是药,过季是草","三月茵陈四月蒿,五月砍来当柴烧。九月中旬采麻黄,十月山区五味找。知母黄芪全年采,唯独春秋质量高。"这些都说明按季采收药材的重要性。

现代研究也显示,中药的采收季节会影响其有效成分的含量,从而影响药物的质量和药理作用。如青蒿所含的抗疟成分青蒿素在 7～8 月花前叶盛期含量最高达 6%,开花后含量则下降;麻黄的主要成分生物碱春季含量较低,而秋季含量最高;人参其人参皂苷的含量在 8 月采收可比 1 月采收高 3 倍以上。

一般而言,根及根茎类药材宜在秋末地上部分枯萎或初春发芽前采集,如大黄、党参等。叶、全草、茎枝类药材多在花前茎叶茂盛或花盛开时采集,如益母草、薄荷等。花类药材多在花蕾时期或初开时采集,如金银花、月季花等。果实、种子类药材应在果实成熟时采集,有些种子成熟后容易散落,如牵牛子等,则在果实成熟而未开裂时采集。有些既用全草又用种子的中药,则在种子成熟时,割取全草,再分别收藏,如紫苏、紫苏子等。树皮类中药如黄柏、厚朴、杜仲等通常在春夏间剥取。根皮类及藤本类药材如五加皮、忍冬藤等通常在秋末冬初采收。当然也有例外如夏收半夏、延胡索,秋冬收桑叶等。矿物药的采收不受季节影响。动物药一般在夏秋季或秋冬季猎取。

4. 储藏条件　中药的储藏保管与其品质优劣有着密切的关系,是影响中药质量、药理作用和临床疗效的重要环节。中药储藏保管应以干燥、低温、避光为好。温度、湿度、日照、虫蛀、真菌等是造成中药有效成分损失的重要因素。有研究显示,如在日照、高温(40～60℃)、高湿(相对湿度在 74% 以上)的条件下存 6 个月的刺五加,其所含的丁香苷几乎完全损失;供提取小檗碱的原料药三颗针,在见光和避光的条件下存放 3 年,其小檗碱的含量分别降低 54.1% 和 39.83%;苦杏仁中止咳平喘的有效成分苦杏仁苷具有不稳定性,在储存的过程中易受温度、湿度等因素影响而降低。另外中药储存时间过长有效成分含量也会降低。

5. 炮制　炮制又称炮炙,是遵循中医药理论,根据中药自身的性质,调剂、制剂以及临床辨证施治用药的需求,所采取的一项制药技术。中药的炮制方法有水炮制法、火炮制法、水火共制法三类,常用方法有 10 余种。炮制可对中药的药理作用和临床疗效产生影响。

(1) 降低或消除药物的毒性或副作用　为保证用药安全,对于有毒性或副作用的中药,如《中华人民共和国药典》(2010 年版)所收载的有大毒、有毒、有小毒中药 83 种,都必须经过炮制,以降低其毒性和副作用。研究显示,乌头中含有多种生物碱,毒性很强,口服 0.2 mg 纯品乌头碱即可中毒,经炮制后其毒性仅为原乌头碱毒性的 1/200～1/4 000;水飞雄黄可除去大部分有剧毒的三氧化二砷;砂炒马钱子可减少其所含士的宁和马钱子碱;柏子仁去油脂制成霜可以消除其治失眠过程中易伴发腹泻的副作用等。炮制减毒的方法有很多,如浸渍、漂洗、砂烫、醋炙、蒸、煮、炒、制霜等。

(2) 增强药物的临床疗效　中药以饮片入药,炮制过程中蒸、煮、炒、煅等处理方式,以及炮制后中药性状的改变,如细胞破损、表面积增大等,可增加药效成分的溶出率。如生黄连经炒制后,其所含小檗碱在水溶液中的溶出率明显提高;苦杏仁镇咳、平喘的有效成分苦杏仁苷,炮制后的溶出率比生品高 1.73 倍;延胡索镇痛的主要成分生物碱,水煎溶出很少,经醋炮制溶出量增加一倍,可明显提高镇痛效果。

(3)改变或增强某一药理作用 炮制可使中药发生化学成分转变,甚至生成新物质,药理作用和临床疗效也随之改变。如生大黄主要含结合型蒽苷,泻下作用较强,炮制成制大黄后结合型蒽苷减少,游离型蒽苷增加,抗菌作用增强;何首乌生品中结合型的蒽醌衍生物具有缓下作用,炮制后制首乌结合型蒽醌衍生物水解,含量减少,而游离蒽醌衍生物和糖的含量明显增加,故补益作用增强而泻下作用降低。另外,炮制过程中加入辅料也可与药物起协同作用,如紫菀、款冬花经蜜炙后,润肺止咳的作用增强。南星经胆汁炮制后其镇痉作用增强。

6. 配伍 中药配伍是中医用药的基本形式,即在中医药理论指导下,根据病情的需要和药物的性能,选择两种或两种以上的药物配合应用,以达到增强疗效、降低或减轻毒副作用的目的。配伍得当,则可增强疗效,降低毒副作用,配伍不当,则会导致疗效降低,甚至产生不良反应。

七情是药物之间配伍的最基本形式。七情包括单行、相须、相使、相畏、相杀、相恶、相反。《本草纲目》中提到:"药有七情,独行(单行)者单方不用相辅也,相须者同类不可离也,相使者我之佐使也,相畏者受彼之制也,相杀者制彼之毒也,相恶者夺我之能也,相反者两不相合也。"具体而言,①单行指单味入药。如马齿苋治疗痢疾,苦楝根皮驱蛔虫,独参汤一味人参补元气、治虚脱等,都是行之有效的单方。②相须指两种功用相似的药物配合应用,起到协同作用、增加疗效。如清热泻火的石膏、知母配伍应用退热快、作用强且持久。③相使指两种功用不同的药相伍,能互相促进提高疗效。如益气健脾的黄芪和利水渗湿的茯苓配伍应用,可增强益气健脾利水的作用。④相畏指一种药物的毒性或副作用能被另一种药物减轻或消除。如生半夏和天南星的毒性,可被生姜减轻或消除。⑤相杀指一种药物能够减轻或消除另一药物的毒性或副作用。如大枣可减轻甘遂的毒性。⑥相恶指两种中药合用,一种药物的功效能被另一种药物削弱或破坏,或两者的功效均降低或丧失。如人参与莱菔子合用,补气作用减弱。白芍与石斛合用两药的作用均减弱甚至消失。⑦相反指两种药物合用后,可产生毒性反应或副作用。如十八反,十九畏等。

概括上述七情配伍,相须、相使是用药时须加以考虑的,以使中药更好地发挥疗效,一般用药"当用相须、相使者良"。相畏、相杀是使用毒性中药或具有副作用中药时须加以注意的,"若有毒宜制,可用相畏、相杀者"。相恶、相反是用药必须注意禁忌的配伍情况,所以"勿用相恶、相反者"。

组方配伍还要遵循"君、臣、佐、使"的配伍理论,才能使药物更好地发挥疗效。

君药是针对主病或主证起主要治疗作用的药物。其药力居方中之首,是方中不可缺少的药物。臣药的作用有二,一是辅助君药加强治疗主病或主证;二是治疗主要兼病或兼证,其药力小于君药。佐药的作用有三,一是佐助药,协助君药、臣药以加强治疗作用,或直接治疗次要病证;二是佐制药,用以消除或减缓君、臣药的毒性和烈性;三是反佐药,与君药药性相反却在治疗中起相成作用,佐药的药力小于臣药。使药的作用有二,一是引经药,即引方中诸药到达病所;二是调和诸药。

组方配伍还要以药性理论为基础,选择适当的药物进行配伍,如以芍药甘草汤的芍药之酸配伍甘草之甘的性味配伍,以麻黄之升配伍杏仁之降得升降浮沉配伍等。还有药对配伍如银翘散中的金银花和连翘,六一散中的滑石和甘草,大承气汤中的大黄和芒硝、枳实和厚朴等。此外基础方加减配伍、合方配伍等都不失为中药配伍的基本方法。

为充分发挥中药疗效,保证用药安全,避免毒副作用的发生,中药配伍必须遵循配伍原则:以法统方,方从法出、法随证立,主从有序,安全有效,并兼顾中药的用药禁忌。

7. 制剂　制剂是指根据《中华人民共和国药典》,国家卫生部、国家食品药品监督管理总局药品标准及制剂规范等标准的规定,将原料药加工制成具有一定规格的适合医疗或应用的药物制品。常用的中药剂型有汤剂、散剂、丸剂、片剂、胶囊剂、膏剂、注射剂、气雾剂等四十余种。

制剂和剂型以及给药途径均会影响中药的药效。《神农本草经》中提到:"药性有宜丸者,宜散者,宜水煮者,宜酒渍者,并随药性,不得违越。"李东垣曰:"汤者荡也,去大病用之,散者散也,去急病用之,丸者缓也,舒缓而治之也。"通常口服中药制剂中有效成分在体内的吸收要经过两个过程,首先药物要从制剂中释放,并溶解于胃肠液中,再通过生物膜被吸收进入血液。由于剂型和制剂等因素的差异会影响药物的释放性,从而影响药物的作用。

一般口服液体剂型如汤剂、口服液吸收快;口服固体剂型如冲剂、散剂、片剂、胶囊剂等,其崩解速度直接影响有效成分的吸收和药效,故牛黄解毒丸比牛黄解毒片药效释放速度缓慢2～3倍。常言道"大病宜汤,急病宜散,缓补宜丸,疮疡宜贴",即是对剂型作用差异的很好诠释。同一中药或复方制成不同剂型或给药途径不同,除影响药效的强度外,也可产生完全不同的药理作用。如枳实、青皮注射液有升血压作用,而水煎液口服则无此作用等。

煎煮方法也会对药效产生影响,如煎煮汤剂是否浸泡,所用水量的多少,火候的大小以及煎煮时间的长短等,都会直接影响药物有效成分的溶出和药效的发挥。如茵陈蒿汤经冷水浸泡后有效成分煎出率为30.98%,而不经过浸泡则为23.74%。对大黄采用10种不同的煎煮方法进行泻下和抗菌作用比较发现,大黄后下和加酒浸泡过夜,后经短时间煎煮,其蒽苷溶出率最高、泻下作用最强,随着煎煮时间的延长,蒽苷转为苷元,泻下作用减弱,而抗菌作用增强。因而药物的性质、质地及用药目的的不同,煎煮方法都应有所不同。一般而言,解表药如薄荷、紫苏等煎煮的火力要大,时间要短;补益药如党参、当归等煎煮的火力要小,时间稍长;化石、矿石类药如珍珠母、石膏等应先煎久煎;芳香类药物如砂仁、豆蔻等宜后下。

3.2.2　机体因素

药物作用于机体,机体生理状况的差异以及病理状况的不同,都会直接或间接影响中药药理作用的发挥。

1. 生理因素　机体的生理状况主要包括体质、年龄、性别、情志、遗传、精神状态、肠内环境等方面。

通常体质强壮的个体对药物的耐受性强,不同年龄阶段的个体对药物有效成分的吸收、代谢、排泄以及对药物的耐受性都会有所不同。如婴幼儿处于生长发育阶段,脏腑娇嫩、各器官系统尚未发育完善,青壮年则体质强健、机体生理机能健旺,而老年人则脏腑功能逐渐减退,体质多虚弱。相比青壮年,婴幼儿和老年人的用药量要相对减少,小儿稚阳之体滋补药不宜多用,而老人体弱攻下之品不宜多用。

性别不同对药物的反应也有所差别,如女性在月经、妊娠、分娩、哺乳等各时期对药物的敏感性不同,如月经期不宜用活血化瘀或峻下的药物红花、地龙、大戟等,以避免造成月经量过多或出血不止。在妊娠期应慎用对胚胎发育有影响的药物如半夏、雷公藤等。

病人的精神状态与药物的疗效密切相关,精神愉悦、乐观者可以增强对疾病的抵抗能力,有报道,安慰剂治疗对神经官能症、高血压、心绞痛等慢性病的治疗有效率可达40%,说明精神因素在疾病的治疗中至关重要。心情舒畅也有助于药物发挥治疗作用,有利于疾病的治愈和恢复。

2. **肠道内微生态环境** 中药含多种成分且常口服给药,肠道内微生物环境对其代谢具有一定的影响。肠内菌群对药物的作用主要起分解反应,使药物的相对分子质量相对减小,极性减弱,脂溶性增强,往往伴有药效或毒性成分的产生和加强。如在肠内菌的作用下黄芩中的黄芩苷转化成黄芩素,抗过敏作用明显增强。如大黄和番泻叶中都含有番泻苷,本身无泻下作用,口服后经肠道菌群的作用生成苷元后具有明显的泻下作用。

3. **病理因素** 机体所处的病理状况不同会对药物的作用产生影响。因疾病本身会影响机体的生理、生化和器官功能状态,从而影响药物在体内吸收、分布、代谢和排泄过程。如脾胃虚弱之人,脾胃的运化能力较差,对药物的吸收、代谢以及耐受性都较差,从而会影响药物作用的效果,故药物治疗疾病都应以不损伤脾胃为度。肝、肾功能低下时,可影响药物在体内的代谢和排泄,而使药物的作用时间延长,药物容易在体内蓄积甚至引起中毒。肠道疾病的患者会因为小肠黏膜水肿、吸收功能障碍而导致药物吸收不完全等。

机体的机能状态不同,即使是同一药物其作用也可能会有所不同,如黄芩、穿心莲等只对发热病人有解热作用,对正常体温并无降温作用;山楂对痉挛的胃肠平滑肌有松弛作用,对松弛状态的胃肠平滑肌则有兴奋作用;生脉散可降低高血压患者的血压,对休克等低血压状态则可使血压恢复或维持在较高水平,而对正常血压无明显影响;五苓散对健康人无利尿作用,但对水肿、小便不利者则有利尿作用等。

3.2.3 环境因素

中医学理论体系的特点之一为整体观念,而中医学的整体观念既体现在人体自身的整体性,也体现在人与自然环境和社会环境的整体性。人生活在纷繁复杂的自然和社会环境中,环境的不同造就了个人身心、情志与体质的差异。自然环境、地域环境、四时气候的寒温变化、昼夜节律的交替也会对机体的生理、心理和情志、健康产生影响,从而影响药物的疗效。

早在《素问·异法方宜论》中就曾详细论述因地域方土不同,人受水土性质、气候类型、生活条件、饮食习惯等影响所形成的东、南、西、北、中五方人的体质差异及其特征。一般北方人多形体壮实、腠理致密,东南之人多形体瘦弱、腠理疏松,滨海临湖之人多痰多湿等。春夏腠理疏松、容易出汗,冬季腠理致密、不易出汗,解表药在夏季发汗作用强、在冬季发汗作用弱。

再如天麻素 8 时给药吸收缓慢,疗效差,20 时给药则吸收较快,药效显著;乌头碱的毒性12 时最高,在 20 时最低;参附注射液小鼠静脉注射 0 时给药半数致死量(LD_{50})为9.862 g/kg,而 12 时给药 LD_{50} 则为 8.308 g/kg;黄连 700 mg/kg 给药小鼠,12 时给药死亡率为 20％,23 时给药死亡率为 80％。提示,温热药的毒性正午大于夜间,寒凉药性者则相反。故药物的运用宜顺应四时气候变化规律,"法于四时",春夏慎用温热药物,秋冬慎用寒凉药物等。

影响中药药理作用的因素概要见图 3-2。

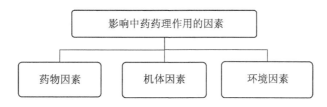

图 3-2　影响中药药理作用的因素

参考文献

［1］路茵,张大方.中药药理学.北京:人民卫生出版社,2012.

［2］吴清和.中药药理学.北京:高等教育出版社,2012.

［3］杜冠华,王月华,张冉,等.多成分多靶点是对中药作用机制的表面认识.世界科学技术-中药现代化,2009,11(4):480-484.

［4］傅延龄,蔡坤坐,宋佳.方药量效关系文献与理论研究思考.北京中医药大学学报,2010,33(9):601-605.

［5］姚映芷,尹刚,范欣生.中药量效关系基本规律探讨.南京中医药大学学报,2009,25(1):10-12.

［6］仝小林,焦拥政,连凤梅,等.方药量效关系研究的关键问题与思考.环球中医药,2012,5(6):401-404.

［7］仝小林,王跃生,傅延龄,等.方药量效关系研究思路探讨.中医杂志,2010,51(11):965-967.

［8］吴皓,胡昌江.中药炮制学.北京:人民卫生出版社,2012.

［9］杨明.中药药剂学.北京:中国中医药出版社,2012.

［10］程佳祎,史清文,王燕婷,等.中药药理作用特点分析和制约中药发展因素初探.世界科学技术-中药现代化,2012,14(4):1927-1932.

［11］陈长勋.中药药理学.上海:上海科学技术出版社,2012.

［12］俞丽霞,阮叶萍.中药药理学.杭州:浙江大学出版社,2012.

［13］沈映君.中药药理学专论.北京:人民卫生出版社,2009.

第4章 中药药理研究的思路和方法

学习要点及要求：

  本章主要介绍中药药理研究的基本方法,中药复方药理研究的概况。通过本章的学习,掌握中药药理研究的基本思路和基本研究方法;了解目前中药药理研究过程中所面临的一些疑点和难点问题。

4.1 中药药理研究的方法学概述

  中药药理研究的方法多种多样,并无固定的模式,且随着科技的发展,研究方法和手段也在不断拓展和创新。本章主要介绍几种最具代表性的研究方法。

4.1.1 中药体外活性成分研究

  中药活性成分研究一直是中药药理研究的重要内容,是根据中药已经确定的功效和主治,通过植物化学分离手段和现代药理学的实验方法从中寻找有活性的成分。如从温阳、益气、化痰、活血类中药中选择桂皮醛、大豆苷元、金雀黄素、薯蓣皂苷等成分,体外研究其抗肿瘤作用的耐药效应。此类方法的优点是药物用量少、成本低、速度快,适合高通量筛选,缺点是体外实验不能反映药物与机体的相互作用,缺少药物的体内过程,实验研究结果容易出现偏差。但通过此项研究已寻找到很多有价值的中药活性成分如麻黄碱、青蒿素、小檗碱、长春碱、长春新碱等,故仍不失为中药药理研究的重要手段。

  传统的方法多是先利用现代色谱、质谱、光谱等技术,进行中药成分的系统分离和分析,获取中药较全面的化学成分信息,再利用药理学实验手段进行活性筛选,但往往收效甚微。那些微量且难以分离的活性成分在分离途中可能丢失,而且生物体内环境对中药成分也具有很大的影响,故采用传统方法得到的成分可能只是一般成分或可能只是活性成分的前体药物,因而目前已逐渐开始转向采用生物活性指导下的导向分离技术开展相关研究。如有学者以抗流感病毒为药效指标,从银翘散中筛选、分离出具有解热、镇痛、抗病毒、抗炎等药理作用且低毒的有效部位和化学成分,并进一步开展了结构鉴定以及有效成分及含量变化与药效之间的相关性研究等。

4.1.2 中药血清药物化学

  中药血清药物化学是近年来兴起的一种新的中药及复方药效物质基础研究方法,通过对给药后血清中的中药移行成分及其代谢产物的分析、分离及鉴定,确定中药及复方的体内直接作用物质,并通过药效相关性研究及中药药动力学研究,从注重体内化学成分对药效的直接贡献角度,阐明中药及复方的药效物质基础及其体内动态机制。

任何药物都是通过与机体的相互作用来发挥疗效的,传统的研究模式侧重于药物对机体的作用,关注中药或复方中的哪些成分在体外药理实验中显示活性,但鉴于中药的复杂性,往往研究进展艰难。中药血清药物化学则是换了一个角度来研究,关注机体对药物的影响。此方法的理论基础在于大部分中药及复方多采用口服给药的方式,口服中药后一定时间,血清中含有真正的有效成分,即原形成分、代谢产物以及机体产生的应激成分等,这些成分才是中药或复方在体内的直接作用物质,通过分析口服给药后血清中的成分将是确定药效物质基础的重要途径。

中药血清药物化学研究方法能防止中药粗制剂本身的理化性质对实验的干扰,解决了中药复方直接应用于离体实验的困难,尤其能模拟药物的体内过程实现体外实验的有效性等。目前此方法已被广泛应用,也取得了很好的效果。涉及的单味药有栀子、金银花、雷公藤、大青叶、穿心莲、补骨脂、黄连、地黄、土茯苓、当归等。中药复方有六味地黄丸、柴芩清肝汤、枳术丸、归芩片、银翘散、复方茵陈蒿汤、复方五仁醇胶囊、三黄泻心汤等。

中药血清药物化学方法的建立,开创了中药研究的新局面。但作为一门实验科学,其理论体系还有待完善,如实验设计中的给药方案、采血时间、含药血清的处置、添加方式等问题都有待解决和规范。尤其对于一些血清中药物成分不明确且血药浓度较低的情况,仍存在检测难度大、难以阐明药效物质基础等问题。

4.1.3 结合中医病证模型研究

动物模型在中医药研究过程中,尤其是在中药药理研究中发挥着重要的作用,主要包括疾病动物模型、证候动物模型和病证结合动物模型。1994 年卫生部药政管理局发布的中药新药药理研究指南,在中药新药药效学研究基本要求中明确提出,动物模型应首选符合中医病或证的模型,有困难的可选用与其相近似的动物模型和方法进行实验,以整体动物体内实验为主。整体动物实验研究可以模拟人类的用药,准确地反映药物对机体的作用以及药物在体内的代谢过程,更符合临床实际需求。采用整体动物实验开展中药药理研究是目前重要的研究方法之一。

中药药理学的研究,一直强调应用中医证候动物模型,该模型是在中医学整体观念和辨证论治的原则的指导下,运用藏象学说和病因病机理论等,把人类病证原型的某些特征在动物身上加以模拟而成。运用此类模型进行中药药理研究,更能体现中医特色。然而就目前中医证候动物模型的建立现状还存在许多问题,主要体现在模型的规范化研究相对不足,可用于实验研究的成熟的中医证候模型相对较少。目前脾虚证、肝郁证、肾虚证、血瘀证模型等在中医证候模型研究中相对较全面和深入,造模方法也较多较为成熟。

鉴于中医证候模型的研究现状,目前整体动物实验所采用的模型多为疾病动物模型。疾病动物的复制方法比较成熟,实验研究的结果也准确可靠,但缺乏中医辨证论治的特色。还有部分采用的是病证结合动物模型,即在动物身上复制既有中医证候的表现,又有西医疾病表现的模型用来实验研究,如利用失血性贫血血虚证模型来开展中药及复方对血虚证的干预研究。

由于开展整体动物实验存在药物用量较大、成本高、实验周期长等问题,目前有提出体内实验可以用模式生物如噬菌体、大肠杆菌、酵母、线虫、果蝇等来代替。

4.1.4 分子生物学与基因芯片技术

近年来分子生物学技术的飞速发展,为中药药理研究领域的发展提供了机遇。如DNA、RNA技术、基因技术、基因工程技术、基因芯片技术以及基因组学、蛋白组学技术等,都为从分子水平阐述中药及其复方的分子作用机制提供了方法学技术平台。其中基因芯片技术以高通量、多因素、微型化和快速灵敏的特点而见长。基因芯片是利用核酸杂交原理来检测未知分子,主要应用于基因表达谱分析、新基因发现、基因突变、多态性分析及监测基因组整体转录表达情况等。

基因芯片技术应用于中药研究,可将中药作用的所有靶基因全部显示出来,通过基因表达谱和表达产物的差比性分析,揭示中药乃至复方的作用靶点、作用环节和作用过程。如应用基因芯片技术研究藤梨根对胃癌细胞的作用,表明 ERBB2、TRAILR2、p53 等基因的表达改变可能与藤梨根杀伤和诱导胃癌细胞凋亡有关。观察黄连对正常大鼠肝脏全基因表达谱的影响,提示黄连可上调炎症反应、免疫反应、防御反应相关基因,增强抗感染、防御能力,调控代谢、凋亡相关基因,影响 P450 家族成员,发挥代谢抑制、抗感染作用;研究复方丹参滴丸对心肌梗死大鼠基因表达的影响,表明该方可通过调节 Wnt 信号通路等多个基因和信号途径来减少心梗模型大鼠心脏缺血区的心肌损伤;探究中药新双龙方及其有效组分人参总皂苷和丹参总酚酸治疗急性心梗的机制,提示新双龙方与两种有效组分对心梗大鼠的基因表达不同,对差异基因的聚类分析以及药物的调控作用比较均表明复方比组分的疗效更好。

中药药理研究的方法学概述见图 4-1。

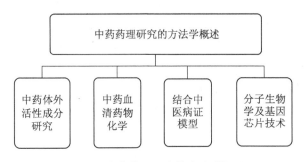

图 4-1　中药药理研究的方法学概述

4.2　中药复方药理研究

复方是中医用药的主要形式,针对疾病的特点、遵循七情和合、"君、臣、佐、使"的配伍规律组合而成。中药复方研究的目的在于阐明中医药理论、分析组方合理性、验证或揭示其药理作用。中药复方药理研究在于强调中药复方组合后整体化学成分产生效应,以及复方作用的多层次、多环节、多靶点的概念。研究思路和方法主要涉及以下几个方面。

4.2.1 整方研究

方剂是依据严谨的中医药配伍理论,在辨证立法的基础上,选择若干味中药通过配伍而组成的。中药配伍是方剂组成的基础,药效是中药复方的整体作用。复杂的中药复方理论可以从不同层面分解为每一个清楚、具体的组成部分,即单味药及其化学成分,但复方并不是这些组成部分的简单组合,而是遵循中医药理论的一个有机的体系。全方在成分上往往并不等同于单味药的简单加和,因此只有开展整方研究才能更真实、更全面地反映复方药效的本质。

虽然整方研究在揭示单味药在整方中的作用及复方配伍规律方面存在不足,但在阐明复方的药理作用、作用机制、指导复方的临床应用以及新药研制都具有重要的意义。如对六味地黄汤的抗肿瘤、降血糖、抗衰老等作用研究,对桂枝汤双向调节作用,尤其是对体温双向调节作用的研究。

4.2.2 药对研究

药对是指在方剂中两味中药相对固定、经常配对应用的组方形式,是中药复方配伍的最小单位,也是复方的重要组成部分。多数复方都包含两组以上的药对,而且一个药对可存在于多个复方中。因而研究药对的作用规律,在一定程度上简化了实验研究的过程,有助于揭示中药复方的作用特点及配伍的科学内涵。

药对研究中最常用的方法是通过比较药物配伍前后化学成分和药效的变化来揭示药物配伍规律及说明其配伍的合理性。如比较川乌与白芍,川乌与防己两组药对配伍前后的镇痛作用,发现两组药对配伍后均可使镇痛作用增强,镇痛时间延长,效果明显优于单味药。舒肝解郁的基本方四逆散由柴胡、枳实、芍药、甘草四味药组成,方中包含了三组配伍特色明显的药对,如柴胡与芍药,柴胡与枳实,芍药与甘草。通过建立疾病模型、研究比较各药对配伍的效应,验证了四逆散组方的合理性。

药对研究中也常开展两味药配伍的剂量比例的研究,如当归补血汤由黄芪、当归按5∶1的比例组成,研究显示按经典的黄芪和当归5∶1配伍时,阿魏酸的煎出率最高,黄芪和当归按5∶1和1∶5配伍时其阿魏酸的煎出率均高于1∶1配伍时。药理实验也显示黄芪和当归5∶1配伍时,在调节免疫机能和促进造血方面均优于两药等量配伍和单味药应用,从而验证了当归补血汤配伍的精当和组方严谨。再如左金丸中黄连与吴茱萸的用药比例为6∶1,六一散中滑石与甘草的用药比例为6∶1的研究等。此外也有探讨七情配伍中"相恶药对"的药性组合规律等。

4.2.3 组分配伍研究

组分配伍研究是基于组分中药的概念,组分中药是以中医药理论为基础,遵循中药方剂的配伍理论与原则,由有效组分或有效部位配伍组成的现代中药。组分中药具有药效物质基础基本明确,作用机理相对清楚,临床适应证比较确切,而且有较强针对性、安全有效、质量可控,适于产业化推广等特点,已然成为中药新药研发的一种新思维、新模式。与中药饮片配伍相比,中药组分配伍多是以临床有效的名优中药二次开发为切入点,是对中药复杂体系的简化,以组分的形式阐明中药的科学性具有更大的可行性。

组分配伍研究的基本方法是根据中药复方的临床主要疗效和药理学评价指标,首先在活性导向下进行复方组成成分的药效物质、作用机制评价,其次针对临床适应证对中药有效组分进行配伍、配比优化,从而阐明组分配伍的"君、臣、佐、使"关系,药效物质基础及作用机制。如复方丹参的研究显示,复方丹参组分配伍新方中丹参素、丹酚酸 B 等水溶性成分主要作用是扩张冠脉、增加冠脉流量,且具有起效快的特点;三七皂苷类成分主要作用是启动内源性保护物质的释放、保护心肌。丹参的脂溶性成分主要是协同作用等。

中药组分配伍研究的关键环节是中药组分配伍优化设计。而组分配伍优化设计主要涉及三方面的方法和技术问题,一是中药标准组分的制备方法和技术,如中药材中各种组分的提取、分离,其中建立规范化、重复性好的中药标准组分提取分离平台是开展组分配伍研究的重要基础和技术保障;二是组分物质分析方法和技术,中药样品的分析是揭示药效物质基础的必要过程,其中分析方法直接关系到定性和定量的准确性,因此建立优化的色谱分析条件是中药复杂样品分析的重要步骤;三是有效组分配伍的优化设计,因中药组分复杂,通过此方案的建立有助于方剂复杂体系研究的突破。

4.2.4 拆方研究

由于中药复方由多味中药组成、药物之间的配伍关系复杂,全方研究在揭示中药复方的配伍规律方面存在不足。要更好地分析复方中各药的作用、地位、相互关系等,就需要在中医药理论的指导下,根据中药复方的临床适应证或"君、臣、佐、使"配伍关系等开展拆方研究。常用的拆方研究方法有以下几种。

(1) 单味药研究法　此法是将复方拆至单味药,研究比较单味药与整方的药理作用,从中发现起主要作用的药物,并揭示各药物在复方中地位及相互间的配伍关系。如十全大补汤能明显提高巨噬细胞(MAC)消化免疫复合物的能力,将组成该方的单味药做相同实验,仅地黄有作用,说明地黄在该方药效中占主导地位;研究白头翁汤全方及各组成药物的抗腹泻作用,证明拆方后各单味药的抗腹泻作用均不如全方效果显著。

(2) 药对研究法　药对是中药复方的核心部分,药对研究有利于探索复方的配伍规律。如将六味地黄汤中的药物根据相反相成理论拆分为一补一泻(地黄+泽泻、山茱萸+丹皮、山药+茯苓)及三补三泻(地黄+山茱萸+山药、泽泻+丹皮+茯苓)五个药对,研究其对糖代谢的影响。

(3) 撤药研究法　是在全方药效分析研究的基础上,从复方中撤出一味或一组药物,用以判断撤出药味对全方功效的影响。如黄芩汤由黄芩、芍药、甘草、大枣四味药组成,分别将各药从全方中撤出与全方进行药效比较,从中发现黄芩在方中起主导作用,不可或缺。

(4) 药物组间关系研究法　是依据中医药理论将中药复方中的组成药物按照功效或性味分成不同的组别,分组探讨组间关系及组方理论。如将八珍汤分成补气的四君子汤和补血的四物汤两组,将六味地黄汤分成三补(地黄+山茱萸+山药)和三泻(泽泻+丹皮+茯苓)两组进行研究等。

(5) 正交设计研究法　是目前中药药理学研究中常用的一种设计方法。即按照正交设计表将方剂中的药物和剂量按照一定规律设置,以较少的实验次数得出尽可能最佳的实验结果。并可分析药物在方中的地位及相互作用。如优选丹参-人参活性组分的最佳配伍,将真武汤方中的药物和药量作不同组合进行配伍关系研究等。

（6）均匀设计研究法　是将数论和多元统计相结合的一种实验设计方法,适用于多因素、多水平的研究。该方法舍弃了正交设计的整齐可比性,而在实验范围内使实验点充分均匀分布,大大减少了获得最佳实验结果的实验次数。如采用均匀设计法优选酸枣仁中抗抑郁有效组分的最佳配伍研究等。

此外还有聚类分析研究法、析因分析研究法等。

4.2.5　结合中医证候研究

辨证论治是中医认识疾病和治疗疾病的基本原则,是中医学的基本特点之一。从证治理论入手是深入开展中药药理研究的前提,也是将中药药理引向深层次研究的切入点。“同病异治”或“异病同治”均以辨证为基础,证药结合研究对揭示中药作用的实质意义更大。

如在对四君子汤的药理研究中,针对四君子汤临床适应证为脾虚证,对脾虚便秘和腹泻均有良好治疗效果,以脾虚证为切入点开展研究。再如研究活血健脾方药对消化性溃疡的临床疗效,将消化性溃疡临床辨证分为不同的证型,分别用益气健脾组方、活血化瘀组方和健脾益气活血组方进行治疗并研究其治疗机制,结果显示了不同证治方药治疗消化性溃疡的作用疗效和作用途径的差异性,也体现了中医同病异治的科学理论。

随着系统生物学、生物网络、网络药理学等新理论、新技术、新方法的出现,有学者提出了基于生物网络与病证结合,即从分子网络、细胞、组织、器官、疾病、证候、症状等多层面,开展中药复方药理学研究的思路和方法。

由于目前建立公认、稳定、简便易得的动物证候模型难度较大,较成熟的中医证候模型也较少,目前仅脾虚证、肾阳虚证、肝郁证、肺气虚证、血虚证、血瘀证等证候动物模型复制方法较多、较为成熟,因而利用证候模型开展中药药理研究还有待不断拓展。

中药复方药理研究概要见图4-2。

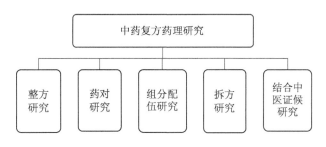

图4-2　中药复方药理研究

参考文献

［1］常存库,王喜军.中药血清药物化学理论与方法意义.世界科学技术-中药现代化,2010,12(4):
　　634-637.

［2］王喜军.中药血清药物化学的研究动态和发展趋势.中国中药杂志,2006,31(9):15-16.

［3］乌云索德,领小,包力尔,等.中药血清药物化学研究现状.时珍国医国药,2013,24(8):1978-1980.

［4］王凯.生命科学研究中常用模式生物.生命科学研究,2010,14(2):156-165.

［5］陆茵,陈文星,常在,等.探讨中药活性成分筛选和中药药理研究的新方法.南京中医药大学学报,
　　2003,19(6):321-323.

［6］张伯礼,王永炎.方剂关键科学问题的基础研究-以组分配伍研制现代中药.中国天然药物,2005,3(5)：258-261.

［7］荆志伟,王忠,高思华.基因芯片技术与中药研究-中药基因组学.中国中药杂志,2007,32(4)：289-292.

［8］李瑶.基因芯片技术.北京:化学工业出版社,2004.

［9］李吴,杨慧萍,鲁小青.应用基因芯片研究藤梨根对胃癌细胞的作用.同济大学学报(医学版),2010,31(1):45-52.

［10］于华芸,吴智春,马清翠,等.黄连对大鼠肝脏全基因表达谱的影响.山东中医药大学学报,2010,34(4):291-295.

［11］王刚,崔佩佩,宋生有,等.复方丹参滴丸对急性心肌梗死大鼠基因表达谱的影响.药物评价研究,2010,33(2);98-102.

［12］吕琳星,范雪梅,梁琼麟,等.基因芯片用于组分中药新双龙方的配伍机制研究.高等学校化学学报,2012,33(11):2397-2404.

［13］陶丽,范方田,刘玉萍,等.中药及其组分配伍的整合作用研究实践与进展.中国药理学通报,2013,29(2)：153-156.

［14］苗明三,马霄,王灿.中药有效组分配伍研究的探讨.中药新药与临床药理,2009,20(5)：487-490.

［15］杨烨,颜晓静,毕蕾,等.正交设计优选丹参-人参活性组分抗乳腺癌有效配伍.中国药理学通报,2014,30(11):1605-1611.

［16］曾茂贵,郑沁钘.中药药理研究中中医证候模型的选择和应用.福建中医药,2007,28(3):60-62.

［17］崔轶凡,王庆国.病证结合动物模型对中医药研究的意义及建模方法新思路.天津中医药,2009,26(6)：446-448.

［18］殷惠军,黄烨.病证结合动物模型的研究进展.中国中西医结合杂志,2013,33(1)：8-10.

［19］王勇,李春,李栋,等.基于生物网络与病证结合的中药复方药理学研究对策.中国中西医结合杂志,2012,32(4)：552-555.

第二部分　各　论

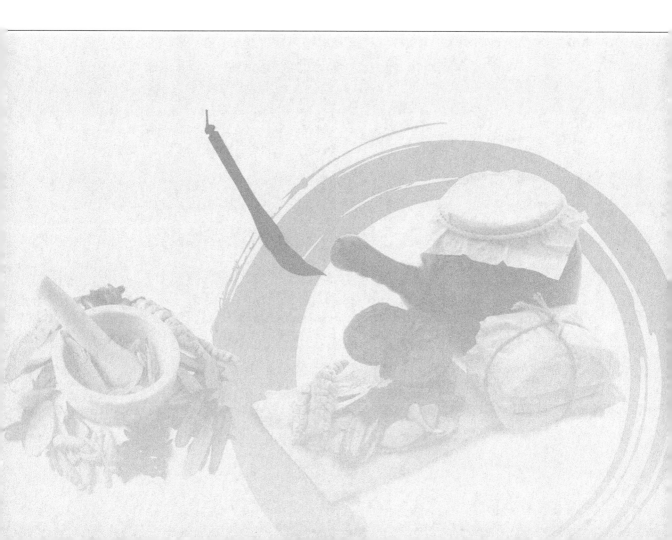

第5章 解 表 药

学习要点及要求：

本章主要介绍解表药的中医认识、共同药理作用、应用注意事项、主要研究思路和方法、代表药物等。通过本章的学习,掌握解表药的含义、药理作用、应用注意事项;了解解表药的主要研究思路和方法;掌握麻黄、桂枝、柴胡、葛根等药物的主要药理作用、现代应用、常见不良反应及应用注意事项;熟悉白芷、细辛等药物的主要药理作用、现代应用、常见不良反应及应用注意事项。

5.1 概述

5.1.1 解表药的中医认识

凡以发散表邪,解除表证为主要作用的药物,称为解表药。所谓表证是指外邪侵犯人体浅表部位所致的一类证候,其临床表现有恶寒、发热、头身疼痛、有汗或无汗、咳嗽、鼻塞、舌苔薄白、脉浮数等。解表药是依据"其在皮者,汗而发之","因其轻而扬之"的理论立法,属于八法中的汗法。

中医理论认为,"有一分恶寒,就有一分表证",因此恶寒是诊断表证的重要依据。表证有寒热虚实之分,根据临床证候的性质分为表寒证和表热证。解表药根据药性和功效的不同分为辛温解表药和辛凉解表药,又称发散风寒药和发散风热药。辛温解表药多属辛温,辛能发散,温可祛寒,主治风寒表证,部分药物还可用于风寒表证的咳喘、水肿、麻疹、疮疡初起及风湿痹痛等,代表药物有麻黄、桂枝、细辛等。辛凉解表药多属辛凉,辛能发散,凉可退热,主治风热表证,部分药物还可用于风热所致目赤多泪、咽喉肿痛、麻疹不透及风热咳嗽等,代表药物有柴胡、葛根、薄荷等。

解表药的主要功效为发汗解表,部分药兼有利水消肿、止咳平喘、透发疹毒、缓解疼痛等功效,主要治疗外感表证。依据表证的病因、病机及临床主要症状,可认为其多见于西医的上呼吸道感染,如感冒、流感、肺炎以及多种传染病初期。

5.1.2 解表药的共同药理作用

1. 发汗作用 中医学认为,本类药大都具有发汗或促进发汗的作用,通过发汗使邪气从表而解。发汗是中医治疗表证的重要方法,也是机体维持体温恒定的一种方式。其中辛温解表药发汗作用强于辛凉解表药。《黄帝内经》曰:"其在皮者,汗而发之","体若燔炭,汗出而散"。解表药发汗机制可能包括直接影响汗腺功能;或通过兴奋外周α受体,或改善血液循环、增加汗液分泌而促进发汗。

2. **解热作用** 发热是表证的常见症状,本类药大多具有不同程度的解热作用,可使实验性发热动物体温降低,如柴胡、桂枝、细辛、葛根等。其中辛凉解表药解热作用强于辛温解表药。解表药的解热作用可能是通过发汗或促进发汗;通过影响脑内活性物质进而影响中枢的体温调节功能;通过抗炎、抗病原微生物等途径影响体温。

3. **镇痛、镇静** 头痛、肌肉关节酸痛、烦躁不安是表证的常见症状。多数解表药具有不同程度的镇痛作用,如白芷、防风、羌活、柴胡、细辛等。解表药的镇痛作用多通过外周作用实现,少数药物如细辛等可通过作用于中枢系统发挥作用。部分解表药如桂枝、柴胡、防风等具有一定程度的镇静作用,可减少动物自主活动,延长催眠药物的睡眠时间。

4. **抗炎作用** 呼吸道炎症是表证常见症状,如咳嗽、咯痰等。本类药大多具有抗炎作用。如麻黄、桂枝、生姜、细辛、白芷等对多种动物实验性炎症反应均有明显的抑制作用。抗炎作用机制可能涉及抑制花生四烯酸代谢;抑制组胺或其他炎性介质的生成和释放;增强肾上腺皮质内分泌轴的功能;清除自由基等。

5. **抗病原体** 表证是由外邪客表所致。细菌、病毒、寒冷刺激等均可视为外邪,是引起表证的关键因素。研究显示,麻黄、桂枝、柴胡等体外对金黄色葡萄球菌、肺炎球菌、溶血性链球菌、大肠杆菌、伤寒杆菌、痢疾杆菌等多种细菌以及单纯性疱疹病毒、肝炎病毒等均具有不同程度的抑制作用;麻黄汤、桂枝汤对流感病毒、呼吸道合胞体病毒的增殖等均有不同程度的抑制作用;苏叶、白芷、升麻、蝉蜕能诱导体内干扰素的生成,从而抑制病毒的复制,这对于治疗感冒和病毒性感染很有价值。

6. **止咳、化痰、平喘** 咳、痰、喘是机体感受"外邪"后常见的呼吸道证候群。实验证明,解表药多数有止咳、祛痰、平喘作用。如麻黄、细辛、白芷、柴胡等均有明显的止咳作用;麻黄、荆芥、紫苏、薄荷、细辛等能促进气管排泌而呈现祛痰作用;麻黄、荆芥、紫苏、苍耳子等有平喘作用;麻黄汤、小青龙汤、麻杏石甘汤等也能使实验性咳嗽模型动物的咳嗽次数减少,促进气管的排泌活动和解除支气管平滑肌痉挛。其机制可能在于针对外周致痉物质,作用于中枢或受体而产生止咳、平喘、祛痰作用。

7. **免疫调节作用** 中医学认为,邪气侵犯机体,正邪相争初期病变在表,表卫不固,继之传变入里。解表药的作用在于透邪达表,以防传变。而解表药的这一功效与机体的卫外功能(免疫功能)关系密切。多数解表药可提高机体免疫功能,提高机体的抗病能力,有利于解除表证,如柴胡、葛根、苏叶等。部分解表方剂如桂枝汤、羌活胜湿汤等有免疫调节作用,且多数解表方药能促进抗内毒素抗体的产生,从而加速对内毒素的清除,可认为是其透表达邪的重要机制之一。

此外,近年研究显示解表药中的葛根、淡豆豉和升麻具有抗骨质疏松作用,可提高骨矿密度和骨矿总量,促进骨形成,减少骨吸收等作用。

解表药的共同药理作用概要见图5-1。

5.1.3 解表药应用注意事项

使用发汗力较强的解表药时,用量不宜过大,以免发汗太过,耗津伤气,造成弊端。解表

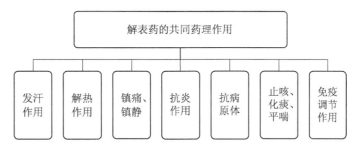

图 5-1　解表药的共同药理作用

药多属辛散清扬之品,入汤剂不宜久煎,避免降低药效。

5.1.4　主要研究思路和方法

解表药的研究目前主要是针对外感疾病的病因及病理生理过程,围绕发汗、解热、镇痛、镇静、抗炎、止咳、化痰、平喘、抗过敏等方面开展。

1. 发汗　汗法是中医治疗表证的重要法则,将发汗作用作为研究指标可充分体现解表药的功效特点。目前主要通过发汗实验来研究解表药对汗腺分泌、汗腺活动及汗液分泌量的影响。具体包括汗液着色法、汗腺上皮组织形态观察法、汗液定量测定法以及皮肤电生理技术等。

2. 解热　解表药多具有解热作用,能使机体体温下降。将解热作用作为研究指标可明确阐释解表药的解热效果及作用机制。主要通过解热实验来研究解表药的解热作用。常采用菌苗、内毒素、二硝基苯酚等致热原造发热动物模型,观察受试药物的退热作用,目前家兔发热反应模型典型而稳定多用于实验研究。通过对实验性发热动物体温调节中枢温度敏感神经元放电频率及发热动物脑脊液中 cAMP 含量分析,可进一步明确解表药对机体的体温调节作用是在中枢还是在外周。

3. 镇痛、镇静　头身疼痛、烦躁是表证的基本症状,解表药能缓解疼痛及因表证困扰而出现的烦躁不安症状,因而将镇痛、镇静作为解表药研究指标。实验多采用物理(热、电、机械等)或化学(乙酸、钾离子、催产素等)方法造模,常用动物为小鼠、大鼠、豚鼠、家兔等。常用评价指标为舔足、甩尾、挣扎、皮肤及肌肉抽动、自主活动变化等。

4. 抗炎　炎症是表证证候的主要病理过程,机体炎症的局部表现为红、肿、热、痛及组织器官的功能障碍,其全身表现为发热。现代研究证实,表证与炎症这一病理反应密切相关,抗炎作用可作为解表药治疗表证的重要药理基础。解表药的抗炎作用评价多以渗出、肿胀、白细胞游走或毛细血管通透性增强等急性炎症过程为主要观察指标,多采用炎性水肿(如角叉菜胶性足肿胀)模型、白细胞游走实验、毛细血管通透性实验、棉球肉芽肿法、佐剂关节炎法等研究方法。

5. 止咳、化痰、平喘　咳、痰、喘是机体感受“外邪”后常见的呼吸道症状,与呼吸道的炎症病理反应相关。解表药中兼有止咳化痰平喘功效者,可选择相关指标研究。止咳实验多用机械、化学或电击方法,刺激实验动物诱发咳嗽,以咳嗽潜伏期作为评价指标。祛痰作用可采用酚红气管排泌法、毛细玻管法或气管纤毛黏液流动速度测定法等。平喘作用主要观察药物对支气管平滑肌的作用,可采用整体动物实验如喷雾致喘、卵蛋白引喘、肺溢流法等和离体实验方法如气管容积法、气管螺旋条法、豚鼠气管片法等,对药物平喘机制研究可选择哮喘动物肺组织中过敏介质释放实验及 cAMP 水平、溶血血小板激活因子测定等。

6. **抗过敏** 解表药长于祛风散邪,中医认为一些皮肤疾患如荨麻疹等症状变化迅速,符合"风邪致病,善行而数变"的特点,故解表药治疗此类疾病多疗效显著。而现代医学认为此类疾病与变态反应有关,多数解表药具有抗过敏作用,是其治疗过敏性疾病的药理学基础,如麻黄、桂枝等对变态反应具有抑制作用。变态反应临床分为Ⅰ-Ⅳ型。其中Ⅰ型变态反应的发病机制较为清楚,故研究方法多遵循Ⅰ型变态反应的发病机制。主要包括被动皮肤过敏反应试验、过敏性支气管痉挛试验、Schultz-Dale 反应试验、抗过敏介质试验及肥大细胞试验等。

解表药主要研究思路和方法概要见图 5-2。

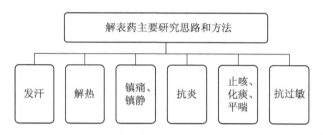

图 5-2 解表药主要研究思路和方法

参考文献

［1］陈长勋. 中药药理学. 上海:上海科学技术出版社,2012.

［2］吴清和. 中药药理学. 北京:高等教育出版社,2012.

［3］俞丽霞,阮叶萍. 中药药理学. 杭州:浙江大学出版社,2012.

［4］路茵,张大方. 中药药理学. 北京:人民卫生出版社,2012.

［5］彭成. 中药药理学. 北京:中国中医药出版社,2012.

［6］沈映君. 中药药理学. 北京:人民卫生出版社,2000.

［7］沈映君. 中药药理学专论. 北京:人民卫生出版社,2009.

5.2 代表药物

5.2.1 麻黄

麻黄始载于《神农本草经》,列为中品,历代本草均有收载。麻黄性温,味辛、微苦。归肺、膀胱经。具有发汗解表,宣肺平喘,利水消肿等功效。为麻黄科植物草麻黄(Ephedra sinica Stapf)、木贼麻黄(Ephedra equisetina Bge.)和中麻黄(Ephedra intermedia Schrenk et C. A. Mey.)的干燥草质茎。

麻黄主要含多种生物碱和挥发油。其中生物碱中左旋麻黄碱(L-ephedrine)占 80%～85%,其次为伪麻黄碱(D-pseudo-ephedrine)以及 L-N-甲基麻黄碱(L-N-methyl-ephedrine)、D-N-甲基伪麻黄碱(D-N-methyl-pseudo-ephedrine)、去甲基麻黄碱(L-nor-ephedrine)、去甲基伪麻黄碱(D-nor-pseudo-ephedrine)和麻黄次碱(ephedine)等。挥发油主要含

L-α-松油醇（L-α-terpineol 萜品烯醇）、2，3，5，6-四甲基吡嗪（2，3，5，6-tetramethylpyrazine)等。

【主要药理作用】

1. 发汗　麻黄水煎剂、麻黄水溶性提取物、麻黄挥发油、麻黄碱、L-甲基麻黄碱等均有发汗作用。其作用特点是口服或注射给药均有效，且作用强、起效快、作用时间长。目前作用机制尚不清楚，可能与以下环节有关，通过阻碍汗腺导管对钠离子的重吸收，致使水分潴留于汗腺管腔，引起汗液分泌增加；或通过兴奋汗腺α受体，使汗腺分泌增加；或通过兴奋中枢神经系统而产生相应效应。

研究显示，温度、配伍、炮制、用药部位等多种因素均可影响麻黄的发汗作用。如温服麻黄或处于温热环境中发汗作用增强，麻黄与桂枝配伍时发汗作用明显增强，生麻黄发汗作用明显强于蜜炙和清炒麻黄，炮制对发汗作用的影响主要在于挥发油类的变化，麻黄根有止汗作用。

2. 平喘、镇咳、祛痰　麻黄具有平喘作用，其中蜜炙麻黄的平喘作用最强，能显著延长豚鼠平喘潜伏期。麻黄碱、伪麻黄碱及麻黄挥发油是平喘的主要有效成分，其中麻黄碱性质稳定，平喘作用较强。麻黄平喘的作用特点表现为起效缓慢、作用温和、维持时间持久。平喘作用主要通过直接兴奋支气管平滑肌的β受体，使平滑肌松弛；兴奋支气管黏膜血管平滑肌的α受体，减轻黏膜水肿；间接发挥拟肾上腺素样作用；阻止过敏介质的释放等环节实现。麻黄挥发油具有一定的祛痰作用。麻黄水提物灌胃给药具有一定的镇咳作用，萜品烯醇是其镇咳的有效成分之一。

3. 利尿　麻黄的多种成分均具有利尿作用，以 D-伪麻黄碱作用最强。口服给药作用较弱，静脉给药起效较快。麻醉犬静脉注射 D-伪麻黄碱 $0.5\sim1.0$ mg/kg，尿量可增加 2.5 倍，且一次给药作用可维持 $30\sim60$ min。麻黄利尿作用较弱，且用药量较大，当超过一定剂量后作用反而减弱。麻黄的利尿作用可能是通过扩张肾血管增加肾血流量，使肾小球滤过率增加或阻碍肾小管对钠离子重吸收等环节发挥作用。

4. 解热、抗炎、抗病原体　麻黄挥发油有解热作用，对多种实验性发热动物模型有解热作用。麻黄的多种成分、多种制剂均具有抗炎作用，其中以 D-伪麻黄碱作用最强。麻黄水提物对哮喘豚鼠气道炎症有明显的调控作用，D-伪麻黄碱口服 50 mg/kg 能使实验动物血管通透性降低而呈现抗炎作用。麻黄抗炎的作用机制可能与抑制花生四烯酸（AA）的释放与代谢有关。体外研究显示，麻黄挥发油对金黄色葡萄球菌、甲型和乙型溶血性链球菌、炭疽杆菌、白喉杆菌、伤寒杆菌等均有不同程度的抑制作用。

5. 调节血压　麻黄能收缩血管，使血压升高。其升压作用特点为缓慢、温和、持久，反复应用易产生快速耐药性。麻黄果多糖有明显的降压作用，其降压作用可能是通过 M 受体发挥作用的。

6. 中枢兴奋　麻黄、麻黄碱具有中枢兴奋作用。其中枢兴奋作用远比肾上腺素作用强，治疗剂量能兴奋大脑皮质和皮质下中枢，引起神经兴奋、失眠、不安、震颤等症状，剂量增加还可兴奋中脑、延脑呼吸中枢和血管运动中枢。麻黄碱还能够提高中枢性痛觉阈值，产生镇痛作用。

此外，麻黄碱能抑制肠道平滑肌的收缩，麻黄水提物能降低肾衰模型动物血清尿素氮和肌酐水平等。

麻黄的主要药理作用概要见图 5-3。

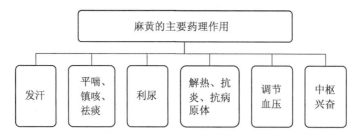

图 5-3 麻黄的主要药理作用

【现代应用】

1. 风寒感冒、流感　以麻黄为主的复方制剂如麻黄汤、大青龙汤、小青龙汤等常用于治疗感冒、流行性感冒等。含有麻黄和麻黄生物碱的中西药制剂目前应用广泛,用于对抗过敏性鼻炎引起的鼻黏膜充血、鼻塞、喷嚏、流涕等典型感冒症状,很多常用的抗感冒药含此成分。

2. 支气管哮喘　以麻黄为主的止咳平喘方剂如麻杏石甘汤、小青龙汤等治疗哮喘型支气管炎、支气管哮喘疗效满意。麻黄碱口服可预防支气管哮喘、麻黄雾化吸入可治疗小儿支气管哮喘、慢性支气管炎、支气管肺炎等。

3. 稳定血压　麻黄碱作为一种肾上腺受体激动药,既能促进肾上腺神经末梢释放去甲肾上腺素,又可直接发挥拟肾上腺素作用,麻黄碱皮下注射或肌肉注射可预防硬膜外麻醉引起的低血压。麻黄碱口服可预防低血压。

4. 偏头痛　针对风寒侵袭、脉络瘀阻造成的偏头痛,代表方为麻黄附子细辛汤。麻黄附子细辛汤对化学刺激、热刺激、按压刺激等均有镇痛作用。

5. 肾炎、水肿　代表方为以麻黄为主的方剂如麻黄连翘赤小豆汤、越婢加术汤等,用于改善肾炎所致的浮肿、小便不利及肾病综合征伴胸腔积液等。

麻黄的现代应用概要见图 5-4。

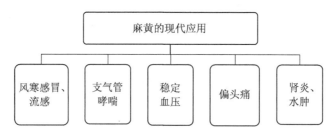

图 5-4 麻黄的现代应用

【古籍述要】

(1)《神农本草经》:主中风、伤寒头痛,温疟。发表出汗,去邪热气,止咳逆上气,除寒热,破坚积聚。

(2)《名医别录》:主五脏邪气缓急,风胁痛,字乳余疾。上好唾,通腠理,解肌,泄邪恶气,消赤黑斑毒。

(3)《本草正义》:麻黄轻清上浮,专疏肺郁,宣泄气机,是为治感第一要药,虽曰解表,实为开肺,虽曰散寒,实为泄邪,风寒固得之而外散,即温热亦无不赖之以宣通。

(4)《本草通玄》:麻黄轻可去实,为发表第一药,惟当冬令在表真有寒邪者,始为相宜。虽发热恶寒,苟不头疼、身痛、拘急、脉不浮紧者,不可用也。

【常见不良反应及应用注意事项】

麻黄毒性较小。其所含的麻黄碱毒性较伪麻黄碱大,人口服过量麻黄碱可致中枢兴奋、烦躁不安、失眠,严重者可引起中毒,出现头痛、头晕、耳鸣、恶心呕吐、心律失常、血压升高,并有发生死亡的风险。心脑血管疾病、精神病患者、孕妇应避免使用麻黄碱。麻黄碱不得与咖啡因同时使用。

美国食品药品监督管理局(FDA)建议单剂量麻黄碱服用量不超过 8 mg,每日麻黄碱摄入总量应小于 24 mg,连续服用含麻黄制剂不应超过 7 日。盐酸麻黄碱、盐酸伪麻黄碱、麻黄浸膏、麻黄提取物皆被作为精神药品管理。

参考文献

[1] 国家药典委员会. 中华人民共和国药典(一部). 北京:中国医药科技出版社,2010,300-302.

[2] 吴清和. 中药药理学. 北京:高等教育出版社,2012.

[3] 韩莹. 中药麻黄的应用研究进展. 中外健康文摘 2012,9(21):413-414.

[4] 钟凌云,祝婧,龚千锋,等. 炮制对麻黄发汗平喘药效影响研究. 中药药理与临床,2008,24(6):53-56.

[5] 陈长勋. 中药药理学. 上海:上海科学技术出版社,2012.

[6] 俞丽霞,阮叶萍. 中药药理学. 杭州:浙江大学出版社,2012.

[7] 熊瑛,熊彬,王宋平,等. 麻黄水提物对哮喘豚鼠气道炎症和气道上皮细胞 STAT1 信号传导影响. 西部医学,2008,20(5):913-916.

[8] 陆茵,张大方. 中药药理学. 北京:人民卫生出版社,2012.

[9] 沈映君. 中药药理学专论. 北京:人民卫生出版社,2009.

[10] 潘国华,孙晓如. 国外对麻黄及其制剂的安全性评价. 药物警戒,2007,4(2):111-116.

5.2.2 桂枝

桂枝出自《名医别录》。入药历史悠久,《神农本草经》中,载有"牡桂""菌桂",将其列为上品。桂枝一词首见于张仲景的《伤寒杂病论》,桂枝性温,味辛、甘。归心、肺、膀胱经。具有发汗解表、温经通阳之功效。为樟科植物肉桂(Cinnamomum cassia Presl)的干燥嫩枝。

桂枝主要含挥发油(桂皮油),含量为 0.43%～1.35%,挥发油中主要成分为桂皮醛(cinnamic aldehyde)、桂皮酸(cinnamic acid),并含少量乙酸桂皮酯(cinnamyl acetate)、乙酸苯丙酯(phenylpropyl acetate)等。

【主要药理作用】

1. 发汗　桂枝、桂枝挥发油均有扩张血管、促进发汗作用。桂枝单用发汗作用较弱,与麻黄配伍,则发汗力增强。作用机制可能因其能扩张血管,改善血液循环,有利于发汗和散热,与祖国医学温通经脉的功效相符。不同的炮制方法会影响桂枝的功效,取其发汗解表、温通经脉,以生用为宜。

2. 抗炎、抗过敏　桂枝煎剂、桂枝挥发油对多种致炎物质所致急性炎症模型有显著的拮抗作用,可明显降低血管通透性。桂枝挥发油可抑制小鼠棉球肉芽肿,对大鼠佐剂性关节炎有抑制作用,对 LPS 所致大鼠急性肺炎模型外周血白细胞总数、淋巴细胞百分数、淋巴细胞计数也有显著抑制作用。其作用机制可能与抑制组胺生成,抑制前列腺素 E(PGE)的合成和释放,清除自由基等有关。桂枝可抑制免疫球蛋白 E(IgE)所致肥大细胞脱颗粒释放介质,并抑制补体活性。桂枝具有抗过敏作用,其机制可能与有效清除氧自由基,减少过敏介质的释放有关。有研究提示肌动蛋白(actin)可能是桂枝挥发油的作用靶点之一。

3. 抗病原体　桂枝乙醇浸提液、桂皮醛、桂皮酸均具有抑制细菌、真菌的作用。体外研究显示,桂枝醇提取物对金黄色葡萄球菌、大肠杆菌、肺炎球菌、炭疽杆菌、霍乱弧菌等均有抑制作用。桂枝蒸馏液、桂皮油对大肠杆菌和金黄色葡萄球菌具有杀灭作用,且桂枝蒸馏液的灭菌效果与蒸馏液浓度呈正相关。桂枝蒸馏液对白色葡萄球菌、白念珠菌、铜绿假单胞菌、变形杆菌、甲型链球菌、乙型链球菌、枯草芽孢杆菌等也有明显抑制作用。桂皮油、桂皮醛对结核杆菌、变形杆菌等有抑制作用。

4. 解热、镇痛　桂枝煎剂、桂皮醛、桂皮酸、桂枝汤等对实验性发热家兔均具有解热作用,并能降低正常小鼠的体温和皮肤温度。桂枝煎剂对酵母性发热大鼠和复方氨林巴比妥注射液所致低体温大鼠分别有解热和升温作用,提示其对体温有双向调节作用。桂枝的解热作用机制可能是通过扩张皮肤血管,使机体散热增加以及促进发汗。桂枝对热刺激引起的小鼠疼痛反应有明显的抑制作用。桂枝的镇痛作用较弱,其煎剂或水提取物能提高动物的痛阈值,复方制剂镇痛作用较强。

5. 镇静、抗惊厥　桂枝具有明显的镇静、抗惊厥作用。桂枝水提取物、总挥发油、桂皮醛能减少实验动物自主活动,可增强戊巴比妥钠的催眠作用,可对抗苯丙胺所致中枢神经系统过度兴奋,抑制士的宁、烟碱等所致的强直性惊厥,对药物性惊厥及听源性惊厥均有一定的对抗作用。桂枝提取液对毛果芸香碱所致癫痫模型的离体海马脑片的群峰电位有明显降低作用。

6. 温经通阳　桂枝的温通经脉作用体现在影响心血管系统功能,如可减少心肌乳酸脱氢酶(LDH)和磷酸肌酸激酶(CPK)的释放,减少过氧化脂质(LPO)生成,提高超氧化物歧化酶(SOD)活性。桂枝水煎剂注射给药能增加冠脉流量,增加心肌耗氧量,增加心肌营养血流量。桂皮醛在体外对血小板聚集有抑制作用,并有抗凝血酶作用。桂枝辛温入膀胱经,温命门之火,促膀胱气化,具有利尿、抑制良性前列腺增生作用。

此外,有研究显示中药桂枝的醇提取物有很强的抑制黑素产生的作用,其作用可能是通过抑制酪氨酸酶的基因表达、蛋白合成和氧化活性这三方面来实现的。桂皮醛注射给药有抗肿瘤作用,桂皮酸有利胆作用。桂枝对流感病毒亚洲甲型京科 68-1 株和孤儿病毒(ECH-O11)有抑制作用。

桂枝的主要药理作用概要见图 5-5。

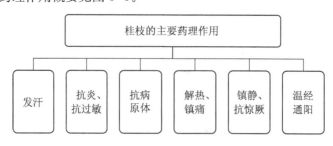

图 5-5　桂枝的主要药理作用

【现代应用】

1. 风寒感冒　复方桂枝气雾剂(桂枝加香薷制成)喷咽喉部对预防流行性感冒有一定疗效。桂枝善祛风寒可用于治风寒感冒,风寒感冒有汗出者可配伍白芍,无汗者可配伍麻黄。

2. 风湿性疾病　以桂枝为主的复方制剂如桂枝附子汤等治疗风湿、类风湿性关节炎属中医寒痹者疗效显著。

3. 低血压　桂枝配伍附子、甘草水煎代茶饮治疗低血压具有一定疗效。

4. 痛经、月经不调　以桂枝为主的复方如温经汤用于治疗痛经、月经不调、产后腹痛等属于寒凝经脉者疗效好。

桂枝的现代应用概要见图5-6。

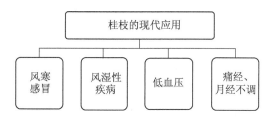

图5-6　桂枝的现代应用

【古籍述要】

(1)《本草经疏》:实表祛邪。主利肝肺气,头痛,风痹骨节挛痛。

(2)《本草衍义补遗》:仲景治表用桂枝,非表有虚以桂补之;卫有风邪,故病自汗,以桂枝发其邪,卫和则表密汗自止,非桂枝能收汗而治之。

(3)《本草纲目》:桂枝透达营卫,故能解肌而风邪去。

(4)《本草再新》:治手足发冷作麻、筋抽疼痛,并外感寒凉等症。

【常见不良反应及应用注意事项】

桂枝毒性较小,有桂皮醛大剂量应用导致实验小鼠运动抑制、痉挛、呼吸加快致呼吸麻痹死亡的报道。

参考文献

[1] 王俊娜.桂枝功效历史沿革.吉林中医药,2010,30(6):524-525.

[2] 国家药典委员会.中华人民共和国药典(一部).北京:中国医药科技出版社,2010:259.

[3] 罗霄山,陈玉兴,李蓓蓓.不同炮制方法对桂枝温经通脉药效学的影响.中药材,2008,31(3):352-354.

[4] 徐世军,沈映君,解宇环,等.桂枝挥发油的抗炎作用研究.中药新药与临床药理,2007,18(3):186-189.

[5] 俞丽霞,阮叶萍.中药药理学.杭州:浙江大学出版社,2012.

[6] 沈映君.中药药理学专论.北京:人民卫生出版社,2009.

[7] 聂奇森,滕建文,黄丽,等.桂枝中抗过敏活性成分研究.时珍国医国药,2008,19(7):1594-1596.

[8] 陆茵,张大方.中药药理学.北京:人民卫生出版社,2012.

[9] 洪寅,仇凤梅,管家齐,等.桂枝不同提取物对小鼠良性前列腺增生的影响.中国中医药科技,2007,14

(2):104-105.

[10] 吴艳,仲少敏,赵俊郁,等.中药桂枝抑制黑素生成的作用机理研究.中国皮肤性病学杂志,2006,20
(1):10-12.

5.2.3 柴胡

柴胡始载于《神农本草经》,列为上品,历代本草均有记载。柴胡性微寒、味苦、辛,归肝、胆经。具有和解退热、疏肝解郁、升举阳气之功效。为伞形科多年生草本植物柴胡(北柴胡)(Bupleurum chinense DC.)和狭叶柴胡(南柴胡)(Bupleurum scorzonerifolium Willd.)的干燥根或全草。

柴胡主要含柴胡皂苷、挥发油、黄酮类、甾醇和多糖等。柴胡皂苷主要为柴胡皂苷 a-d (saikosaponin a-d)。挥发油主要为柴胡醇(bupleurmol)、丁香酚(eugenol)、柠檬烯(limonene)、己酸(caproic acid)、γ-十一酸内酯、对-甲氧基苯乙酮等。黄酮类主要为芦丁、槲皮素 (quercetin)等。甾醇主要为 α-菠菜甾醇(α-spinasterol)、豆甾醇(stigmasterol)等。

【主要药理作用】

1. **解热** 柴胡皂苷、皂苷元 A 和挥发油是解热的主要有效成分。其作用特点为对外感、内伤所致发热均有解热作用,且可使正常动物体温降低,其退热平稳、无反跳现象,可安全用于儿童及孕妇。其中挥发油作用尤为突出,具有用量少、作用强及毒性小的特点。作用机制可能在于作用下丘脑体温调节中枢,抑制该部位 cAMP 的产生或释放,从而降低体温。

2. **抗炎、抗病原体** 柴胡粗皂苷、柴胡皂苷、柴胡挥发油均有抗炎作用,其中柴胡皂苷是抗炎作用的主要有效成分,它对多种炎症反应以及炎症反应的不同阶段包括炎性渗出、毛细血管通透性升高、炎症介质释放、白细胞游走、结缔组织增生等均有显著抑制作用,且其特点为口服、注射给药均有效,注射给药作用强于口服给药。作用机制较为复杂,涉及兴奋下丘脑-垂体-肾上腺皮质轴,促进 ACTH 的分泌,增加糖皮质激素抗炎作用,以及直接抑制炎性因子的释放等诸多方面。柴胡体外对多种细菌病毒有抑制作用,其中对流感病毒的抑制作用较强。对金黄色葡萄球菌、溶血性链球菌、结核杆菌、大肠杆菌、钩状螺旋体等有一定的抑制作用。

3. **保肝、利胆** 柴胡、柴胡皂苷、柴胡醇等均有保肝作用,对多种原因如四氯化碳、乙醇、伤寒疫苗、卵黄、霉米、D-半乳糖胺等引起的动物实验性肝损伤均有一定的治疗作用,作用特点为可降低丙氨酸转氨酶(ALT)和天冬氨酸转氨酶(AST),其降酶速度快、作用强,可减轻肝细胞损伤、促进肝功能恢复。作用机制主要表现在对生物膜的直接保护作用;刺激垂体-肾上腺皮质系统,提高机体对非特异性刺激的抵抗能力;降低细胞色素 P_{450} 活性,减少肝细胞坏死,促进肝细胞 DNA 合成,抑制细胞外基质(ECM)的合成;增强自然杀伤细胞(NK细胞)和淋巴因子激活细胞(LAK)的活性,抑制肝细胞凋亡,改善纤溶功能和提高体内一氧化氮(NO)水平等。

柴胡水浸剂和煎剂具有明显的利胆作用,其中醋炙柴胡作用最强。柴胡利胆的主要成分可能为黄酮类,可促进胆汁排泄,降低胆汁中胆酸、胆色素和胆固醇的含量。

4. **对物质代谢的影响** 柴胡皂苷可促进蛋白质、肝糖原的合成、促进葡萄糖的利用、抑制脂肪分解,影响脂代谢。柴胡皂苷肌肉注射能使实验性高脂血症动物的胆固醇、三酰甘油和磷脂水平降低,其中以三酰甘油的降低尤为显著,还能加速胆固醇及其代谢产物从粪便排泄。影响脂质代谢的主要成分是皂苷元A和D。另外,柴胡醇特别是α-菠菜醇能使高胆固醇饲喂动物的血浆胆固醇水平降低,但对正常动物的血脂水平无明显影响。

5. 镇静、镇痛、镇咳　柴胡煎剂、总皂苷及柴胡皂苷元对中枢神经系统都有明显抑制作用,能使实验动物的自发活动减少,抑制条件反射,并可延长环己巴比妥的睡眠时间,拮抗甲基苯丙胺、咖啡因和去氧麻黄碱对小鼠的中枢兴奋作用。临床也证实,正常人口服柴胡粗制剂可出现嗜睡、颈部活动迟钝、动作欠灵活等中枢抑制现象。

柴胡皂苷元A能显著减少醋酸扭体法致小鼠扭体次数,北柴胡皂苷对低温连续冷刺激所致疼痛及电击鼠尾法所致疼痛均有显著镇痛作用,可使痛阈明显上升,且其镇痛作用可被纳洛酮和阿托品所拮抗。

此外,柴胡还具有抗抑郁、提高免疫功能等作用。其中柴胡皂苷a是其抗抑郁作用的物质基础,作用机制与影响脑内单胺类神经递质代谢及抗氧化等有关。柴胡多糖、柴胡果胶多糖、柴胡皂苷等能提高机体的免疫功能。

柴胡的主要药理作用概要见图5-7。

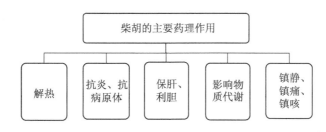

图5-7　柴胡的主要药理作用

【现代应用】

1. 感冒发热　柴胡制剂可用于感冒、扁桃体炎、大叶性肺炎、急性支气管炎、急性咽炎等引起的体温升高。用柴胡注射液、柴胡口服液、柴胡糖浆等分别注射、口服及滴鼻都可起到良好的退热疗效。

2. 病毒性肝炎　柴胡复方制剂或柴胡注射液常用于治疗急慢性肝炎,对改善临床症状及肝脏、脾脏肿大,恢复肝功能有较好的效果。

3. 高脂血症　柴胡注射液肌内注射可明显降低三酰甘油水平。

4. 咳嗽、流行性腮腺炎　柴胡、柴胡注射液、柴胡止咳片治疗感冒、急慢性支气管炎、肺炎所致的咳嗽有效。柴胡注射液肌内注射对流行性腮腺炎具有较好疗效。

此外,柴胡及其制剂还可用于单胞病毒性角膜炎、急性胰腺炎、急慢性胆囊炎、多形红斑和扁平疣的治疗。

柴胡的现代应用概要见图5-8。

【古籍述要】

(1)《本草纲目》:柴胡乃手足厥阴、少阳必用之药;劳在脾胃有热,或阳气下陷,则柴胡乃引消气退热必用之药。

(2)《神农本草经》:主心腹肠胃结气,饮食积聚,寒热邪气,推陈致新。

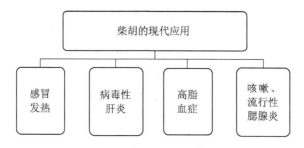

图 5-8　柴胡的现代应用

（3）《医学启源》：柴胡，少阳、厥阴引经药也。妇人产前产后必用之药也。善除本经头痛，非此药不能止。

（4）《滇南本草》：伤寒发汗解表要药，退六经邪热往来，痹痿，除肝家邪热、痨热，行肝经逆结之气，止左胁肝气疼痛，治妇人血热烧经，能调月经。

【常见不良反应及应用注意事项】

柴胡毒性较小。大剂量服用可出现头晕、嗜睡、工作效率低，甚至深睡等现象，有的出现腹胀、食欲减退等。有报道显示应用柴胡可出现转氨酶、胆红素异常，大剂量、长时间服用有明显的肝、肾和血液系统毒性。也有应用柴胡注射液引起头晕、恶心、过敏性休克，甚至死亡的报道，因而应予以充分注意。

参考文献

［1］李琰.柴胡药理作用的研究进展.河北医学,2010,5(16):633-635.

［2］国家药典委员会.中华人民共和国药典(一部).北京:中国医药科技出版社,2010.263-264.

［3］陈长勋.中药药理学.上海:上海科学技术出版社,2012.

［4］孙蓉,黄伟,等.基于"药性—功效—毒性"相关性的柴胡历代文献挖掘研究.中国药物警戒,2010,7(11):641-643.

［5］沈映君.中药药理学.北京:人民卫生出版社,2000.

［6］吴清和.中药药理学.北京:高等教育出版社,2012.

［7］孙蓉,王丽,杨倩,等.柴胡挥发油对大鼠和小鼠的急性毒性研究.中国实验方剂学杂志,2010 16(11):154-156.

［8］俞丽霞,阮叶萍.中药药理学.杭州:浙江大学出版社,2012.

［9］沈映君.中药药理学专论.北京:人民卫生出版社,2009.

［10］陆茵,张大方.中药药理学.北京:人民卫生出版社,2012.

5.2.4　葛根

葛根始载于《神农本草经》，列为中品。葛根味甘、辛，性凉。归脾、胃、肺经。具有发表解肌、升阳透疹、解热生津之功效。为豆科植物野葛（Pueraria lobata (Willd.) Ohwi)或甘葛藤（Pueraria thomsonii Benth.）的干燥根。

葛根主要含黄酮类和香豆素类成分，黄酮类主要包括葛根素（puerarin）、黄豆苷（daidzin）、黄豆素（daidzein）等。香豆素类主要有 6,7-二甲氧基香豆素（6,7-dimethoxycoumarin）、葛根香豆素（puerarol）等。

【主要药理作用】

1. **解热** 葛根煎剂及醇浸剂灌胃给药对伤寒混合菌引起的家兔发热有明显解热作用,可使发热动物体温降至正常。野葛醇浸膏、甘葛醇浸膏以及葛根素腹腔注射对 2,4-二硝基苯酚所致大鼠体温升高有明显的抑制作用,其中以野葛和葛根素的作用较突出,其特点是起效快,解热作用明显,体温可降至正常。

葛根所含的黄酮类成分是其发挥解热作用的主要活性成分,其中葛根素的作用较突出。葛根解热机制可能是通过扩张皮肤血管,促进血液循环增加散热。葛根素通过阻断中枢部位的 β 受体,使 cAMP 减少产生解热效应。

2. **降血糖** 葛根素能使实验性高血糖动物血糖降低,可对抗四氧嘧啶和肾上腺素所导致的实验动物血糖升高,并能明显改善四氧嘧啶动物的糖耐量。其机制可能与增加胰岛素分泌,上调脂肪、骨骼肌组织 GLUT-4 基因的表达,促进葡萄糖的摄取利用有关。葛根素是葛根降血糖的有效成分,与阿司匹林组成复方降血糖作用可加强。

3. **降血脂** 葛根中所含的异黄酮成分及黄豆苷有降血脂的作用,大剂量葛根素可明显降低血清胆固醇,但对血清游离脂肪酸和三酰甘油无明显影响,葛根素能降低非酒精性脂肪肝模型大鼠血中的胆固醇、三酰甘油含量。

4. **抗心肌缺血** 葛根总黄酮、葛根素具有扩张冠脉,增加冠脉流量的作用。葛根的多种制剂能对抗垂体后叶素引发的大鼠心肌缺血。对缺血心肌及缺血再灌注心肌有保护作用,可减少心肌乳酸生成,降低耗氧量和肌酸激酶释放量,保护心肌超微结构,改善微循环障碍,减少血栓素 A_2(TXA$_2$)生成。总黄酮还能对抗垂体后叶素引发的冠状动脉痉挛。葛根改善冠脉循环的作用在临床也得到了证实,葛根素能缓解心绞痛的发作,改善心脏缺血。

5. **抗心律失常** 葛根乙醇提取物、葛根黄酮、黄豆苷元对多种原因导致的实验性心律失常有对抗作用。如葛根素、黄豆苷元、葛根乙醇提取物能明显预防乌头碱、氯化钡诱发的心律失常,缩短氯仿-肾上腺素诱发家兔心律失常时间,提高哇巴因引起的豚鼠室性早搏和室性心动过速的阈值。其作用机制可能是通过影响心肌细胞膜对 K^+、Na^+、Ca^{2+} 的通透性,进而降低心肌兴奋性、自律性及传导性,也与 β 受体阻断效应有关。

6. **降血压** 葛根、葛根总黄酮、葛根素对正常动物和高血压动物均有一定的降压作用,且对因高血压引起的头痛、头晕、项强、耳鸣等症状有明显的改善作用。其降压机制可能与 β 受体阻断效应,影响肾素-血管紧张素系统,影响血浆儿茶酚胺代谢,改善血管的顺应性,影响氧自由基及肿瘤坏死因子-α(TNF-α)生成等有关。

临床研究证实,葛根有改善脑循环的作用,如给高血压动脉硬化患者肌注葛根总黄酮,患者脑血流量改善。从脑电图可以看出,葛根总黄酮使低幅波升高,高幅波降低,使异常波趋于正常。葛根抗脑血管痉挛可能是其改善头痛项强的重要原因之一。

7. **改善学习记忆** 葛根水煎剂、葛根总黄酮、醇提取物可对抗东莨菪碱、亚硝酸盐等多种原因导致的实验动物记忆获得和记忆再现障碍。作用机制可能与其改善脑循环,抑制蛋白过度磷酸化,减轻胆碱能神经元的损伤,增强胆碱乙酰转移酶的活性,催化色氨酸合成,增强皮层及海马乙酰胆碱含量等有关。葛根素还可改善血管性痴呆学习记忆障碍,对血管性痴呆有一定的防治作用。

此外,葛根还具有抗炎、抑制关节肿胀、治疗痛风等作用。

葛根的主要药理作用概要见图 5-9。

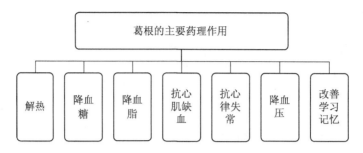

图 5-9　葛根的主要药理作用

【现代应用】

1. 偏头痛、感冒头痛　葛根片口服可有效治疗偏头痛。葛根复方制剂如葛根汤、桂枝加葛根汤等治疗感冒头痛发热等有效。

2. 突发性耳聋　葛根片、葛根乙醇提取物口服,葛根总黄酮肌内注射或葛根素注射液静脉注射,可治疗突发性耳聋,且无明显不良反应。

3. 冠心病、心绞痛、高血压　葛根及其复方制剂可用于心脑血管疾病,如冠心病、心绞痛、高血压等。在常规治疗的基础上,加用葛根片、葛根复方制剂口服或葛根素稀释后静脉注射或静脉滴注,具有较好疗效。葛根片治伴有颈项强痛的高血压病,可明显改善症状。

4. 眼底病　葛根素注射液可用于治疗如视网膜动、静脉阻塞,视神经萎缩等眼底病变。

此外,葛根提取物还可用于治疗一氧化碳中毒、颈椎病、下肢外伤肿胀、糖尿病并发症等。

葛根的现代应用概要见图 5-10。

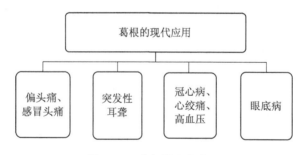

图 5-10　葛根的现代应用

【古籍述要】

(1)《神农本草经》:葛根,解散阳明温病热邪主要药也,故主消渴,身大热,热壅胸膈作呕吐。发散而升,风药之性也,故主诸痹。

(2)《名医别录》:疗伤寒中风头痛,解肌发表,出汗,开腠理,疗金疮,止痛,胁风痛……疗消渴,伤寒壮热。

(3)《本草正义》:柴胡解寒热往来,肌表潮热,肝胆火炎,胸胁痛结,兼治疮疡,血室受热;其性散,故主伤寒邪热未解,温病热盛,少阳头痛,肝经郁证。

【常见不良反应及应用注意事项】

葛根口服毒性极小,偶有病人服葛根片有头胀痛感,减量后消失。个别病人静脉注射葛根素注射液出现药物热、皮疹、过敏性哮喘等不良反应,也有发生全身性过敏反应、寒战、胸闷等。应用时应注意密切观察,一般停药或抗过敏治疗可恢复。

参考文献

[1] 徐轶尔,李秋红,杨菲菲.中药葛根的药理药效研究进展.吉林中医药,2010,30(11):993-994.

[2] 国家药典委员会.中华人民共和国药典(一部).北京:中国医药科技出版社,2010:312-313.

[3] 陈长勋.中药药理学.上海:上海科学技术出版社,2012.

[4] 吴清和.中药药理学.北京:高等教育出版社,2012.

[5] 赵宝莲.葛根素的药理作用与临床研究进展.安徽医药,2010,14(12):1377-1379.

[6] 陆茵,张大方.中药药理学.北京:人民卫生出版社,2012.

[7] 曾明,郑水庆,陶凯忠,等.葛根提取物对糖尿病大鼠肾脏功能的影响.中国实验方剂学杂志,2007,13(8):42-44.

[8] 俞丽霞,阮叶萍.中药药理学.杭州:浙江大学出版社,2012.

[9] 沈映君.中药药理学专论.北京:人民卫生出版社,2009.

[10] 马越,吕圭源,陈素红.葛根提取物抗痛风性关节炎作用及机制初探.中药新药与临床药理,2011,22(3):241-244.

5.2.5 白芷

白芷始载于《神农本草经》,列为中品。白芷味辛、性温。归肺、胃、大肠经。具有解表散寒、祛风止痛、通鼻窍、燥湿止带、消肿排脓之功效。为伞形科多年生草本植物白芷(Angelica dahurica (Fisch. ex Hoffm.) Benth. et Hook. f.)或杭白芷(Angelica dahurica (Fisch. ex Hoffm.)Benth. et Hook. f. var. formosana (Boiss.)Shan et Yuan)的干燥根。

白芷主要含挥发油、香豆素及其衍生物两大类成分。挥发油主要有榄香烯(elemene)、十六烷酸(hexadecanic acid)、8-壬烯酸(8-nonenoic acid)等。香豆素类成分主要为欧前胡素(imperatorin)、异欧前胡素(isoimperatorin)、氧化前胡素(oxypeucedanin)等。

【主要药理作用】

1. 镇痛 白芷长于止痛,擅治头面部疼痛及疮疡肿痛。其挥发油镇痛作用较为明显。白芷或杭白芷煎剂灌胃可使醋酸所致小鼠扭体次数明显减少,且作用与氨基比林类似,热板法显示其可使痛阈值明显提高。白芷煎液、醚提取液和水提取物灌胃对致痛因子5-HT、去甲肾上腺素(NE)所致疼痛有较好的镇痛作用。白芷挥发油镇痛作用部位主要在中枢,同时对外周致痛因子5-HT、NE等也有一定的抑制作用。

目前研究认为白芷镇痛无依赖性,利于长期给药。白芷镇痛作用机制可能与调解机体单胺类神经递质含量、增加中枢前阿黑皮素mRNA阳性表达、增加内源性镇痛物质含量以及激活内源性镇痛系统等有关。

2. 解热、抗炎 白芷和杭白芷煎剂均有不同程度的解热作用。白芷灌胃给药对注射蛋白胨所致发热家兔有明显解热作用,其疗效优于阿司匹林(0.1 g/kg)。白芷水提取物、醇提取物、醚提取物、白芷香豆素均具有良好的抗炎作用,其抗炎作用机制与抑制多种炎症介质的释放有关。

3. 光敏作用 白芷中所含佛手柑内酯、花椒毒素、异欧前胡素等呋喃香豆素类化合物为光活性物质,光敏活性以花椒毒素为最强,可用于治疗白癜风。异欧前胡素为治疗银屑病的有效成分。白芷制剂加小剂量长波紫外线照射,对豚鼠接触性皮炎有明显抑制作用。口服白芷加黑光照射对人淋巴细胞 DNA 合成有显著抑制作用。白芷制剂加黑光治疗银屑病,机理之一可能是抑制银屑病表皮细胞的 DNA 合成,使增殖的银屑病表皮细胞恢复至正常的增殖率,从而使皮损治愈。

4. 中枢兴奋　白芷有中枢兴奋作用。白芷毒素在小剂量时能兴奋延脑呼吸中枢、血管运动中枢、迷走中枢和脊髓,使呼吸兴奋、血压升高、心率减慢并引起流涎,大剂量可致间歇性惊厥。

5. 止血　白芷浸膏对动物的出血时间、出血量、凝血时间及凝血酶原时间均有缩短或减少作用,其凝血机制可能与影响凝血过程的某些环节(如凝血酶原因子等)有关。毛细管法实验表明,白芷的水溶性成分有明显的止血作用。

此外,白芷中所含佛手柑内酯、花椒毒素、异欧前胡乙素有解痉作用。白芷甲醇提取物腹腔注射对小鼠放射性皮肤损害有保护作用。白芷活性提取物可促进创面愈合,白芷生物碱还有抗肿瘤作用等。

白芷的主要药理作用概要见图 5-11。

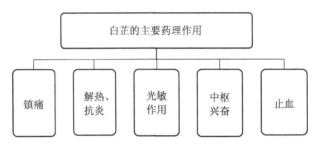

图 5-11　白芷的主要药理作用

【现代应用】

1. 头痛　用于顽固性头痛、血管神经性头痛、感冒头痛、鼻渊头痛等,具有良好的止痛作用。白芷又为治鼻渊之要药,有化湿宣通鼻窍之功,治疗鼻渊,多配合辛夷、苍耳子等同用,既可内服,又可外用。

2. 银屑病　白芷制剂对银屑病有效,口服白芷制剂加黑光照射治疗银屑病,总效率在90% 以上,白芷治疗银屑病的有效成分主要为异欧前胡素。

3. 烧伤、疮疡肿痛　将白芷与紫草、忍冬藤等配成烧伤膏外用,可迅速止痛,对减少瘢疤形成有明显疗效。对各种疮疡肿痛有良好的止痛作用,如乳痈初起可配蒲公英、瓜蒌同用,脓出不畅配金银花、天花粉同用。

4. 美容　白芷可促进皮肤新陈代谢,消除色素在组织中过度堆积,用白芷加水或蜂蜜外用对痤疮、黑头、粉刺、美白、祛斑都有一定的效果。

白芷的现代应用概要见图 5-12。

【古籍述要】

(1)《神农本草经》:主女人漏下赤白,血闭阴肿,寒热,风头侵目泪出,长肌肤,润泽。

(2)《滇南本草》:祛皮肤游走之风,止胃冷腹痛寒痛,周身寒湿疼痛。

(3)《本草纲目》:治鼻渊、鼻衄、齿痛、眉棱骨痛,大肠风秘,小便出血,妇人血风眩运,翻

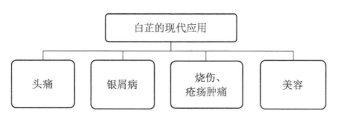

图 5-12 白芷的现代应用

胃吐食;解砒毒,蛇伤,刀箭金疮。

(4)《本草汇言》:上行头目,下抵肠胃,中达肢体,遍通肌肤以至毛窍,而利泄邪气。

【常见不良反应及应用注意事项】

白芷口服毒性较小。有异欧前胡素长时间应用引起实验大鼠肝损害的报道。小量白芷毒素对动物延髓血管运动中枢、呼吸中枢、迷走神经及脊髓等都有兴奋作用,能引起血压上升、脉搏变慢、呼吸加深、呕吐等,大量使用可产生强迫性间歇性惊厥,继之全身麻痹。应用宜慎重。

参考文献

[1] 吴媛媛,蒋桂华,马逾英.白芷的药理作用研究进展.时珍国医国药 2009,20(3):625-627.

[2] 俞丽霞,阮叶萍.中药药理学.杭州:浙江大学出版社,2012.

[3] 崔秋兵,张艺,兰莎.白芷镇痛作用物质基础研究.中国实验方剂学杂志 2010,16(12):102-104.

[4] 张登本.神农本草经全注全译.北京:新世界出版社,2009.

[5] 国家药典委员会.中华人民共和国药典(一部).北京:中国医药科技出版社,2010:97-98.

[6] 白晓智,胡大海,王耘川,等.白芷活性提取物对成纤维细胞生物学特性的影响.中华外科杂志,2012,50(4):357-360.

[7] 白晓智,胡大海,刘佳瑜,等.白芷活性提取物对人脐静脉内皮细胞生物特性的影响.中华损伤与修复杂志 2012,7(1):35-39.

[8] 储鸿,程珊,倪忠斌,等.白芷活性提取物清除自由基与抗氧化作用.食品与生物技术学报,2009,28(2):201-205.

[9] 沈映君.中药药理学专论.北京:人民卫生出版社,2009.

[10] 栗坤,李青旺,刘静.白芷生物碱对小鼠 U 14 宫颈癌抗肿瘤活性作用的研究.燕山大学学报,2012,36(1):89-94.

5.2.6 细辛

细辛始载于《神农本草经》,列为上品,历代本草均有论述。细辛味辛,性温。归心、肺、肾经。具有祛风散寒、通窍止痛、温肺化饮之功效。为马兜铃科植物北细辛(Asarum heterotropoides Fr. Schmidt var. mandshuricum(Maxim.) Kitag.)、汉城细辛(Asarum. sieboldii Miq. var. seoulense Nakai)或华细辛(Asarum. sieboldii Miq.)的干燥全草。

细辛主要含挥发油(全草含 2.39%~3.80%),有甲基丁香酚(methyleugenol)、α-蒎烯(α-pinene)、β-蒎烯(β-pinene)、黄樟醚(safrole)、爱草脑(estragole)、细辛醚(asarone)、柠檬烯(limonene)等。细辛的辛味成分主要是异丁基十二烷四酰胺(isobutyldodecatetraenamine)。

【主要药理作用】

1. 解热 细辛挥发油灌胃对多种原因引起的家兔实验性发热有明显解热作用,对啤酒、酵母所致的大鼠发热也有明显的解热效果。腹腔注射对正常豚鼠及大鼠有一定降温作用。细辛挥发油腹腔注射对人工发热大鼠有解热效应,并可维持 5 小时以上。解热作用部位可能是在中枢神经系统。

2. 镇痛、镇静 细辛挥发油灌胃或腹腔注射对动物物理性或化学性疼痛反应均有显著对抗作用,腹腔注射能明显提高动物痛阈值。细辛挥发油腹腔注射可使小鼠、豚鼠安静,自主活动减少,行走稍有不稳,呼吸轻度减慢。随剂量加大,动物翻正反射消失,中枢抑制加强,最后可因呼吸停止而死亡。细辛挥发油与阈下催眠剂量的戊巴比妥钠和水合氯醛均有协同催眠作用。

3. 抗炎 细辛挥发油灌胃或注射给药均有明显的抗炎作用,可抑制炎症发生过程的渗出、白细胞游走及肉芽组织增生。对甲醛、角叉菜胶、酵母、蛋清引起的大鼠踝关节肿胀,巴豆油引起的小鼠耳肿胀,组胺或前列腺素 E 引起的毛细血管通透性增强,大鼠注射角叉菜胶引起的白细胞游走及大鼠肉芽肿增生均有明显抑制作用,并能降低炎症组织及渗出液中组胺含量。对正常及切除肾上腺大鼠均有抗炎效应。去甲乌药碱、细辛水提取物也有较好的抗炎作用。其抗炎机理在于细辛挥发油能增强肾上腺皮质的功能,即有 ACTH 样作用,对炎症介质释放、毛细血管通透性增加、渗出、白细胞游走、结缔组织增生等均有明显抑制作用。良好的抗炎作用是其治疗风湿痹证的药理学基础之一。

4. 抗病原体 细辛醇浸剂、细辛挥发油等体外对革兰阳性菌、枯草杆菌、伤寒杆菌及黄曲霉菌、黑曲霉菌、白色念珠菌等多种病菌有一定抑制作用,抗菌有效成分为黄樟醚。α-细辛醚对呼吸道合胞病毒的增殖有抑制效应。

5. 抗变态反应 细辛水提取物、乙醇提取物可使速发型变态反应过敏介质释放量减少40%以上。细辛乳剂给小鼠灌胃,可使胸腺萎缩、脾脏指数降低、T 细胞数和溶血空斑数减少。细辛煎剂灌胃可明显降低豚鼠外周血 T 细胞的百分率,该作用与影响淋巴细胞亚群的分布有关。

6. 平喘 细辛可松弛支气管平滑肌而呈现平喘作用。离体实验证明,细辛挥发油对组胺和乙酰胆碱所引起的支气管痉挛有明显对抗作用。其挥发油成分甲基丁香酚对豚鼠气管也有明显的松弛作用,细辛醚也有一定平喘、祛痰作用。从离体肺灌流试验发现,北细辛醇浸剂能使灌流量先有短暂的降低,而后持续增加,其后续作用与异丙肾上腺素相似。其醇浸剂静注可对抗吗啡所致的呼吸抑制。以上作用应是细辛治疗痰饮咳喘的药理学基础。

7. 强心、抗心肌缺血、升压 细辛醇提取物、去甲乌药碱可使麻醉犬心率加快,心输出量增加,平均动脉压升高。应用 β 受体阻断剂后,细辛增加心输出量的作用仍存在。细辛挥发油静脉注射可对抗垂体后叶素所致兔急性心肌缺血,并能延长小鼠减压耐缺氧能力。细辛对实验性心源性休克犬能提高其平均动脉压、左室室内压峰值和冠脉血流量等,其作用强度与多巴胺相似,但不加快心率。细辛还能改善犬左室泵血功能和心肌收缩性,与去甲乌药碱、异丙肾上腺素作用类似。细辛挥发油给麻醉犬、猫静脉注射有降压效应,但其水煎剂却有升压作用,该效应可能与所含去甲乌药碱有关。

此外,细辛挥发油低浓度可使兔离体子宫、肠管张力先增加后降低,高浓度则呈现抑制作用,这与挥发油中的细辛醚能对抗组胺和乙酰胆碱所引起的平滑肌痉挛有关。50%细辛煎剂具有局麻作用,能阻滞蟾蜍坐骨神经冲动传导,且作用可逆。其麻醉效果与1%普鲁卡因接近。

细辛的主要药理作用概要见图5-13。

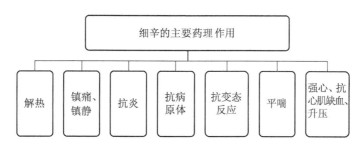

图 5-13　细辛的主要药理作用

【现代应用】

1. **头痛**　细辛注射液穴位注射可治疗偏头痛、神经性头痛、外伤性头痛等。

2. **慢性支气管炎**　细辛醚片治疗慢性支气管炎效果较好。

3. **心绞痛**　细辛挥发油与冰片制备成气雾剂,于心绞痛发作时喷雾吸入有效。

4. **缓慢型心律失常**　以细辛为主的复方制剂如麻黄附子细辛汤用于缓慢型心律失常的治疗有较好疗效。

5. **局部麻醉**　细辛挥发油可用于局部浸润麻醉及神经阻滞麻醉,能适当延长麻醉时间,减轻手术后阻滞肿胀反应。

6. **类风湿关节炎**　细辛配伍附子、豨莶草等用于治疗类风湿关节炎疗效较好。

细辛的现代应用概要见图5-14。

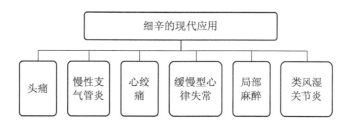

图 5-14　细辛和现代应用

【古籍述要】

(1)《本草正义》:善开结气,宣泄郁滞,而能上达巅顶,通利耳目,旁达百骸,无微不至,内之宣络脉而疏通百节,外之行孔窍而直透肌肤。

(2)《本草纲目》:治口舌生疮,大便燥结,起目中倒睫。

(3)《神农本草经》:主咳逆,头痛脑动,百节拘挛,风湿痹痛,死肌。明目,利九窍。

(4)《药性论》:治咳逆上气,恶风,风头。手足拘急,安五脏六腑,添胆气,去皮风湿痒,能止眼风泪下,明目,开胸中滞,除齿痛,主血闭、妇人血沥腰痛。

【常见不良反应及应用注意事项】

细辛毒性较大,口服一般1~3 g,研末外用适量。用量过大可致面色潮红、头晕、多汗甚至出现胸闷、心悸、恶心、呕吐等。日用量超过 20 g 时,可有口唇、舌尖和趾指发麻感,停药后可恢复。超量使用可引起中毒反应,严重者可因呼吸麻痹而死亡。细辛对肾脏有一定毒性,长期应用可引起肾组织损伤,肾功能不全者应慎用。另外细辛挥发油所含黄樟醚是致癌物质。细辛应用宜多加注意。

参考文献

［1］费可,湖瑕瑜,邹璐,等.细辛临床应用与药理作用研究进展.上海中医药大学学报,2010,24(6):87-90.

［2］国家药典委员会.中华人民共和国药典(一部).北京:中国医药科技出版社,2010:214-215.

［3］张登本.神农本草经全注全译.北京:新世界出版社,2009.

［4］李荣荣,杨勇,丁嘉信,等.细辛不同提取物对小鼠急性毒性实验的比较研究.中国药物警戒,2012,9(6):321-324.

［5］袁晓琴,孙莲芬.细辛不同提取部位镇痛作用及毒性的比较研究.时珍国医国药,2009,20(8):2050-2051.

［6］俞丽霞,阮叶萍.中药药理学.杭州:浙江大学出版社,2012.

［7］杨丽娜,鞠俭奎.细辛用量研究探讨.辽宁中医药大学学报,2010,12(1):194-195.

［8］梁少瑜,谭晓梅,曾永长,等.细辛挥发油对过敏性鼻炎豚鼠鼻黏膜和组胺影响的初步研究.中国实验方剂学杂志,2011,17(2):149-151.

［9］王春丽.中药方剂学基础.上海:华东理工大学出版社,2013.

［10］刘晶,孟莉,袁子民,等.细辛止咳平喘药效物质基础初步研究.医药导报 2012,31(11):1412-1415.

第6章 清 热 药

6.1 概述

6.1.1 清热药的中医认识

　　凡以清泄里热、治疗里热证为主要作用的药物称为清热药。所谓里热证是指外邪入里化热，或内郁化火所致的一类病证。临床主要表现为发热、不恶寒反恶热、口渴、心烦口苦、小便短赤、大便干结、舌红苔黄、脉数等。里热证病证复杂，根据临床证候的性质可分为实热证和虚热证两大类。实热证又可分为气分热证、血分热证、湿热证和热毒病证等。

　　清热药药性多寒凉，可分为清热解毒药、清热泻火药、清热燥湿药、清热凉血药、清虚热药物五类。其中清热解毒药常用药物有金银花、连翘、大青叶、板蓝根等。清热泻火药常用药物有石膏、知母、栀子等。清热燥湿药常用药物有黄芩、黄连、黄柏、苦参等。清热凉血药常用药物有生地黄、玄参、赤芍等。清虚热药常用药物有青蒿、地骨皮等。

　　清热药主要具有清热泻火、解毒、凉血、清虚热等功效，治疗里热证。现代医学认为里热证的主要病因是病原微生物感染，其病理过程包括发热、炎症、疼痛、腹泻、中枢症状等。常见于多种急性传染病、感染性疾病以及一些非感染性疾病，如某些变态反应疾病、肿瘤、白血病等。

6.1.2 清热药的共同药理作用

　　1. 抗病原体　各种清热药对细菌、真菌、病毒、原虫等都有不同程度的抑制或杀灭作用。清热解毒、清热燥湿药抗菌、抗病毒作用更为显著。如黄连、黄芩、黄柏等对革兰阳性菌、革兰阴性菌、皮肤真菌等均有一定抑菌作用，大青叶、板蓝根、金银花等对流感病毒、腮腺炎病毒等有抑制作用。

　　中药的抗菌、抗病毒作用大多为体外实验的结果。就体外抗菌而言，多数中药作用不强,但对许多感染性疾病却有很好疗效。如知母、黄连等未达抑菌浓度即可减轻细菌的毒力和对组织的损害作用,提示清热药的抗感染作用机制具有多种途径。清热药抗菌作用机制尚不十分清楚,作用环节涉及多方面。实验发现黄连可通过影响微生物的糖代谢、干扰细菌对维生素及氨基酸的利用、抑制细菌蛋白质的合成等来达到抑菌作用。

2. **抗毒素** 清热药大多具有抗细菌内毒素作用,如黄连、金银花、大青叶、板蓝根、蒲公英等能够提高机体对内毒素的耐受能力、降解内毒素或破坏其正常结构,从而抑制内毒素诱导的炎症介质合成与过度释放,有效地控制病情,降低死亡率。部分清热药可拮抗细菌外毒素,如黄连中所含的小檗碱能使霍乱弧菌毒素所致腹泻潜伏期延长、腹泻程度减轻,减轻外毒素对机体的损害。射干等有抗透明质酸酶的作用,可阻止细菌、毒素在结缔组织中的扩散,降低细菌的毒力。

3. **抗炎作用** 多数清热药具有抗急性炎症反应作用,尤其对表现为红肿热痛,中医认为热证的急性阶段作用较明显。如黄芩、黄连、金银花、鱼腥草等对二甲苯所致小鼠耳廓肿胀及角叉菜胶所致大鼠足肿胀等急性渗出性炎症有显著的抑制作用。

炎症反应可概括分为早、中、晚三期,即血管反应、细胞反应和组织增生三个阶段。里热证的病理主要是早、中期炎症,清热药抗炎作用主要是抑制早期炎症。清热药的抗炎作用机制涉及兴奋垂体-肾上腺皮质系统、抑制炎症反应或抑制各种炎症介质的合成与释放等。

4. **解热作用** 发热是里热证的重要临床表现之一,多数清热药具有不同程度的解热作用,尤以清热泻火、清热凉血药作用明显。如石膏、知母、丹皮、玄参等具有良好的解热作用。与解表药不同的是清热药退热多不伴有明显的发汗。清热药的解热机制可能与抑制花生四烯酸代谢、抑制内生致热源生成、抑制下丘脑体温调节中枢热敏神经元活动等有关。

5. **免疫调节** 清热药对免疫功能影响较为复杂,表现为可提高机体的非特异性免疫功能,增强机体的抗病能力,又能调节机体特异性免疫功能,抑制变态反应。如蒲公英、金银花、鱼腥草、黄连、黄芩等能不同程度地增加白细胞数量,提高白细胞和巨噬细胞的吞噬能力,增强非特异性免疫功能。再如黄芩、苦参等能抑制肥大细胞脱颗粒、抑制过敏介质释放并对抗其作用,穿心莲能抑制迟发型超敏反应等。

6. **抗肿瘤** 中医认为肿瘤为毒邪,热毒是肿瘤发生、发展、变化的重要因素,清热解毒是抗肿瘤的基本治则之一。目前治疗肿瘤的中药中,清热解毒药所占比例较大。部分清热药如苦参、紫草、山豆根、青黛等对多种实验性肿瘤有抑制作用。临床观察也发现,许多清热解毒药有较强的抗肿瘤活性,可抑制肿瘤及周围组织的炎症水肿,能起到减轻症状,控制肿瘤发展的作用。

清热药的共同药理作用概要见图6-1。

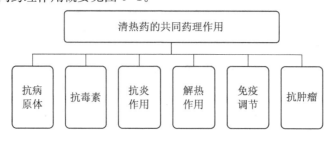

图6-1 清热药的共同药理作用

6.1.3　清热药应用注意事项

本类药药性多寒凉,服用剂量过大或时间过长易损伤阳气,故需中病即止。脾胃虚弱或阳气不足者宜慎用。

6.1.4　主要研究思路和方法

清热药的研究主要针对里热证的病因及病理生理过程,围绕抗病原体、抗毒素、解热、抗炎、抗肿瘤等方面开展。

1. 抗病原体　病原体是引起各种感染、炎症性疾病的主要因素。里热证的病因多为病原体感染,因而需进行清热药的抗菌、抗病毒研究。因中药对急性感染具有广谱的特点,宜选用广谱、敏感菌株,可进行体外抑菌、抗病毒实验研究或在动物体内进行抗感染、抗病毒实验性研究。

体外抑菌通常选用平底皿或试管内药物稀释实验,以最低抑菌浓度(MIC)判断药物作用强弱。体外抗病毒通常采用病毒鸡胚接种法或组织细胞培养法。体内实验是将细菌或病毒接种于易感动物体内造成感染,在感染前或感染后给予中药干预,以动物存活率、存活时间或动物的死亡率、死亡时间或以动物器官病变程度等指标来判断药物抗菌、抗病毒作用。由于清热药的多种成分干扰,抗菌、抗病毒作用应以体内研究为主。

2. 抗毒素　病原菌的致病原因可分为毒素和侵袭力两大类。毒素能直接破坏机体的结构和功能,如内毒素与外毒素。侵袭力能突破宿主机体的生理防御屏障,便于致病菌在体内生存、繁殖和扩散。清热药的作用主要表现在降解内毒素、拮抗外毒素。由于内毒素在多种感染性疾病的发病过程中具有普遍意义,因而要重视研究清热药的抗内毒素作用。抗内毒素研究多采用鲎试验,该方法具有灵敏度高、特异性强、操作简便快捷等特点。

3. 解热作用　发热是里热证的重要表现。研究清热药的解热作用多采用发热动物模型。细菌、病毒、内毒素等均可致热称为外热源,外热源作用于体内的中性粒细胞、嗜酸性粒细胞和单核吞噬细胞系统,使之产生肿瘤坏死因子、白细胞介素等内致热源,进而作用于宿主的体温调节中枢,促使体温升高。目前选用内毒素、酵母所致动物发热模型来研究的较多。

4. 抗炎作用　清热药主要用于急性传染、感染性炎症疾病,其抗炎作用的主要特点是以抑制早期炎症为主。故多以感染初期的炎性渗出、毛细血管通透性亢进为主要观察指标研究清热药的抗炎作用。

5. 抗肿瘤　抗肿瘤作用是清热药重要的药理作用。抗肿瘤研究包括体外和体内实验方法。体外实验方法多采用不同肿瘤细胞株进行体外培养,应用 MTT 法、SRB 法、核酸蛋白前体渗入法等测定药物对肿瘤细胞的杀伤作用或抑制作用。体内实验方法是将肿瘤细胞系移植于动物体内,观察药物对肿瘤生长速度和动物存活时间的影响。肿瘤细胞来源主要是人的癌细胞株和动物性肿瘤两大类,移植的宿主常用小鼠,近年来裸鼠的应用较多。

清热药主要研究思路和方法概要见图 6-2。

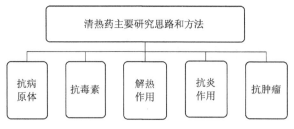

图 6-2　清热药主要研究思路和方法

参考文献

［1］陈长勋.中药药理学.上海:上海科学技术出版社,2012.
［2］张涓,张晶晶,程江雪,等.清热药体外抗菌作用的文献再评价.川北医学院学报,2013,28(1):23-26.
［3］朱艳华,郭欣,阎雷莹.清热药在治疗皮肤病方面的应用.中国民族民间医药,2012,21(2):39-40.
［4］吴清和.中药药理学.北京:高等教育出版社,2012.
［5］俞丽霞,阮叶萍.中药药理学.杭州:浙江大学出版社,2012.
［6］沈映君.中药药理学专论.北京:人民卫生出版社,2009.
［7］陆茵,张大方.中药药理学.北京:人民卫生出版社,2012.
［8］王丽丽,李琳,李志强,等.清热类中药对心肌缺血辚再灌注损伤的防治作用研究进展.中国药理学通报 2013,29(7):1026-1029.

6.2　代表药物

6.2.1　黄芩

黄芩始载于《神农本草经》,列为中品。黄芩味苦,性寒。归肺、胆、胃、小肠、大肠经。具有清热燥湿、泻火解毒、止血安胎之功效。为唇形科植物黄芩(Scutellaria baicalensis Georgi.)的干燥根。

黄芩主要成分为黄酮类,包括黄芩苷(baicalin)、黄芩素(baicalein),汉黄芩苷(wogonoside)、汉黄芩素(wogonin),黄芩新素 I、Ⅱ(skullcapflavone I、Ⅱ)等。

【主要药理作用】

1. 抗病原体　黄芩的多种制剂均具有广谱抗菌作用。其煎剂体外对多种革兰阳性菌、革兰阴性菌、致病真菌及螺旋体等均有一定的抑制作用,抗菌有效成分为黄芩苷和黄芩苷元。黄芩苷及黄芩苷元能抑制人免疫缺陷病毒(HIV-1)及人免疫缺陷病毒逆转录酶(HIV-1 RT)的活性,能在 HIV 感染的早期抑制病毒的 DNA 复制,黄芩苷元作用强于黄芩苷,但整体来讲黄芩的体外抗病原体作用较弱。

2. 抗炎　黄芩甲醇提取物、黄芩素、黄芩苷灌服,均能抑制大鼠角叉菜胶性足肿胀,抑制醋酸引起的小鼠腹腔毛细血管通透性增加。黄芩素及汉黄芩素可抑制大鼠佐剂性关节炎。黄芩茎叶总黄酮对二甲苯致小鼠耳肿胀和甲醛致大鼠足跖肿胀均有明显的抑制作用,而对棉球肉芽肿作用不明显。花生四烯酸的代谢产物是重要的炎症介质,黄芩素、黄芩苷等通过多环节影响花生四烯酸的代谢,不同程度地抑制炎性介质的生成和释放。

3. 解热　黄芩总黄酮及黄芩苷均有显著的解热作用，对多种致热原所致实验性家兔或大鼠体温升高均有降低体温的作用，并呈一定的量效关系。黄芩解热的机制被认为是通过抑制下丘脑中前列腺素 E_2（PGE_2）和 cAMP 含量的升高而发挥作用。

4. 免疫调节　黄芩具有免疫调节作用但以抑制免疫反应为主，尤其对Ⅰ型变态反应作用显著。Ⅰ型变态反应常因多种外源过敏原引起，由 IgE 抗体介导，引起肥大细胞脱颗粒，释放炎性介质，导致全身和局部的过敏反应。黄芩抗变态反应的作用环节主要包括稳定肥大细胞膜，减少炎性介质释放；影响花生四烯酸代谢，抑制炎性介质的生成。

5. 保肝、利胆　黄芩及黄芩提取物对半乳糖胺、四氯化碳等诱导的实验性肝损伤有保护作用。其保肝作用可能与抗氧自由基损伤有关，能使肝损伤动物血液丙二醛（MDA）含量降低，总抗氧化能力及 SOD 活性显著增高。黄芩茎叶总黄酮灌服可增加小鼠肝匀浆中谷胱甘肽过氧化物酶（GSH-PX）的活性，明显降低 LPO 的含量。黄芩素体外能明显抑制大鼠肝星状细胞增殖，减少肝胶原蛋白中主要氨基酸成分羟脯氨酸含量，提示有抗肝纤维化作用。黄芩及黄芩素可促进实验动物胆汁分泌，有利胆作用。

6. 降血脂　黄芩茎叶总黄酮具有明显的降血脂和抗动脉粥样硬化作用。黄芩总黄酮、汉黄芩素、黄芩新素Ⅱ可使实验性高脂血症大鼠血清高密度脂蛋白胆固醇（HDL-C）水平升高，降低血清总胆固醇（TC）水平。黄芩素、黄芩苷能降低血清三酰甘油（TG）水平。

此外，黄芩还有抗氧化、抗自由基损伤、抗血小板聚集、抗肿瘤等药理作用。

黄芩的主要药理作用概要见图 6-3。

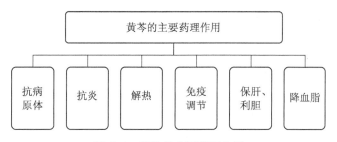

图 6-3　黄芩的主要药理作用

【现代应用】

1. 呼吸道感染　黄芩水煎液以及由黄芩、金银花、连翘组成的双黄连粉针剂、口服液、气雾剂等用于治疗上呼吸道感染、急性支气管炎、扁桃腺炎等呼吸道感染性疾病疗效明显。

2. 病毒性肝炎　黄芩苷注射液、黄芩苷片、黄芩素针剂以及黄芩与其他中药配伍组成的复方，用于病毒性肝炎均可缓解症状，具有较好疗效。

3. 流行性腮腺炎　黄芩煎剂或双黄连针剂用于流行性腮腺炎有效。

黄芩的现代应用概要见图 6-4。

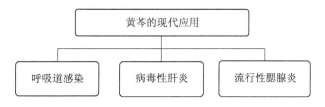

图 6-4　黄芩的现代应用

【古籍述要】

(1)《神农本草经》:黄芩主诸热黄疸,肠澼,泄利,逐水,下血闭,恶疮,疽蚀,火疡。

(2)《名医别录》:疗痰热,胃中热,小腹绞痛,消谷,利小肠,女子血闭,淋露下血,小儿腹痛。

(3)《本草纲目》:治风热湿热头疼,奔豚热痛,火咳,肺痿喉,诸失血。

(4)《本草汇言》:清肌退热,柴胡最佳,然无黄芩不能凉肌达表。上焦之火,山栀可降,然舍黄芩不能上清头目。

【常见不良反应及应用注意事项】

黄芩毒性低,口服不良反应较少。黄芩苷注射液少数患者可引起过敏反应。

参考文献

[1] 国家药典委员会.中华人民共和国药典(一部).北京:中国医药科技出版社,2010:282-283.

[2] 徐群芳,阎祖炜.黄芩水提液体外抗呼吸道合胞病毒实验研究.中国感染控制杂志,2011,10(6):409-411,415.

[3] 刘文辉,石军飞,吴晓忠.黄芩提取物体外抗流感病毒的比较研究.内蒙古医学杂志,2010,42(1):7-9.

[4] 张清,杨斌,王农荣,等.黄芩总黄酮对甲型流感病毒核蛋白表达的影响.南方医科大学学报,2012,32(7):966-969.

[5] 吴清和.中药药理学.北京:高等教育出版社,2012.

[6] 俞丽霞,阮叶萍.中药药理学.杭州:浙江大学出版社,2012.

[7] 黄绮凌,宋宁,李东健,等.黄芩对小鼠实验性牙周炎血清 IgG1 和 IgG2a 水平影响的研究.中国病理生理杂志,2011,27(1):171-174.

[8] 沈映君.中药药理学专论.北京:人民卫生出版社,2009.

[9] 陆茵,张大方.中药药理学.北京:人民卫生出版社,2012.

[10] 崔晓燕,张敏,杜增辉,等.黄芩含药血清对脂多糖刺激大鼠原代小胶质细胞的保护作用.中国药理学与毒理学杂志,2012,26(4):494-498.

6.2.2 黄连

黄连始载于《神农本草经》,列为上品。黄连味苦,性寒。归心、脾、胃、肝、胆、大肠经。具有清热燥湿、泻火解毒之功效。为毛茛科植物黄连(Coptis chinensis Franch.)、三角叶黄连(Coptis deltoidea C. Y. Cheng et Hsiao.)或云连(Coptis teeta Wall.)的干燥根。

黄连含多种生物碱,包括小檗碱(黄连素,berberine)、黄连碱(coptisine)、巴马亭(palmatine)、药根碱(jatrorrhizine)、甲基黄连碱(worenine)、木兰花碱(magnoflorine)等。其中以小檗碱含量最高,达 3.6% 以上。

【主要药理作用】

1. 抗病原体 黄连具有广谱抗菌作用,黄连与小檗碱抗菌作用基本一致。体外实验表明,黄连和小檗碱对革兰阳性菌、革兰阴性菌、结核杆菌、真菌等多种致病菌均有抑制或杀灭作用。黄连的抗菌作用与药物浓度及配伍有关,如低浓度抑菌,高浓度则杀菌。黄连或小檗碱单用,细菌易产生抗药性,尤其是痢疾杆菌、金黄色葡萄球菌极易产生抗药性。而黄连复方制剂的抗菌作用则强于黄连或小檗碱单用,且不易产生抗药性,如黄连解毒汤等。黄连抗菌作用机制较复杂,可能与破坏细菌结构,影响细菌糖代谢,抑制核酸、蛋白质合成有关。黄连有一定抗病毒作用,对各型流感病毒、疱疹病毒等具有一定的抑制作用。

2. **抗炎** 黄连具有明显抗炎作用,其抗炎有效成分为小檗碱、药根碱及黄连碱等。黄连甲醇提取物对多种实验性炎症早期渗出、水肿和晚期肉芽增生均有明显抑制作用。小檗碱无论口服、皮下注射都有抗急性炎症作用。对多种促炎细胞因子的产生具有抑制作用,还能抑制内皮细胞与嗜中性粒细胞、淋巴细胞的黏附,从而抑制其向炎症部位迁移,减少炎性细胞浸润,减轻炎症反应。黄连的抗炎作用可能与其影响促肾上腺皮质激素释放有关。

3. **解热** 小檗碱对多种致热原导致的家兔和大鼠发热都有明显解热作用。黄连注射液对白细胞致热原所致家兔发热有明显的解热作用,并能降低脑脊液中cAMP的含量,其机制可能与抑制中枢发热介质的生成或释放有关。

4. **抗细菌毒素** 黄连及小檗碱对多种细菌毒素有明显拮抗作用,能提高机体对细菌内毒素的耐受能力。如黄连可抑制金黄色葡萄球菌凝固酶的形成,使细菌毒力降低,对细菌内毒素所致大鼠死亡有保护作用。黄连和小檗碱还可对抗大肠杆菌毒素和霍乱弧菌毒素所导致的腹泻、减轻炎症反应。

5. **降血糖** 黄连水煎液、小檗碱对自发性糖尿病 KK 小鼠及四氧嘧啶糖尿病小鼠均有降血糖作用。临床研究显示,口服小檗碱可使 2 型糖尿病临床症状改善、血糖下降,可缓解糖尿病肾病、糖尿病合并心脑血管病等糖尿病并发症。黄连降血糖的有效成分为小檗碱。其降糖作用与胰岛素的释放无关,可能与增强胰岛素敏感性、保护胰岛 β 细胞、抑制醛糖还原酶活性等因素有关。

6. **抗溃疡、利胆** 目前认为幽门螺杆菌感染是溃疡病、慢性胃炎重要的发病因素。黄连及小檗碱具有抗实验性胃溃疡作用。黄连和黄连解毒汤的水提取物灌胃给药,能剂量依赖性地抑制乙醇所致胃黏膜损伤和胃黏膜电位差下降。小檗碱能促进大鼠醋酸型胃溃疡愈合,还能减轻实验性溃疡性结肠炎小鼠的症状及结肠黏膜的损伤程度。小檗碱抗溃疡作用与其抑制胃酸分泌、抗幽门螺杆菌有关。黄连总生物碱可显著降低幽门螺杆菌(Hp)、脂多糖(LPS)诱导的胃黏膜上皮细胞凋亡,并抑制血清中 TNF-α 的含量。说明其对 Hp、LPS 引起的大鼠胃部炎症有保护作用,机制可能与抑制胃炎时黏膜细胞的凋亡及 TNF-α 生成有关。

黄连及小檗碱有利胆作用,能增加胆汁形成、促进胆汁结合型胆红素排泄。临床报道胆囊炎患者口服黄连或小檗碱有良好的清热利胆疗效。

7. **抗肿瘤** 黄连及小檗碱对裸鼠鼻咽肿瘤有杀伤作用,其机制可能与降低白细胞介素-6(IL-6)表达有关。小檗碱在体外能抑制鼻咽癌细胞基因的表达,可有效抑制人类结肠肿瘤细胞的环氧化酶-2(COX-2)转录活性,抑制结肠癌细胞(HT-29)的 COX-2mRNA 和蛋白表达水平。还可抑制胃癌、食管癌、肝癌等多种肿瘤细胞的增殖。小檗碱对小鼠肉瘤 S_{180}、艾氏腹水癌和淋巴瘤 NK/LY 细胞等也有一定抑制作用。黄连和呋喃氟尿嘧啶、环磷酰胺、5-氟尿嘧啶(5-Fu)、顺氯氨铂、长春碱伍用可延缓这些药物耐药性的产生。

8. **抗心律失常** 小檗碱具有显著的抗心律失常作用。对药物、电刺激及冠状动脉结扎等多种原因诱发的室性和室上性心律失常有对抗作用。其抗心律失常作用机制与降低心肌自律性、延长动作电位时程及有效不应期、抑制 Na^+ 内流、消除折返等因素有关。此外,黄连还有一定的镇静作用。

黄连的主要药理作用概要见图6-5。

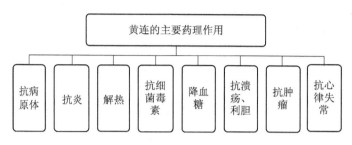

图6-5 黄连的主要药理作用

【现代应用】

1. 感染性疾病　黄连用于治疗肠道感染、腹泻、痢疾等具有明显疗效。如黄连煎剂、黄连粉针剂、黄连素片等用于肠道感染、急性胃肠炎均疗效良好。黄连与木香等配伍组成香连丸治疗细菌性痢疾见效快、疗程短、副作用小。

2. 消化性溃疡　小檗碱口服有效。与维酶素、雷尼替丁合用治疗幽门螺杆菌阳性十二指肠球部溃疡疗效满意。

3. 糖尿病　2型糖尿病在严格控制饮食的情况下,配合口服黄连、小檗碱片或黄连复方制剂有较好疗效。

黄连的现代应用概要见图6-6。

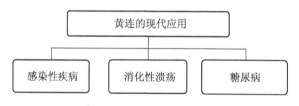

图6-6 黄连的现代应用

【古籍述要】

(1)《神农本草经》:主热气目痛,眦伤泣出,明目,腹痛下痢,妇人阴中肿痛。

(2)《本草正义》:能泄降一切有余之湿火,而心脾肝肾之热,胆胃大小肠之火,无不治之。上以清风火之目病,中以平肝胃之呕吐,下以通腹痛之滞下,皆燥湿清热之效也。

(3)《名医别录》:主五脏冷热,久下泄脓血,止消渴,大惊,除水利骨,调胃厚肠,益胆,疗口疮。

(4)《本草纲目》:黄连治目及痢为要药,古方治痢香连丸。

【常见不良反应及应用注意事项】

黄连口服毒性小。口服小檗碱片或肌注小檗碱偶见过敏反应,出现药疹、皮炎、血小板减少以及溶血性贫血等。有小檗碱静脉给药引起急性心源性脑缺氧综合征的报道,个别患者还可引起循环衰竭和呼吸骤停,目前小檗碱针剂已停用。

参考文献

[1]国家药典委员会.中华人民共和国药典(一部).北京:中国医药科技出版社,2010:285-286.

［2］史跃杰.黄芩黄连水煎剂对厌氧菌的体外抑菌活性.中国实验方剂学杂志,2011,17(17):226-227.

［3］蒋小飞,王立军,李学刚,等.黄连中药根碱和表小檗碱的分离及其体外降糖活性.贵州农业科学,2011,39(9):44-46.

［4］吴柯,何百成,周岐新.黄连总碱对大鼠结肠癌的化学预防作用.中国实验方剂学杂志,2011,17(8):200-203.

［5］陈长勋.中药药理学.上海:上海科学技术出版社,2012.

［6］谭晓梅,郭友立,钟玉飞.黄连提取物中盐酸小檗碱及盐酸药根碱大鼠在体肠吸收特征的研究.中国中药杂志,2010,35(6):755-758.

［7］俞丽霞,阮叶萍.中药药理学.杭州:浙江大学出版社,2012.

［8］陆茵,张大方.中药药理学.北京:人民卫生出版社,2012.

［9］张伯莎,安叡,王新宏.黄连活性成分肠吸收及肝脏 P450 酶代谢研究.时珍国医国药,2012,23(1):154-156.

［10］马燕,袁月新,张俊梅,等.黄连相关中药复方治疗糖尿病及其并发症的研究概况.中国实验方剂学杂志 2011,17(12):272-275.

6.2.3 苦参

苦参始载于《神农本草经》,列为中品。苦参味苦,性寒。归心、肝、胃、大肠、膀胱经。具有清热燥湿、杀虫利尿之功效。为豆科植物苦参(Sophora flavescens Ait)的干燥根。

苦参含多种生物碱和黄酮类化合物,生物碱主要为苦参碱(matrine)、氧化苦参碱(oxymatrine)和脱氢苦参碱(sophocarpine,槐果碱)等。黄酮类成分主要为苦参醇(kurarinol)、苦参素(kushenin)等。

【主要药理作用】

1. 抗病原体　苦参对金黄色葡萄球菌、结核杆菌、麻风杆菌均有抑制作用。苦参抗菌主要活性成分是苦参碱、氧化苦参碱、槐定碱、槐果碱等。苦参碱体外对痢疾杆菌、大肠杆菌、变形杆菌、金黄色葡萄球菌等多种病原体均有明显抑制作用。从苦参中分离出的苦参醇、氧化苦参碱对引起口腔龋齿的变形链球菌有抗菌作用。苦参碱有抗柯萨奇 B 组病毒(CVB)的作用,能消除该病毒引起的细胞病变,延长小鼠感染病毒后的存活时间,其作用有剂量依赖关系。

苦参、苦参碱、氧化苦参碱能抑制乙型肝炎 E 抗原(HBeAg)复制,改善病理性肝炎症状与体征。苦参生物碱可抗丙型肝炎病毒(HCV),用于治疗丙型肝炎。其抗 HCV 的作用机制主要表现为抑制病毒蛋白质的合成、诱生白细胞产生干扰素,这可能是其抗病毒感染的主要因素之一。

2. 抗炎　苦参及苦参碱均有显著抗炎作用。苦参碱、氧化苦参碱能明显对抗巴豆油、冰醋酸、角叉菜胶、鸡蛋清等致炎剂所引起的急性渗出性炎症。苦参碱的抗炎作用与垂体-肾上腺系统无明显关系,主要与抑制白细胞游走、稳定溶酶体膜、促进自由基清除、抑制组胺和淋巴因子等炎性介质的合成或释放有关。苦参碱及氧化苦参碱对细胞内炎性介质白三烯具有明显的抑制作用,并呈良好的量效关系。苦参碱可抑制大鼠肝脏库普弗细胞 TNF 及白细胞介素-6(IL-6)的分泌,对炎症过程中的关键酶具有明显的抑制作用。氧化苦参碱对实验性结肠炎也有一定的疗效。

3. **抗肿瘤** 苦参生物碱对多种肿瘤有抑制作用,在作用强度和瘤株的选择上有所差别。苦参所含生物碱对癌细胞具有直接杀伤作用,且毒性低、无骨髓抑制和机体免疫抑制。用苦参碱治疗各种晚期癌肿,能减轻症状、延长存活期,且不破坏正常白细胞的产生,甚至能升高白细胞,提高机体抵抗力,这是许多治疗药物难以达到的。苦参碱抗肿瘤主要体现在抑制肿瘤细胞增殖、诱导肿瘤细胞凋亡、抑制肿瘤转移以及直接细胞毒作用。

4. **抗肝损伤、抗肝纤维化** 苦参碱可显著降低 α-萘异硫氰酸酯所致胆汁淤积型黄疸型肝炎小鼠血清总胆红素、结合胆红素、血清 ALT、AST 水平。苦参碱对大鼠免疫性肝损伤也有保护作用,且有明显量效关系。苦参碱、氧化苦参碱对四氯化碳(CCl_4)引起的大鼠慢性肝损伤有一定保护作用,能有效降低血清透明质酸(HA)、ALT 和总胆红素(TBIL)的含量,减轻炎性细胞浸润及肝细胞坏死,抗肝纤维化。

氧化苦参碱对 CCl_4 所致大鼠肝纤维化有预防与治疗作用。氧化苦参碱能明显抑制肝星状细胞的增殖,抑制金属蛋白酶组织抑制剂(TIMP-1)的表达,有效地抑制实验性大鼠肝纤维化跨膜信号传导通路中关键的信息传导分子的基因表达,从而干扰大鼠血清中转化生长因子-β(TGF-β)介导的肝纤维化信号向细胞内传递及下游效应基因的表达,达到减少肝脏胶原蛋白合成与沉积的作用。苦参碱能显著减轻大鼠肝细胞变性、坏死及纤维组织的形成,同时降低大鼠血清 ALT、透明质酸以及肝组织中羟脯氨酸含量,说明苦参碱可通过保护肝细胞,抑制单核巨噬细胞、库普弗细胞分泌细胞因子而达到防治肝纤维化的作用。

5. **免疫调节** 苦参及其有效成分是双向免疫调节剂,低浓度时可刺激淋巴细胞增殖、高浓度时则抑制。苦参碱、氧化苦参碱、槐果碱、槐胺碱及槐定碱一般呈免疫抑制作用,其中苦参碱作用最强,槐果碱的作用较弱。对 T 细胞介导的免疫反应以及对依赖 T 细胞的致敏红细胞(SRBC)抗体反应,均具有明显抑制效应。苦参碱可明显抑制伴刀豆凝集素 A(ConA)和脂多糖(LPS)诱导的小鼠脾淋巴细胞增殖及 ConA 诱导的小鼠脾细胞释放 IL-2,对 LPS 诱导的小鼠腹腔巨噬细胞释放 IL-1 也有一定的抑制作用。氧化苦参碱对 I～IV 型变态反应均有抑制作用,其机制与稳定细胞膜,抑制肥大细胞脱颗粒、抑制炎症介质产生与释放有关。

6. **抗心律失常** 苦参有明显抗心律失常作用。有效成分为生物碱和总黄酮。苦参碱、氧化苦参碱和苦参总碱对由乌头碱、氯仿-肾上腺素、氯化钡所诱发的小鼠、大鼠心律失常以及结扎大鼠冠脉左前降支所诱发的心律失常均有明显拮抗作用。苦参总碱对哇巴因诱发豚鼠心室纤颤,有较明显对抗作用。苦参总黄酮也有显著抗心律失常作用,这可能与其对心脏的负性频率、负性自律性、负性传导和延长有效不应期等作用有关。

此外,苦参还有扩张血管、抗心肌缺血、升高白细胞等药理作用。

苦参的主要药理作用概要见图 6-7。

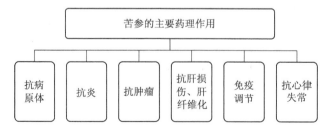

图 6-7 苦参的主要药理作用

【现代应用】

1. 肝炎　苦参煎剂以及苦参碱、氧化苦参碱等苦参制剂用于慢性活动性肝炎和慢性迁延性肝炎有效。苦参与其他中药配伍对急性黄疸型肝炎也有效。

2. 皮肤病　苦参制剂用于各种湿疹、脂溢性皮炎、神经性皮炎及银屑病、疥疮、足癣、体癣等均获较好疗效。

3. 感染性疾病　苦参对多种细菌感染性疾病有效,可用于急性扁桃体炎、小儿肺炎等呼吸道感染,也可用于滴虫性及霉菌性阴道炎、宫颈炎、盆腔炎等妇科炎症感染及细菌性痢疾、肠炎等肠道感染。

4. 心律失常　苦参总碱注射液、苦参碱、氧化苦参碱等对多种心律失常有效。尤其对冠心病引起的期前收缩疗效较好,对心房纤颤、窦性心动过速也有一定疗效。

5. 白细胞减少症　苦参总碱对各种原因引起的白细胞减少症均有效。对肿瘤患者放疗、化疗,尤其是放疗引起的白细胞减少疗效明显。

苦参的现代应用概要见图 6-8。

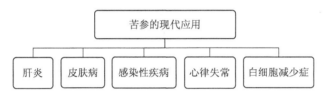

图 6-8　苦参的现代应用

【古籍述要】

(1)《神农本草经》:主心腹结气,癥瘕积聚,黄疸,溺有余沥,逐水,除痈肿。

(2)《本草纲目》:苦参、黄柏之苦寒,皆能补肾,盖取其苦燥湿,寒除热也。热生风,湿生虫,故又能治风杀虫。

(3)《名医别录》:养肝胆气,安五脏,定志益精,利九窍,除伏热肠澼,止渴,醒酒,小便黄赤,疗恶疮下部瘘。

(4)《本草正义》:苦参,大苦大寒,退热泄降,荡涤湿火。

【常见不良反应及应用注意事项】

苦参制剂常见胃肠刺激反应,如上腹部灼热感、恶心呕吐、腹泻、食欲减退等。少数患者有头昏、烦躁、手指麻木等神经、精神症状,以及出现皮疹、荨麻疹等过敏反应,注射用药时偶见过敏性休克。故不宜大剂量使用。

参考文献

[1] 国家药典委员会. 中华人民共和国药典(一部). 北京:中国医药科技出版社,2010:188-189.

[2] 朱晶晶,夏伯侯,王金华,等. 栽培苦参与野生苦参的药效学研究中国实验方剂学杂志,2011,17(1):96-99.

[3] 陈长勋. 中药药理学. 上海:上海科学技术出版社,2012.

[4] 刘敬霞,李建生. 苦参及其有效成分治疗失眠症研究进展. 中国实验方剂学杂志,2012,18(11):284-287.

[5] 俞丽霞,阮叶萍. 中药药理学. 杭州:浙江大学出版社,2012.

[6] 戴五好,钱利武,杨士友,等.苦参、山豆根生物碱及其总碱的抑菌活性研究.中国实验方剂学杂志,2012 18(3):177-180.

[7] 沈映君.中药药理学专论.北京:人民卫生出版社,2009.

[8] 孙彩青,于业军,刘晓萍,等.苦参对大鼠Ⅰ型变态反应的抑制作用.青岛大学医学院学报,2012,48(3):234-236.

[9] 刘洁,赵仁永,李芹,等.苦参对大鼠细胞色素 P4501A2 体内代谢活性的影响.中国临床药理学杂志,2011,27(10):773-776.

[10] 王苗苗,于业军,刘晓萍,等.苦参碱诱导小鼠成纤维 L929 细胞凋亡中 eIF4E 信号的变化.青岛大学医学院学报,2011,47(5):415-418.

6.2.4 知母

知母始载于《神农本草经》,列为中品。知母味苦、甘,性寒。归肺、胃、肾经。具有清热泻火、生津润燥之功效。为百合科植物知母(Anemarrhena asphodeloides Bge.)的干燥根茎。

知母主要含有多种甾体皂苷和黄酮类,甾体皂苷主要包括知母皂苷(timosaponin)A-Ⅰ、A-Ⅱ、A-Ⅲ、A-Ⅳ、B-I 及 B-Ⅱ。皂苷元主要为菝葜皂苷元(sarsasapenin)等。黄酮类主要为芒果苷(mangiferin)、异芒果苷(isomangiferin)和知母聚糖 A-D(anemarans A-D)等。

【主要药理作用】

1. **抗病原体** 知母对伤寒杆菌、痢疾杆菌、金黄色葡萄球菌、肺炎球菌等均具有一定的抑制作用。对某些致病性皮肤真菌及白色念珠菌也有不同程度的抑制作用。芒果苷是知母抗结核杆菌的有效成分之一。知母、异芒果苷和芒果苷对流感病毒 A、单纯疱疹病毒Ⅰ、Ⅱ型均具有显著的抑制作用,可阻止病毒在细胞内复制。

2. **解热** 知母提取物皮下注射对大肠杆菌所导致的家兔高热有明显的预防和治疗作用,其解热作用缓慢而持久。知母根茎提取物对 COX-1 和 COX-2 均有抑制作用。知母解热有效成分是菝葜皂苷元、知母皂苷。解热机理与抑制产热过程有关,通过抑制 Na^+-K^+-ATP 酶的活性以及前列腺素的合成,使产热减少。

3. **抗炎** 知母水提物及知母总多糖能显著抑制二甲苯所致小鼠耳廓肿胀和醋酸所致小鼠腹腔毛细血管通透性增强,且具有剂量依赖性。知母总多糖是其抗炎的主要活性成分,促进肾上腺分泌糖皮质激素,以及抑制炎症组织 PGE 的合成或释放是其发挥抗炎作用的重要途径。

4. **降血糖** 《神农本草经》称本品主消渴热中。其生津润燥功效与降血糖作用有关。知母皂苷具有 α-葡萄糖苷酶抑制剂和醛糖还原酶抑制剂的作用,能够提高小鼠糖耐量,降低餐后血糖,并能够降低四氧嘧啶诱发的糖尿病小鼠血糖水平。知母聚糖能降低正常小鼠和高血糖大鼠的血糖水平,增高肝糖原含量、增加骨骼肌对葡萄糖摄取能力。知母多糖可降低四氧嘧啶诱导的糖尿病家兔的血糖水平,且其降血糖作用与剂量相关。

5. **改善学习记忆** 知母皂苷能拮抗东莨菪碱、亚硝酸钠、乙醇等所致记忆获得障碍、记忆巩固障碍及记忆再现障碍。能明显改善三氯化铝致痴呆模型大鼠学习记忆能力的下降,抑制海马和齿状回内 β 淀粉样前体蛋白(β-APP)阳性神经元的生成。知母皂苷对脑缺血后的神经元损伤、炎性损伤具有一定的保护作用。知母总皂苷可显著降低东莨菪碱模型大鼠脑皮质内乙酰胆碱酯酶(AchE)活力。知母皂苷元可使老年小鼠脑 M 受体水平上调,其作用强度与用药时间密切相关,能延缓增龄时脑组织内脑源性神经营养因子(BDNF)的减少。通过提升 BDNF 而对胆碱神经元起保护作用,这可能是知母皂苷元改善学习记忆功能的重要机制之一。

6. 对交感神经及 β 受体功能的影响   研究显示阴虚患者多有 β 受体-cAMP 系统功能偏亢现象,表现为产热增加,血中 cAMP 的含量升高。β 受体与 M 受体互相制约,对维持细胞正常的生理功能具有重要意义。知母及其皂苷元能使血、脑和肾上腺中多巴胺-β-羟化酶活性降低,NE 合成和释放减少,能抑制过快的 β 受体蛋白质合成,下调过多的 β 受体。能使阴虚模型动物脑、肾中 β 受体功能下降,血中 cAMP 含量减少,从而导致交感神经和 β 受体功能降低。这可能是知母清热泻火的重要机制之一。

此外,知母所含芒果苷具有镇静、利胆作用,异芒果苷有止咳、祛痰、利尿作用等。

知母的主要药理作用概要见图 6-9。

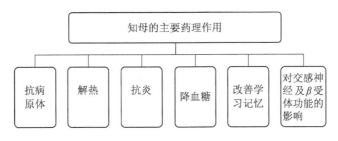

图 6-9   知母的主要药理作用

【现代应用】

1. **感染性疾病**   知母与石膏配伍,如白虎汤,用于治疗流行性出血热、流行性脑膜炎、乙型脑炎、肺炎等有一定的疗效,可降低体温缓解病情。

2. **糖尿病**   知母与天花粉、麦冬等配伍用于治疗糖尿病可有效改善症状。

3. **肺结核**   知母单用或与贝母配伍组成二母散用于肺结核低热疗效较好。

4. **类风湿关节炎**   知母与桂枝、芍药等配伍用于治疗类风湿关节炎、坐骨神经痛等有一定疗效。

知母的现代应用概要见图 6-10。

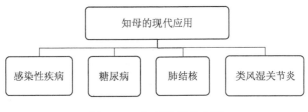

图 6-10   知母的现代应用

【古籍述要】

(1)《神农本草经》:主消渴热中,除邪气肢体浮肿,下水,补不足,益气。

（2）《名医别录》：疗伤寒久疟烦热，胁下邪气，膈中恶及风汗内疸。

（3）《药性论》：主治心烦躁闷，骨热劳往来，生产后蓐劳，肾气劳，憎寒虚损，患人虚而口干，加而用之。

（4）《本草纲目》：肾苦燥，宜食辛以润之；肺苦逆，宜食苦以泻之。知母之辛苦寒凉，下则润肾燥而滋阴，上则清肺金泻火，乃二经气分药也。

【常见不良反应及应用注意事项】

知母不良反应较少。

参考文献

［1］王颖异,郭宝林,张立军.知母化学成分的药理研究进展.科技导报,2010,28(12):110-113.

［2］陈长勋.中药药理学.上海:上海科学技术出版社,2012.

［3］国家药典委员会.中华人民共和国药典(一部).北京:中国医药科技出版社,2010:197-198.

［4］刘卓,金英,刘婉珠,等.知母皂苷对脂多糖引起的大鼠学习记忆障碍和炎症反应的影响.中国药理学通报,2010,26(10):1362-1366.

［5］杨成,金英,李世章,等.知母总皂苷对老年大鼠学习记忆行为和海马突触相关蛋白表达的影响.中国药理学与毒理学杂志,2012,26(2):145-150.

［6］吴清和.中药药理学.北京:高等教育出版社,2012.

［7］俞丽霞,阮叶萍.中药药理学.杭州:浙江大学出版社,2012.

［8］沈映君.中药药理学专论.北京:人民卫生出版社,2009.

［9］陆茵,张大方.中药药理学.北京:人民卫生出版社,2012.

［10］陈勤,夏宗勤,胡雅儿.知母皂苷元对拟痴呆大鼠β-淀粉样肽沉积及胆碱能系统功能的影响.中国药理学通报,2002,18(4):290-393.

6.2.5　青蒿

青蒿始载于《神农本草经》，名为草蒿，列为下品。青蒿味苦、辛，性寒。归肝、胆经，具有退虚热、凉血、解暑、截虐之功效。为菊科植物黄花蒿（Artemisia annua L.）的干燥地上部分。

青蒿主要含非挥发油与挥发油两类成分。非挥发油类成分有青蒿素（artemisinin）、青蒿甲、乙、丙、丁、戊素（artemisinin Ⅰ、Ⅱ、Ⅲ、Ⅳ、Ⅴ）、青蒿酸（artemisic acid）、青蒿酸甲酯（methyl areannuate）、青蒿醇（artemisinol）等。挥发油类成分主要为蒿酮（artemisia ketone）、异蒿酮（isoartemisia ketone）等。

【主要药理作用】

1. 抗疟原虫　青蒿素是青蒿抗疟的有效成分，具有高效、速效、低毒等特点。青蒿素分子结构中所独有的过氧基是其产生抗疟作用的必要基团。青蒿素抗疟作用主要是影响疟原虫的膜结构和核内染色质，通过影响表膜-线粒体的功能，从而阻断以宿主红细胞浆为营养的供给。若改变青蒿素的过氧化物桥结构其抗疟活性将消失。

由于青蒿素与以往抗疟药结构完全不同，因此这类新药的发现为抗疟药的研究开辟了一个全新的领域，并被称为抗疟药研究史上的里程碑。对青蒿素化学结构进行改造，人工合成的二氢青蒿素、蒿甲醚、蒿乙醚和青蒿琥酯等衍生物，保留了原有的过氧化物桥结构，稳定性更好,杀伤疟原虫的作用更强,对耐药性的疟疾也有很好的治疗作用。近年来有学者在基因水平上研究,认为青蒿素可能通过作用于疟原虫体内的一种 6 型 ATP 酶(PfATP6 酶)而发挥抗疟作用。

2. **抗炎** 青蒿、青蒿素类衍生物具有明显的抗炎作用。如青蒿提取物对酵母所致大鼠关节肿胀和二甲苯所致小鼠耳廓肿胀有明显的抑制作用。青蒿琥酯注射液能明显改善弗氏佐剂致炎大鼠关节滑膜的病理形态,减轻滑膜细胞增生,且其作用与剂量相关。蒿甲醚和青蒿琥酯对胶原诱导大鼠关节炎也具有一定保护作用,可明显减轻关节肿胀、炎症细胞浸润和骨组织侵蚀,减少关节结构破坏。炎症介质的产生和分泌增加,是免疫炎症反应的分子生物学基础。青蒿素及其衍生物能够阻止促炎细胞因子及各种炎症介质的释放。如青蒿琥酯可明显抑制 IL-1 活性、降低 IL-6 和 TNF-β 水平。青蒿素和青蒿琥酯能抑制诱导型一氧化氮合酶(iNOS)的 mRNA 和蛋白表达,从而抑制炎性介质 NO 的释放。

3. **抗病原体** 青蒿提取物体外对多种致病菌有抑制作用。其中对表皮葡萄球菌、卡他球菌、炭疽杆菌、白喉杆菌等抑制作用较强,对金黄色葡萄球菌、痢疾杆菌、铜绿假单胞菌、结核杆菌等也有一定的抑制作用。青蒿挥发油对多种皮肤癣菌有抑杀作用。青蒿有抗流感病毒和柯萨奇 B 组病毒的作用。青蒿中的谷甾醇和豆甾醇也有一定的抗病毒的作用。青蒿素、青蒿醇提取物可降低大肠杆菌内毒素休克小鼠的死亡率。

4. **解热、镇痛** 青蒿水提取物、乙酸乙酯及正丁醇提取物均有明显解热作用,可使实验性发热动物体温降低,水提取物还可使正常动物体温下降,对化学刺激和热刺激引起的疼痛有抑制作用,能明显提高痛阈值,减少扭体反应次数。青蒿在花前期采收其解热活性成分含量较高、解热作用强。

5. **免疫调节** 青蒿素及其衍生物对机体免疫系统主要表现为抑制作用。但青蒿素对正常动物的网状内皮系统吞噬功能、淋巴细胞转化率及血浆 cAMP 含量均无影响。而对皮质激素所致免疫功能低下的动物,可使降低的淋巴细胞转化率增高,可使升高的血浆 cAMP 降低。在高疟原虫血症时可使低下的血浆 cAMP 升高。

研究发现,青蒿素类衍生物对各类红斑狼疮有显著的疗效。在系统性红斑狼疮小鼠模型上,青蒿琥酯能显著抑制抗双链 DNA 抗体的产生,降低尿蛋白和免疫复合物在肾脏中的沉积。青蒿素类衍生物影响免疫调节功能的机制可能涉及抑制 NK 细胞、抑制 T 细胞激活和分裂、抑制 B 细胞增殖和抗体分泌、抑制抗原递呈细胞(APC)提呈抗原、抑制免疫炎症反应等。

6. **抗肿瘤** 青蒿素及其衍生物对多种人类和动物肿瘤细胞如黑色素瘤细胞、肾癌细胞、中枢神经系统肿瘤细胞、肺癌细胞等均有毒性作用。不同衍生物对肿瘤细胞的类型和作用强度具有选择性。如青蒿琥酯对肠道肿瘤细胞和白血病细胞的抑制作用较强。二氢青蒿素对宫颈癌 HeLa 细胞和人乳腺癌 MCF-7 的抑制作用较强。在小鼠移植瘤模型中发现,青蒿琥酯能显著抑制人卵巢癌细胞 HO-8910 异种移植肿瘤的生长。青蒿素类药物的抗肿瘤作用机制主要与亚铁原子的氧化应激、抗肿瘤血管生成、抑制肿瘤细胞生长、诱导肿瘤细胞凋亡等因素相关。

此外,青蒿挥发油还有祛痰、止咳、平喘等作用。

青蒿的主要药理作用概要见图 6-11。

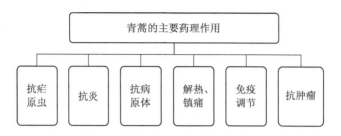

图 6-11 青蒿的主要药理作用

【现代应用】

1. 疟疾 青蒿素以及青蒿制剂对间日疟、恶性疟有良好疗效,尤其是青蒿素治疗疟疾具有高效、速效、低毒、安全等特点,对抗氯喹疟疾和脑型恶性疟疗效突出。青蒿素缺点是复发率高,目前研制的青蒿素衍生物如蒿甲醚,抗疟效价强于青蒿素,疗效确切,且复发率低。

2. 发热 青蒿水煎液或注射液对流感、上呼吸道感染以及多种感染引起的体温升高,特别是虚热具有良好疗效。

3. 皮肤病 青蒿油擦剂外用对于手、足、体、股癣和神经性皮炎等有较好疗效。青蒿鲜品捣烂外擦或煎剂加冰片外涂对皮肤瘙痒、荨麻疹、脂溢性皮炎有效。

4. 慢性支气管炎 用青蒿挥发油制成的滴丸、胶囊、微囊等剂型,治疗慢性气管炎有较好的祛痰、止咳、平喘作用。

5. 血吸虫病 青蒿素、蒿甲醚、青蒿琥酯可预防血吸虫病的发生,且对处于感染早期,也可降低感染率和感染程度。

青蒿的现代应用概要见图 6-12。

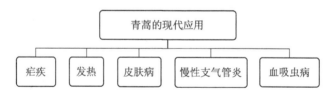

图 6-12 青蒿的现代应用

【古籍述要】

(1)《本草图经》:治骨蒸劳热为最,古方多单用之。

(2)《本草新编》:专解骨蒸劳热,尤能泄暑热之火,泄火热而不耗气血,用之以佐气血之药,大建奇功,可君可臣,而又可佐可使,无不宜也。

(3)《神农本草经》:主疥瘙痂痒,恶疮,杀虱,留热在骨节间,明目。

(4)《本草纲目》:治疟疾寒热。

【常见不良反应及应用注意事项】

青蒿毒性低,其浸膏片口服少数患者可出现恶心、呕吐、腹痛、腹泻等消化道症状。青蒿注射液偶见过敏反应,应予以注意。

参考文献

［1］国家药典委员会.中华人民共和国药典(一部).北京:中国医药科技出版社,2010:184.

［2］李兰芳,郭淑英,张畅斌,等.青蒿有效部位及其成分的解热作用研究.中国实验方剂学杂志,2009,15(12):65-67.

［3］张丽勇,林秀梅,战月,等.不同方法提取青蒿挥发油成分分析及抗菌活性比较.中国实验方剂学杂志,2011,17(22):60-63.

［4］俞丽霞,阮叶萍.中药药理学.杭州:浙江大学出版社,2012.

［5］张丹,张会军,王莎莉.青蒿水提液对家兔心血管和呼吸功能的影响.重庆医科大学学报,2012,37(7):595-598.

［6］于莎莎,佟丽斐,刘娜.青蒿素及其衍生物的抗肿瘤作用及其最新进展.中国实用医药,2009,4(14):234-235.

［7］陈长勋.中药药理学.上海:上海科学技术出版社,2012.

［8］沈映君.中药药理学专论.北京:人民卫生出版社,2009.

［9］李春莉,葛璞,王莎莉,等.青蒿水提液对肺癌 A549 细胞的影响.世界科技研究与发展,2011,33(2):328-331.

［10］竹梅,张会军,王莎莉.青蒿水提物对雄性小鼠一般生殖毒性的实验研究.重庆医科大学学报,2010,35(7):1029-1031.

第7章 泻 下 药

学习要点及要求：

　　本章主要介绍泻下药的中医认识，共同药理作用，应用注意事项，主要研究思路和方法、代表药物等。通过本章的学习，掌握泻下药的含义、药理作用、应用注意事项；了解泻下药的主要研究思路和方法；掌握大黄的主要药理作用、现代应用、常见不良反应及应用注意事项；熟悉芒硝、番泻叶的主要药理作用、现代应用、常见不良反应及应用注意事项。

7.1 概述

7.1.1 泻下药的中医认识

　　凡能引起腹泻或润滑大肠、促进排便的药物，称为泻下药。泻下药主要用于热结便秘、寒积便秘、肠胃积滞、实热内结以及水肿停饮等里实证。所谓里实证是指由于肠胃实热内结、阴亏津枯或水饮内停所致出现的以便秘、腹胀、腹痛、发热、炎症等为主的一类证候群。泻下药是依据"其下者，引而竭之"，"中满者，泻之于内"的理论立法。属于八法中的下法。

　　泻下药多性味苦寒，具有泻下通便、消除积滞、通腑泻热、祛除水饮等功效，主要治疗里实证。针对里实证的病机以及药物作用特点和适应证的不同，泻下药可分为攻下药、润下药、峻下逐水药三类。其中大黄、芒硝、番泻叶、芦荟等属于攻下药，火麻仁、郁李仁等属于润下药，牵牛子、芫花、大戟、巴豆、甘遂等属于峻下逐水药。

　　里实证多见于现代医学的便秘、急性肠梗阻、急性胆囊炎、急性胰腺炎、胸膜炎、肝硬化腹水等，也见于某些急性感染性疾病。

7.1.2 泻下药的共同药理作用

　　1. 泻下作用　本类药及其复方均能使肠蠕动增加，具有不同程度的泻下作用，根据其作用特点分为刺激性泻药、容积性泻药和润滑性泻药。刺激性泻药主要通过刺激大肠黏膜产生泻下作用，如大黄、番泻叶、芦荟等。容积性泻药则多通过扩大肠容积、刺激肠壁促进肠蠕动而产生泻下作用，如芒硝。润滑性泻药多含有大量脂肪油，通过润滑肠道、软化粪便而通便，如火麻仁、郁李仁等。

　　2. 利尿作用　芫花、甘遂、牵牛子、商陆等均有较强的利尿作用，且其利尿作用呈现一定的量效关系。大黄蒽醌有轻度利尿作用。如用芫花煎剂可使大鼠尿量明显增加,同时排钠量也增加,大戟可使实验性腹水的大鼠产生明显利尿作用。

3. 抗病原体　大黄、芦荟中所含大黄酸、大黄素、芦荟大黄素对多种致病菌、真菌、病毒及阿米巴原虫有抑制作用,尤其对厌氧菌、葡萄球菌、溶血性链球菌抑制作用明显。大戟、巴豆、商陆等对肺炎球菌、流感杆菌、痢疾杆菌具有不同程度的抑制作用。以泻下药为主的方剂大承气汤对伤寒、痢疾杆菌等均有明显抑制作用,其机制可能是抑制细菌蛋白质与核酸的合成。

4. 抗炎作用　大黄和商陆均有明显的抗炎作用,对炎症早期的水肿及后期的肉芽组织增生具有明显的抑制作用。对实验性小鼠耳廓肿胀及大鼠足肿胀均有明显的抑制作用。大黄素可抑制炎症介质的合成和代谢,其抗炎机制可能与抑制花生四烯酸代谢有关。商陆抗炎作用则与商陆皂苷对垂体-肾上腺皮质系统的兴奋作用有关。

5. 抗肿瘤　大黄、芦荟、商陆、芫花、大戟等均有抗肿瘤作用。如大黄酸、大黄素、芦荟大黄素能抑制小鼠黑色素瘤、乳腺癌和艾氏腹水癌。芫花烯、芫花酯甲对小鼠 P_{388} 白血病具有抑制作用,抗肿瘤机制可能与抑制肿瘤细胞 DNA 和蛋白质的合成。商陆则可能通过增强淋巴细胞功能对小鼠肉瘤 S_{180} 发挥抑制作用。

泻下药的共同药理作用概要见图 7-1。

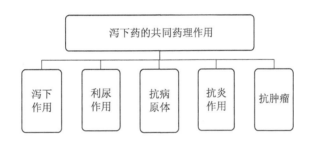

图 7-1　泻下药的共同药理作用

7.1.3　泻下药应用注意事项

使用本类药物应注意中病即止。体虚之人应减少用量或适当配伍扶正之品,以顾护正气。

7.1.4　主要研究思路和方法

泻下药的研究思路和方法主要针对里实证的病因及病理生理过程,围绕促排便、影响胃肠运动,改善肠梗阻、肠粘连,抗炎、抗病原体等方面开展。

1. 泻下作用　里实证是指外邪化热入里,结于胃肠所出现的壮热、烦渴、腹痛、便秘等。观察此类药物的促排便以及对肠管运动的影响,是评价泻下药药理作用的重要指标。常采用整体动物肠内容物推进实验、肠道平滑肌运动实验、离体肠管运动实验等药理实验方法来研究。

2. 抗梗阻、抗粘连　泻下药常用于治疗急性感染性疾病,如急性肠梗阻、急性阑尾炎、急性胆囊炎、急性胰腺炎、胆石症等急腹症。故泻下药的改善肠梗阻、肠粘连作用也是重要评价指标之一。多通过建立套叠性或缺血性肠梗阻模型等来研究药物促进肠套叠还纳,改善血液循环、解除肠梗阻的作用。也采用细菌性肠粘连模型来研究药物对肠粘连及炎性渗出等方面的作用。

3. 抗病原体、抗炎 多数泻下药性味苦寒,具有清热泻火的作用,用于治疗某些感染性疾病,故多具有抗病原体和抗炎作用。可参考清热药章节采用体外或在动物体内开展抗病原体实验性研究,或以感染初期的炎性渗出、毛细血管通透性增强为主要观察指标研究其抗炎作用。

泻下药主要研究思路和方法概要见图 7-2。

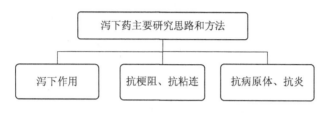

图 7-2 泻下药主要研究思路和方法

参考文献

[1] 侯家玉. 中药药理学. 北京:中国中医药出版社,2002.

[2] 陈长勋. 中药药理学. 上海:上海科学技术出版社,2012.

[3] 吴清和. 中药药理学. 北京:高等教育出版社,2012.

[4] 俞丽霞,阮叶萍. 中药药理学. 杭州:浙江大学出版社,2012.

[5] 沈映君. 中药药理学专论. 北京:人民卫生出版社,2009.

[6] 陆茵,张大方. 中药药理学. 北京:人民卫生出版社,2012.

7.2 代表药物

7.2.1 大黄

大黄始载于《神农本草经》,列为下品。大黄味苦,性寒,归脾、胃、大肠、肝、心包经,具有泻热通肠、凉血解毒、逐瘀通经之功效。为蓼科植物掌叶大黄(Rheum palmatum L.)、唐古特大黄(Rheum. tanguticum Maxim. ex Balf.)或药用大黄 (Rheum. officinale Baill.)的干燥根及根茎。

大黄主要含蒽醌类衍生物和二蒽酮类衍生物。蒽醌类成分以两种形式存在,大部分为结合型蒽苷,少部分为游离型蒽醌苷,如大黄酸(rhein)、大黄酚(chrysophanol)、大黄素(emodin)、芦荟大黄素(aloe-emodin)和大黄素甲醚(physcion)。其中的结合型蒽醌苷和二蒽酮苷为大黄泻下主要成分,尤以二蒽酮苷中的番泻苷 A-F(sennoside A-F)泻下作用最强。

【主要药理作用】

1. 泻下 泻下是大黄最重要的药理作用。大黄致泻的主要成分为结合型蒽醌,一般认为结合型醌含量越高,致泻作用越强,致泻强度与结合蒽醌含量有一定相关性。而结合型蒽醌中又以番泻苷 A 作用最强。大黄素也有增加肠蠕动而利于排便作用。

煎煮和炮制方法可影响大黄的泻下作用,生大黄比酒炒大黄及醋炒大黄作用强。大黄泻下作用机制可能与刺激肠黏膜及肠壁肌层内神经丛、兴奋平滑肌上 M 胆碱受体、抑制肠细胞膜上 Na^+-K^+-ATP 酶、影响 G 蛋白信号转导通路、提高血及空肠组织中胃动素(MTL)、P 物质(SP)含量、降低血管活性肠肽(VIP)水平、乙酰胆碱样作用等有关。

传统认为大黄致泻作用部位主要在大肠,现代研究显示大黄、大黄素对结肠及小肠运动均有明显的兴奋和推进作用。因大黄中含有部分鞣质,故致泻后常产生继发性便秘。

2. 保肝、利胆　大黄对四氯化碳(CCl_4)等所导致的实验性肝损伤有明显保护作用,可明显降低 ALT 值,减轻肝细胞肿胀、变形和坏死等病理改变。大黄素可减轻 CCl_4 和 D-半乳糖胺诱导的肝损害,减少大鼠肝移植术后肝细胞的凋亡,抑制肝移植的排斥反应,还可减轻肝纤维化的发展。大黄保肝作用可能是通过促进肝细胞 RNA 合成及肝细胞再生,刺激人体产生干扰素、抑制病毒繁殖,促进肝脏血液循环,改善微循环等途径实现的。

大黄能疏通肝内毛细胆管,促进胆汁分泌;并能促进胆囊收缩,松弛胆囊奥狄氏括约肌,使胆汁排出增加。大黄不仅促进胆汁分泌,还使胆汁中胆红素和胆汁酸含量增加。大黄的退黄作用可能与其增加胆红素排泄有关。

3. 抗病原体　大黄具有广谱抗菌作用,对多种细菌、真菌、病毒、原虫等均有抑制作用,尤其对葡萄球菌和淋病双球菌最敏感。抗菌有效成分主要为蒽酮衍生物,其中以大黄酸、大黄素和芦荟大黄素的抗菌作用最强。研究表明,大黄素对铜绿假单胞菌、耐甲氧西林金黄色葡萄球菌显示出显著的抗菌活性,对幽门螺杆菌、对乙肝病毒、冠状病毒、柯萨奇病毒、脊髓灰质炎病毒均有抑制作用。大黄抗菌作用机制主要是抑制细菌核酸、蛋白质的合成以及糖代谢。

4. 抗消化性溃疡　大黄对实验性胃溃疡具有治疗作用,生大黄和大黄鞣质可使溃疡面积缩小,并能降低胃液量、胃液游离酸及胃蛋白酶活性,而酒制大黄则无此作用。对于乙醇造成的大鼠胃黏膜损伤,大黄水煎剂有明显保护作用,并能提高胃黏膜 PGE_2 的含量。大黄酸、大黄素、芦荟大黄素具有抗幽门螺杆菌作用。大黄抗消化性溃疡作用与减少胃液生成、降低胃酸和胃蛋白酶分泌,提高胃黏膜保护因子 PGE_2 的含量有关。

5. 抑制胰酶　大黄及其单体能抑制胰酶的分泌,尤其是对与胰腺炎发病直接相关的胰蛋白酶、胰弹性蛋白酶、胰糜蛋白酶、胰激肽释放酶及胰脂肪酶等均有明显的抑制作用。如大黄素对胰蛋白酶有较强抑制作用,芦荟大黄素对胰弹性蛋白酶有较强的抑制作用,且其抑制率与药物浓度成正比。大黄酸对胰激肽释放酶具有较强抑制作用,大黄酚和大黄素甲醚对胰蛋白酶和胰激肽释放酶具有较强抑制作用。

6. 利尿、改善肾功能　大黄素、大黄酸、芦荟大黄素有明显的利尿作用。大黄利尿作用与其对肾髓质 Na^+-K^+-ATP 酶的抑制作用有关,可使 Na^+ 重吸收减少,排出增加;能明显降低血中非蛋白氮,延缓慢性肾衰竭的发展;可明显降低实验性慢性肾衰竭动物血清尿素氮(BUN)和肌酐水平。治疗氮质血症的机理在于使肠内氨基酸吸收减少,使血中必需的氨基酸增加、蛋白质合成增加,抑制体蛋白分解从而减少 BUN 的来源,促进尿素和肌酐随尿液排泄,抑制肾代偿性肥大、缓解高代谢状态等。

7. 止血　大黄止血作用确切,见效快,炒炭止血效果好。有效成分为 d-儿茶素、没食子酸、大黄酚和大黄素甲醚等。作用环节包括促进血小板的黏附和聚集功能、有利于血栓形成;使血小板数和纤维蛋白原含量增加、凝血时间缩短;降低抗凝血酶-Ⅲ(AT-Ⅲ)活性;收缩损伤的局部血管、降低毛细血管通透性等。

此外,大黄还有降血脂、清除自由基、抗氧化等药理作用。

大黄的主要药理作用概要见图7-3。

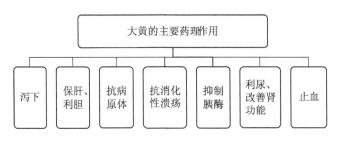

图7-3 大黄的主要药理作用

【现代应用】

1. 便秘 生大黄单用或配伍其他药物可用于各种便秘,尤其对热结便秘者尤为适宜。

2. 急腹症 对急性肠梗阻、急性胰腺炎、急性胆囊炎、急性阑尾炎等各种原因引起的急腹症,以大黄为君药的复方疗效显著。

3. 肾功能衰竭 大黄制剂口服、静脉滴注或灌肠用于治疗急慢性肾功能衰竭可有效降低血尿素氮和肌酐水平。

4. 出血 大黄单用如大黄粉或与其他药物配伍可用于治疗上消化道出血、痔疮出血等。

5. 肠道感染 大黄单味药或与其他药物配伍对各种菌痢、肠炎、胆道蛔虫等有较好的疗效。

大黄的现代应用概要见图7-4。

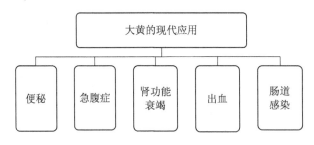

图7-4 大黄的现代应用

【古籍述要】

(1)《神农本草经》:下瘀血,血闭,寒热,破症瘕积聚,留饮宿食,荡涤肠胃,推陈致新通利水谷,调中化食,安和五脏。

(2)《本草别录》:平胃,下气,除痰实,肠间结热,心腹胀满,女子寒血闭胀,小腹痛,诸老血留结。

(3)《药性论》:主寒热,消食,炼五脏,通女子经候,利水肿,破痰实,冷热积聚,宿食,利大小肠,贴热毒肿,主小儿寒热时疾,烦热,蚀脓,破留血。

(4)《本草纲目》:主治下痢亦白,里急腹痛,小便淋沥,实热燥结,潮热谵语,黄疸,诸火疮。

【常见不良反应及应用注意事项】

大黄长期、大剂量使用会出现毒性反应,尤其是鲜大黄服用过量可引起恶心、呕吐、腹痛、黄疸、头晕等。毒性损伤主要影响肾脏、肝脏。大黄素是主要的毒性成分。有资料提示长期大量应用含蒽醌类的药物有遗传毒性和致癌可能,故需谨慎应用。

参考文献

[1] 朱诗塔,李新中,文晓丽,等.大黄不同炮制品活血化瘀作用的比较研究.药学实践杂志,2010,28(5):354-355.

[2] 国家药典委员会.中华人民共和国药典(一部).北京:中国医药科技出版社,2010:22-23.

[3] 杨涛,胡昌江,李文兵,等.生、熟大黄对高分子右旋糖酐所致血瘀大鼠血液流变性的比较.中国实验方剂学杂志,2012,18(21):248-250.

[4] 俞丽霞,阮叶萍.中药药理学.杭州:浙江大学出版社,2012.

[5] 陆茵,张大方.中药药理学.北京:人民卫生出版社,2012.

[6] 刘亮亮,隋峰,闫美娟,等.大黄炮制品各组分泻下作用的比较研究.中国实验方剂学杂志,2012,18(17):161-165.

[7] 隋峰,闫美娟,林娜,等.大黄不同炮制品解热作用及机制研究.中国实验方剂学杂志,2012,18(15):167-170.

[8] 陈长勋.中药药理学.上海:上海科学技术出版社,2012.

[9] 陈向华.大黄对急性肝衰竭大鼠肝细胞凋亡的影响.中国老年学杂志,2013,33(8):1841-1842.

[10] 毛晓波,王诗奇,毛奕,等.大黄对急性心肌梗死伴泵衰竭患者肠道屏障功能的影响.中国中西医结合杂志,2012,32(8):1046-1050.

7.2.2 芒硝

芒硝出自《名医别录》。芒硝味咸、苦,性寒,归胃、大肠经,具有泻热通便、润燥软坚、清火消肿之功效。为含硫酸钠的天然矿物经精制而成的结晶体。芒硝经风化失去结晶水而成白色粉末又称玄明粉,主要成分为含水硫酸钠($Na_2SO_4 \cdot 10H_2O$),并含少量硫酸镁、硫酸钙和氯化钠等。

【主要药理作用】

1. 泻下 芒硝所含的主要成分为硫酸钠,口服后硫酸钠水解产生大量硫酸根离子,不易被肠壁吸收,使肠内渗透压升高,阻止肠腔内水分吸收,致肠容积扩大,肠腔扩张,刺激肠壁引起肠蠕动增加而致泻。同时硫酸钠本身对肠壁也有刺激作用。芒硝泻下速度与饮水量有关,饮水量多,泻下作用出现快,反之则较慢。一般于服药后4～6 h排出稀便。

2. 抗炎、利胆 10%～25%硫酸钠外敷可加快淋巴循环,增强网状内皮细胞的吞噬功能而具有抗炎作用。小剂量芒硝口服可刺激小肠壶腹部,反射性地引起胆囊收缩、胆道括约肌松弛,故能促进胆汁排出。

3. 抗肿瘤 芒硝可使实验性致癌剂的促癌和诱癌率明显降低,其抗癌机制与酸化肠内环境,减少脱氧胆酸含量,抑制肠上皮细胞 DNA 合成,降低对致癌物的敏感性有关。

此外,芒硝尚有一定的利尿作用。

芒硝的主要药理作用概要见图 7-5。

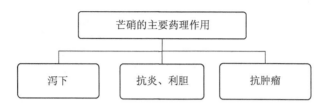

图 7-5 芒硝的主要药理作用

【现代应用】

1. 便秘 芒硝温开水溶后内服可用于治疗各种原因引起的便秘。

2. 急性乳腺炎 用芒硝局部外敷治疗急性乳腺炎有减轻炎症反应的作用。芒硝外用还有回乳作用。

3. 胆绞痛 大剂量芒硝用于治疗胆囊炎、胆结石、胆道蛔虫引起的胆绞痛疗效明显。

芒硝的现代应用概要见图 7-6。

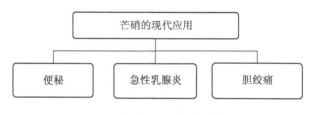

图 7-6 芒硝的现代应用

【古籍述要】

(1)《神农本草经》:芒硝利小便而堕胎。伤寒妊娠可下者,用此兼以大黄引之,直入大肠,润燥软坚泻热,子母俱安。

(2)《神农本草经》:除寒热邪气,逐六腑积聚、结固留癖,能化七十二种石。

(3)《药性论》:通女子月闭症瘕,下瘰疬,黄疸病,主堕胎;患漆疮,汁敷之;主时疾热壅,能散恶血。

(4)《名医别录》:主五脏积聚,久热胃闭,除邪气,破留血,腹中痰实结搏,通经脉,利大小便及月水,破五淋,推陈致新。

【常见不良反应及应用注意事项】

口服芒硝时,浓度过高,可引起幽门痉挛,产生胃部不适感,影响胃排空。芒硝含钠离子多,故水肿患者慎用。孕妇忌用。

参考文献

[1] 国家药典委员会. 中华人民共和国药典(一部). 北京:中国医药科技出版社,2010:118-119.

[2] 王利群,关青,王利民,等. 中药芒硝液灌肠治疗脑中风后便秘的疗效. 中国老年学杂志,2012;32(7):1517-1518.

［3］俞丽霞,阮叶萍.中药药理学.杭州:浙江大学出版社,2012.

［4］刘彦,孙晓芳,陈晖,等.芒硝外敷对糖尿病足治疗作用的研究.实用临床医药杂志,2011,15(15): 33-36.

［5］陆茵,张大方.中药药理学.北京:人民卫生出版社,2012.

［6］尚惺杰,黎红光,张晓军,等.联合大黄芒硝治疗重症急性胰腺炎的疗效及补体变化.中国中西医结合急救杂志,2011,18(6):344-346.

［7］丁汀.芒硝外敷治疗甘露醇所致静脉炎的效果观察.护理实践与研究,2013,10(6):34-35.

［8］陈长勋.中药药理学.上海:上海科学技术出版社,2012.

［9］吴清和.中药药理学.北京:高等教育出版社,2012.

［10］杜惠玲,王国珍,王转国.芒硝外敷治疗肝硬化腹腔积液患者的疗效观察.解放军护理杂志,2012,29 (1):10-11,72.

7.2.3　番泻叶

番泻叶出自《饮片新参》。番泻叶味甘、苦,性寒。归大肠经。具有泻热导滞、通便利水之功效。为豆科植物狭叶番泻(Cassia angustifolia Vahl)或尖叶番泻(Cassia. acutifolia Delile)的干燥小叶。

番泻叶主要含蒽醌类衍生物及二蒽酮类衍生物。主要成分为番泻苷 A-F(sennoside A-F),大黄酸(rhein)、大黄酚(chrysophanol)、大黄素(emodin)、芦荟大黄素(aloe-emodin)等。

【主要药理作用】

1. 泻下　本品含蒽醌衍生物,与其他含蒽醌类成分的泻药相比,其泻下作用及刺激性更强,因而泻下时可伴有腹痛。主要有效成分为番泻苷 A、B。其泻下作用机制与大黄相似。

2. 止血　番泻叶口服可增加血小板及纤维蛋白原,缩短凝血时间、血浆复钙时间、凝血活酶时间及血块收缩时间,有助于止血。30%番泻叶水浸液,在胃镜探视下喷洒于胃黏膜出血病灶,能即刻止血。

3. 抗病原体　番泻叶醇提取物对葡萄球菌及白喉杆菌、伤寒杆菌、副伤寒杆菌、大肠埃希菌等多种细菌有抑制作用,其水提取物则仅对伤寒杆菌有效。

番泻叶的主要药理作用概要见图 7-7。

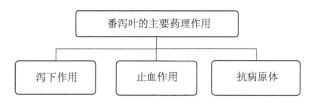

图 7-7　番泻叶的主要药理作用

【现代应用】

1. 便秘　番泻叶常单味应用,如番泻叶开水泡服用于热结便秘、习惯性便秘及老年便秘等,小剂量可起缓泻作用,大剂量则可攻下积滞。若热结便秘、腹满胀痛明显者,可与枳实、厚朴等配伍应用。

2. 腹水　番泻叶单味药泡服或与牵牛子、大腹皮等配伍用于治疗腹水肿胀。

3. 急性胰腺炎　番泻叶煎剂或番泻叶胶囊用于急性胰腺炎有一定疗效。

4. 上消化道出血　番泻叶煎剂或番泻叶胶囊口服具有良好的止血效果,可用于上消化道出血。

番泻叶的现代应用概要见图 7-8。

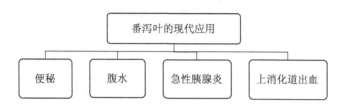

图 7-8　番泻叶的现代应用

【古籍述要】

(1)《饮片新参》:泄热,利肠府,通大便。

(2)《饮片新参》: 中寒泄泻者忌用。

【常见不良反应及应用注意事项】

由于番泻叶性寒味苦,服用剂量过大可出现恶心、呕吐、腹痛,多可在排便后自行缓解。本品可刺激盆腔神经并使盆腔充血,故体虚、月经期及妊娠妇女慎用或忌用。

参考文献

[1] 孟彦彬,洪霞.番泻叶的化学成分和药理作用.承德医学院学报,2012,29(3):322-323.

[2] 国家药典委员会.中华人民共和国药典(一部).北京:中国医药科技出版社,2010:326-327.

[3] 陈长勋.中药药理学.上海:上海科学技术出版社,2012.

[4] 惠琅,李聪,申烨华,等.番泻叶不同提取部位促胃肠动力作用研究.安徽农业科学,2010,38(13):6707-6708.

[5] 俞丽霞,阮叶萍.中药药理学.杭州:浙江大学出版社,2012.

[6] 刘圣,陈礼明,田莉,等.番泻叶及其制剂的临床应用及安全性评价.中国药房,2001,12(5):302-304.

[7] 李荣群,张跃明,余道军,等.番泻叶提取物的急性毒性实验研究.现代中西医结合杂志,2008,17(6):820-822.

[8] 陆茵,张大方.中药药理学.北京:人民卫生出版社,2012.

[9] 庄爱文,李荣群,梁月琴,等.长期服用番泻叶对雌性大鼠垂体-性腺轴的影响.中国中医药科技,2009,16(5):380-381.

[10] 何文斐,徐琲琲,张国刚,等.国产番泻叶的泻下及抗骨质疏松作用研究.温州医学院学报,2008,38(1):61-64.

第8章 祛风湿药

8.1 概述

8.1.1 祛风湿药的中医认识

凡以祛除风湿、解除痹痛为主要功效的药物，称为祛风湿药。主要用于中医痹证。中医对痹证的记载始见于《黄帝内经》，通常是指风、寒、湿、热等外邪入侵，闭塞肢体、经络、关节，导致气血不通、经络痹阻。发病部位主要在肌肉、经络、关节，表现为骨、关节、韧带、滑囊、筋膜疼痛，关节肿胀、变形、运动障碍等。

祛风湿药大多味苦、辛，性温，归肝、脾、肾经。辛能祛风，苦能燥湿，温以散寒，故具有祛风、散寒、除湿的功效，部分药物还能舒筋活络、止痛、强筋骨。根据祛风湿药的性质不同可分为祛风湿散寒药、祛风湿清热药和祛风湿强筋骨药三类。祛风湿散寒药常用的有独活、威灵仙、川乌、草乌等；祛风湿清热药常用的有秦艽、防己、雷公藤等；祛风湿强筋骨药有五加皮、桑寄生等。

祛风湿药治疗痹证，痹证的发病部位主要在肌肉、经络、关节等。类似于现代医学的风湿、类风湿关节炎、强直性脊柱炎、硬皮病、系统性红斑狼疮、慢性纤维组织炎等。

8.1.2 祛风湿药的共同药理作用

1. 抗炎作用　祛风湿药对多种实验性急慢性炎症均有不同程度的抑制作用。如独活、秦艽、雷公藤、防己等可明显抑制角叉菜胶、蛋清、甲醛等所致大鼠足肿胀和二甲苯所致小鼠耳廓肿胀，抑制醋酸所致小鼠腹腔毛细血管通透性增高和组胺所致大鼠毛细血管通透性增加，减少炎性渗出。五加皮、雷公藤等可显著抑制大鼠炎性棉球肉芽的增生。雷公藤、独活、五加皮、防己对佐剂性关节炎和胶原性关节炎模型有明显抑制作用。抗炎作用的有效成分有甲氧基欧芹酚、秦艽碱甲、青风藤碱、粉防己碱、雷公藤多苷、雷公藤内酯醇等。抗炎机制可能与兴奋垂体-肾上腺皮质系统、抑制炎症介质,或兴奋下丘脑—垂体系统,或直接作用于肾上腺、产生促皮质激素样作用有关;或抑制细胞内游离钙浓度、干扰跨膜信号传递等有关。

2. 镇痛作用　多数祛风湿药如川乌、青风藤、独活、秦艽、五加皮、防己、威灵仙等均有不同程度的镇痛作用,可提高动物对热刺激、电刺激、化学刺激所导致疼痛的痛阈值。青风藤碱和粉防己碱镇痛作用显著,青风藤碱和乌头碱的镇痛部位在中枢神经系统。

3. 免疫调节作用　本类药物大多数对免疫功能具有抑制作用,如雷公藤、独活、秦艽、青风藤等。雷公藤对由 T 淋巴细胞介导的细胞免疫和 B 淋巴细胞介导的体液免疫,以及非特异性免疫均有抑制作用,可抑制多种细胞因子的合成,并可在转录水平影响细胞因子的表达。独活提取物能显著抑制 2,4-二硝基氯苯引起的小鼠皮肤迟发型超敏反应。粉防己碱能抑制 IL-1 和 TNF-α 的产生。少部分药物可增强免疫功能,如五加皮总皂苷和多糖可提高网状内皮系统的吞噬功能和血清抗体滴度。

祛风湿药的共同药理作用概要见图 8-1。

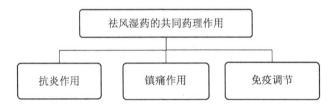

图 8-1　祛风湿药的共同药理作用

8.1.3　祛风湿药应用注意事项

本类药物味多辛、苦,性或温或凉,其中辛温性燥的药物易伤阴耗血,阴血亏虚者应慎用。

8.1.4　主要研究思路和方法

祛风湿药研究思路和方法主要针对中医痹证的病因及病理生理过程,围绕抗炎、镇痛、对免疫功能的影响等方面展开。

1. 抗炎作用　炎症是痹证的主要病理反应之一。炎症是机体组织对各种致炎因子刺激所表现的一种以防御为主的局部应答,主要表现为局部毛细血管扩张、通透性增高、白细胞变化,是由血管通透性升高和白细胞的主动游出,以及吞噬活动所引起。炎症的局部特征是红、肿、热、痛和功能障碍。由于炎症同血管通透性增加、白细胞渗出和炎症介质的作用相关,因此阻断这些环节成为研究药物抗炎作用的重要内容。研究方法主要采用毛细血管通透性测定、炎性肿胀测定、免疫性炎症模型等。

2. 镇痛作用　疼痛是痹证最主要的临床表现,也是风湿性疾病关节功能障碍的重要原因。当机体组织损伤或有炎症刺激时,会释放前列腺素(PG)、5-HT 等致痛物质作用于感觉神经末梢,产生冲动,传至高级中枢引起痛觉,阻断任一环节均可产生镇痛作用。

根据镇痛的主要作用部位的不同,一般分为外周性镇痛与中枢性镇痛。药物的作用部位不同,研究思路与方法也不相同。常用研究方法有热板法(中枢性)、扭体法(外周性)、甲醛法等。外周性镇痛多观察药物的外周性抗炎与镇痛作用。中枢性镇痛常观察药物对中枢有关递质的水平及其受体的影响。祛风湿药应重点应用外周性镇痛模型。

3. 免疫抑制 风湿性疾病的发病机制大多与机体免疫功能异常相关。目前已知关节炎是免疫病理损伤性病变。T 细胞介导的细胞免疫功能紊乱,以及 B 细胞介导的体液免疫亢进为主的异常特异性免疫应答为风湿痹证的主要表现,因而对特异性免疫应答的干预作用是祛风湿药的重要研究内容。T 细胞、B 细胞、抗原递呈细胞(APC)及其分泌的许多细胞因子参与机体的抗原识别、细胞活化及免疫效应三个过程,宜分别对各环节进行研究。

4. 对骨关节的影响 类风湿关节炎在风湿性疾病中发病率高,关节和滑膜的损伤是其最主要的病变。随着病情的发展,可出现骨质侵蚀、关节功能障碍及各系统的并发症。因其多为慢性、反复发作且进行性加重,常累积在多器官、多系统中,故阻断其进行性损伤是治疗的关键。多采用免疫性关节炎模型来研究。

祛风湿药主要研究思路和方法概要见图 8-2。

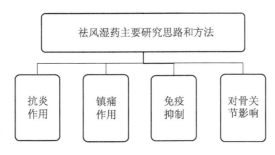

图 8-2 祛风湿药主要研究思路和方法

参考文献

[1]沈映君.中药药理学专论.北京:人民卫生出版社,2009.

[2]俞丽霞,阮叶萍.中药药理学.杭州:浙江大学出版社,2012.

[3]陆茵,张大方.中药药理学.北京:人民卫生出版社,2012.

[4]陈长勋.中药药理学.上海:上海科学技术出版社,2012.

[5]吴清和.中药药理学.北京:高等教育出版社,2012.

[6]程玥,王瑞昙,张恩户.祛风湿药镇痛作用的文献再评价.江西中医药,2010,41(4):10-12.

8.2 代表药物

8.2.1 秦艽

秦艽始载于《神农本草经》,列为中品。秦艽味辛、苦,性平。归胃、肝、胆经。具有祛风湿、舒筋骨、清虚热、止痹痛之功效。为龙胆科植物秦艽(Gentiana macrophylla Pall.)、麻花秦艽(Gentiana straminea Maxim.)、粗茎秦艽(Gentiana crassicaulis Duthie ex Burk)或小秦艽(Gentiana dahurica Fisch.)的干燥根。

秦艽主要含环烯醚萜苷类成分,包括龙胆苦苷(gentiopicroside)、獐牙菜苦苷(swertia-main)、当药苦苷(swertamarin)、当药苷(sweroside)等。秦艽本不含生物碱,在提取分离过程中不稳定的龙胆苦苷遇氨转变成秦艽碱甲素(gentianine)、秦艽碱乙素(gentianidine)及秦艽碱丙素(gentianal)等。

【主要药理作用】

1. 抗炎　秦艽有明显的抗炎作用。秦艽水提取物、秦艽乙醇浸出液对实验性大鼠关节肿胀、耳廓肿胀和足肿胀均有明显的抑制作用,且醇提取物的作用好于水提取物。但对于肾上腺切除的大鼠则无此抗炎作用。秦艽抗炎的有效成分为秦艽碱甲,抗炎作用与结构有关,侧链上的双键是抗炎作用的必要结构,加氢饱和后则无抗炎作用。抗炎机制与兴奋下丘脑-垂体-肾上腺皮质轴功能,促进 ACTH 分泌有关。

2. 镇痛、镇静　秦艽的水提取物、醇提取物、秦艽碱甲对化学刺激产生的疼痛有明显的镇痛作用,可显著抑制乙酸所致小鼠扭体反应,且随剂量增加镇痛作用增强。秦艽可明显降低热板或光热刺激所致小鼠和大鼠的疼痛反应,使痛阈提高,但作用持续时间短,无剂量依赖性,与延胡索和草乌配伍可增强其镇痛作用。

秦艽碱甲本身无催眠作用,小剂量有镇静作用,与戊巴比妥钠合用,能延长戊巴比妥钠的催眠时间。但较大剂量可引起小鼠中枢兴奋,最后导致麻痹死亡。

3. 免疫调节　秦艽水煎液能明显抑制绵羊红细胞(SRBC)所致小鼠迟发型超敏反应(DTH)、降低小鼠胸腺指数。秦艽醇提取物对小鼠胸腺和脾脏淋巴细胞的增殖均有抑制作用,并呈量效关系。秦艽碱甲对组胺所致哮喘、抽搐和过敏性休克以及蛋清所致的大鼠过敏反应均有保护作用。

此外,秦艽醇提取物、水提取物、醇浸液和水浸液体外具有抗菌作用。秦艽醇提取物和水提取物有降压作用。

秦艽的主要药理作用概要见图8-3。

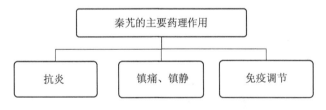

图 8-3　秦艽的主要药理作用

【现代应用】

1. 风湿性疾病　秦艽注射液用于治疗风湿、类风湿关节炎有良好疗效,具有明显的镇痛、消肿、退热和恢复关节功能的作用。秦艽配伍防风、羌活等组成复方对于风寒引起的周身酸痛和风湿性腰腿痛有止痛作用。

2. 小儿急性黄疸型肝炎　以秦艽为主配伍其他中药临床治疗小儿急性黄疸型肝炎有效。

秦艽的现代应用概要见图 8-4。

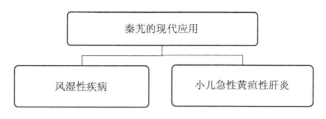

图 8-4　秦艽的现代应用

【古籍述要】

(1)《神农本草经》：主寒热邪气，寒湿风痹，肢节痛，下水，利小便。

(2)《名医别录》：疗风无问久新，通身挛急。

(3)《本草纲目》：手足不遂，黄疸，烦渴之病须之，取其去阳明之湿热也。阳明有湿，则身体酸疼烦热，有热则日晡潮热骨蒸。

(4)《冯氏锦囊秘录》：风药中之润剂，散药中之补剂，故养血有功。中风多用之者，取祛风活络，养血舒筋。盖治风先治血，血行风自灭耳。

【常见不良反应及应用注意事项】

秦艽碱甲口服治疗风湿性关节炎，病人可出现恶心呕吐、心悸、心率减慢等反应，应加以注意。

参考文献

[1] 王琳，聂艳琼，孙娜，等. 秦艽的化学成分、分子生药学和药理学研究进展. 安徽农业科学，2012，40(18)：9629-9630，9628.

[2] 国家药典委员会. 中华人民共和国药典(一部). 北京：中国医药科技出版社，2010：253-254.

[3] 陈长勋. 中药药理学. 上海：上海科学技术出版社，2012.

[4] 高慧琴，吴国泰. 秦艽不同配伍的抗炎镇痛作用. 中国实验方剂学杂志，2010，16(9)：182-183.

[5] 吴清和. 中药药理学. 北京：高等教育出版社，2012.

[6] 张志红，高慧琴，吴国泰. 秦艽不同配伍对小鼠耳肿胀及毛细血管通透性的影响. 甘肃中医学院学报，2011，28(5)：4-6.

[7] 俞丽霞，阮叶萍. 中药药理学. 杭州：浙江大学出版社，2012.

[8] 沈映君. 中药药理学专论. 北京：人民卫生出版社，2009.

[9] 陆茵，张大方. 中药药理学. 北京：人民卫生出版社，2012.

[10] 苏晓聆，李福安，魏全嘉，等. 秦艽水煎液对小鼠急性肝损伤肿瘤坏死因子-α和白细胞介素-10表达的影响. 时珍国医国药，2010，21(4)：827-828.

8.2.2　防己

防己始载于《神农本草经》，列为中品。防己味苦，性寒。归膀胱、肺经。具有祛风湿、止痹痛、利水消肿之功效。为防己科植物粉防己(Stephania tetrandra S. Moore)的干燥根。

粉防己主要含有多种生物碱，包括粉防己碱(汉防己甲素，tetrandrine)、防己诺林碱(汉防己乙素，demethyltetrandrine)、汉防己丙素(hanfangchin C)、轮环藤酚碱(cyclanoline)等。

【主要药理作用】

1. 抗炎　粉防己及粉防己碱具有抗炎作用,能降低大鼠毛细血管的通透性,减少中性粒细胞游走,抑制 β-葡萄糖醛酸酶释放,抑制白三烯 B_4(LTB_4)及 TXA_2 的生物合成。粉防己碱抗炎作用机制是直接作用于肾上腺,通过增强肾上腺皮质的功能而发挥抗炎作用。

2. 免疫调节　粉防己及粉防己碱具有免疫抑制作用。粉防己碱对细胞免疫和体液免疫均有抑制作用。粉防己醇提取物能抑制小鼠脾脏和胸腺淋巴细胞增殖。粉防己碱可选择性地抑制 T 细胞依赖性免疫反应,尤其是淋巴细胞增殖和分化阶段,可抑制 ConA 刺激的人淋巴细胞磷酸肌醇代谢,抑制胞浆 Ca^{2+} 升高和蛋白激酶的活性,从而抑制以磷酸肌醇分解产物三磷酸肌醇和二酰甘油为第二信使的跨膜信号传递系统。粉防己碱抑制此系统是其抗炎和免疫抑制的共同机制之一。

3. 镇痛　防己水煎剂对热板法所致疼痛具有明显镇痛作用,可使痛阈值提高。与川乌配伍可延长镇痛时间。汉防己总碱及粉防己碱、汉防己乙素、汉防己丙素均有镇痛作用,汉防己总碱的作用最强,为吗啡的 13%。粉防己碱的作用强于汉防己乙素和汉防己丙素。

4. 抗肝纤维化　粉防己碱对 CCl_4 诱导的大鼠肝纤维化有良好防治作用,可显著降低大鼠血清转氨酶,降低血清前胶原和肝透明质酸酶含量,减少肝内胶原沉积,减轻肝脏病理性损伤。粉防己碱抑制肝纤维化的机理在于抑制贮脂细胞的增殖及转化,减少Ⅳ型胶原在肝组织中沉积。

5. 抗心律失常、降压　粉防己碱可抗氯化钡引起的心律失常,缩短哇巴因所致室性早搏及室性心动过速的持续时间,能显著降低麻醉大鼠冠脉血流阻断后复灌所致心律失常的严重程度,减少室速和室颤的发生率。粉防己碱的抗心律失常作用与影响心肌细胞的外钙内流和内钙释放有关。

粉防己碱对麻醉猫、犬、家兔、豚鼠均有显著降压作用,并伴有心率减慢。粉防己碱对清醒的正常大鼠和高血压大鼠也有一定降压作用。静脉注射粉防己碱,可迅速引起舒张压和平均动脉压的下降,而心率和收缩压不变。其降压作用与直接扩张外周血管、选择性阻断慢通道钙内流有关。

此外,防己还有抗肿瘤、降血糖、抗心肌缺血、抗脑缺血等药理作用。

防己的主要药理作用概要见图 8-5。

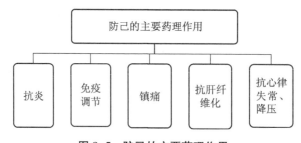

图 8-5　防己的主要药理作用

【现代应用】

1. 高血压　粉防己碱为钙离子阻滞剂,口服或静脉注射用于治疗高血压均有一定疗效。

2. 心绞痛　粉防己碱静脉注射用于治疗心绞痛、劳累型心绞痛效果显著。

3. 肝纤维化　粉防己碱长期服用,用于治疗因慢性肝病所导致的肝纤维化有一定的疗效。

4. 阵发性室上性心动过速 粉防己碱可治疗阵发性室上性心动过速。

防己的现代应用概要见图 8-6。

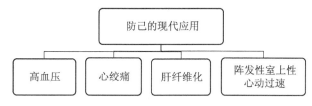

图 8-6 防己的现代应用

【古籍述要】

(1)《名医别录》:疗水肿,风肿,去膀胱热,伤寒,寒热邪气,中风手足挛急……通腠理,利九窍。

(2)《本草拾遗》:汉防己主水气,木防己主风气,宣通。

(3)《本草求真》:辛苦大寒,性险而健,善走下行,长于除湿、通窍、利道,能泻下焦血分湿热,及疗风水要药。

(4)《神农本草经》:主治风寒,温症,热气,诸痫,除邪,利大小便。

【常见不良反应及应用注意事项】

粉防己碱有连续应用导致实验动物肝、肾、肾上腺出现不同程度的实质性细胞变性、坏死,甚至发生灶性坏死和继发性炎性细胞反应及死亡的报道。

参考文献

[1] 国家药典委员会. 中华人民共和国药典(一部). 北京:中国医药科技出版社,2010:139-140.

[2] 孙康,吴建红. 广防己现代研究进展. 中外医学研究,2012,10(2):157-158.

[3] 黄丽萍,左坚,张颖. 不同产地粉防己药材中主要生物碱含量对比研究. 甘肃中医学院学报,2010,27(3):65-67.

[4] 陆茵,张大方. 中药药理学. 北京:人民卫生出版社,2012.

[5] 张良,江振洲,卞勇,等. 中药广防己与粉防己总提取物利尿效应及肾毒性比较研究. 安徽医药,2009,13(12):1471-1473.

[6] 陈长勋. 中药药理学. 上海:上海科学技术出版社,2012.

[7] 吴清和. 中药药理学. 北京:高等教育出版社,2012.

[8] 俞丽霞,阮叶萍. 中药药理学. 杭州:浙江大学出版社,2012.

[9] 梁琦,倪诚,谢鸣,等. 广防己的肾毒性及代谢组学研究. 中西医结合学报,2009,7(8):746-752.

[10] 贾波,邓中甲,陈薇,等. 广防己肾毒性及配伍解毒实验研究. 辽宁中医杂志,2007,34(2):234-235.

8.2.3 雷公藤

雷公藤出自《本草纲目拾遗》。雷公藤味苦、辛,性寒,有大毒。归肝经、肾经。具有祛风湿、止痹痛之功效。为卫矛科植物雷公藤(Triptreygium Wilferdii Hook. f)的根。

雷公藤主要含生物碱类、二萜类、三萜类、倍半萜类等成分。生物碱类有雷公藤晋碱

(wilforgine)、雷公藤春碱(wilfortrine)、雷公藤定碱(wilfordine)等;二萜类有雷公藤甲素(triptolide)、雷公藤乙素(tripdiolide)、雷公藤丙素(tripterolide)、雷公藤内酯(triptophenol-ide)等;三萜类有雷公藤内酯甲(wilforlide A)、雷公藤内酯乙(wilforlide B)、雷公藤红素(tripterine)等。倍半萜类有雷藤素(wilforonide)等。

【主要药理作用】

1. **免疫抑制** 雷公藤为强免疫抑制剂。雷公藤能降低碳粒廓清速度,减弱迟发型超敏反应,对抗血清溶血素的形成,抑制丝裂原诱导的淋巴细胞增殖,抑制混合淋巴细胞反应(MLR)及细胞毒性 T 细胞的产生,诱导 T 淋巴细胞凋亡。雷公藤还可抗器官移植的排斥反应,抑制同种异体骨髓移植后抗宿主病(GVDH)的发生和发展,延长存活时间,并使移植受体脾淋巴细胞系正常化。

雷公藤中的多种成分均有免疫抑制作用如雷公藤甲素、雷公藤红素、雷公藤生物碱等。雷公藤内酯醇抑制淋巴细胞增殖的作用最强,可激活抑制性 T 细胞(Ts)而实现免疫抑制作用。雷公藤生物碱对小鼠体液免疫和细胞免疫有不同程度的抑制作用。雷公藤春碱和雷公藤新碱能抑制网状内皮系统的吞噬功能。雷公藤多苷能降低血清循环免疫复合物,增强补体溶解免疫复合物活性,抑制脾淋巴细胞的转化和 IL-2 受体水平。雷公藤红素能减轻胸腺重量,降低脾脏溶血空斑形成细胞数,提高血清补体含量,抑制脾细胞和淋巴细胞的增生。

2. **抗炎** 雷公藤及其有效成分雷公藤甲素、雷公藤内酯、雷公藤红素均能减轻肿胀和关节炎症,降低毛细血管通透性,抑制肉芽组织的形成。雷公藤总苷也可抑制多种急慢性关节炎症,减少致敏性支气管和肺中的炎症细胞数。雷公藤抗炎作用是多环节的,其中抑制炎症介质的产生和释放,并通过兴奋下丘脑-垂体-肾上腺皮质系统,促进肾上腺皮质激素释放可能是其抗炎作用的主要环节。

3. **抗生育** 雷公藤及其多种成分具有抗生育作用。雷公藤总苷能降低初级精母细胞核内 DNA 含量,作用的靶细胞主要是精母细胞和精子细胞,作用部位涉及睾丸、附睾,影响精子和精原细胞。雷公藤可使育龄女性月经减少、甚至闭经,阴道细胞有不同程度的萎缩,闭经发生率及持续时间与用药剂量成正比。雷公藤的抗生育作用是可逆的,停药后 6~8 个月生育功能可恢复。

4. **抗肿瘤** 雷公藤甲素、雷公藤乙素、雷公藤内酯等多种成分均有抗肿瘤作用。雷公藤甲素、雷公藤乙素对白血病、鼻咽癌、人口腔表皮样癌细胞、肉瘤 S_{180} 等多种瘤细胞株有抑制作用。雷公藤甲素能延长白血病动物的存活时间,也能抑制乳癌和胃癌细胞系集落的形成。其抗肿瘤机制涉及干预细胞周期、抑制细胞增殖、诱导肿瘤细胞凋亡等。

此外,雷公藤还有抗病原体、抗艾滋病等药理作用。

雷公藤的主要药理作用概要见图 8-7。

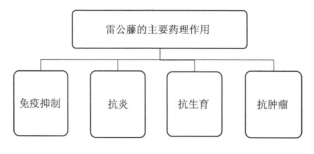

图 8-7 雷公藤的主要药理作用

【现代应用】

1. 类风湿关节炎　雷公藤多种制剂如合剂、滴丸、冲剂、总苷片等临床用于治疗类风湿关节炎，其类固醇样效应可使临床症状减轻、类风湿因子转阴，血沉下降，但不影响类固醇的正常分泌，尤其对于急性活动期疗效更为明显。

2. 肾病综合征　雷公藤多苷治疗肾病综合征及难治性肾病效果明显。雷公藤多苷加肝素钙可作为首选药物用于Ⅰ、Ⅱ轻型原发性肾病综合征的治疗。

3. 结缔组织病　雷公藤单用或配合小剂量激素可用于红斑狼疮、硬皮病、多发性肌炎及血管炎的治疗。

4. 皮肤病　雷公藤及雷公藤总碱对银屑病、神经性皮炎、湿疹、日光性皮炎、接触性皮炎和过敏性紫癜均有一定的治疗作用。

雷公藤的现代应用概要见图8-8。

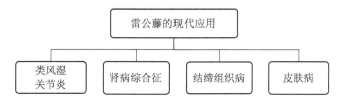

图8-8　雷公藤的现代应用

【古籍述要】

(1)《本草纲目拾遗》：治臌胀、水肿、痞积、黄白疸、疟疾久不愈、鱼口便毒、跌打。

(2)《湖南药物志》：杀虫，消炎，解毒。

【常见不良反应及应用注意事项】

雷公藤毒性较大，临床不良反应的发生率较高，可影响机体多个系统。消化系统不良反应发生率最高，多表现为恶心呕吐、食欲减退、腹胀腹泻及便秘便血等，部分病人可出现转氨酶升高、黄疸、肝出血及坏死。神经系统多见头晕、乏力、嗜睡等。血液系统多有骨髓抑制可见白细胞、红细胞、血小板及全血细胞减少，偶有发生粒细胞缺乏和再生障碍性贫血。生殖系统男性表现为少精、弱精或无精，进而造成不育，育龄女性月经紊乱或闭经。心血管系统可见心悸、胸闷、心律失常、血压下降，甚至出现心源性休克、心力衰竭。泌尿系统可出现肾功能障碍，甚则急性肾衰竭而死亡。超量中毒还可引起淋巴器官萎缩、淋巴细胞凋亡及免疫功能降低。此外雷公藤还可引起皮肤黏膜损害等，应用宜多加注意。

参考文献

[1] 陈长勋. 中药药理学. 上海：上海科学技术出版社，2012.

[2] 肖廷超，朱必越. 雷公藤片的临床应用及不良反应文献分析. 重庆医学，2013，42(9)：1007-1009.

[3] 吴清和. 中药药理学. 北京：高等教育出版社，2012.

[4] 吴丹，寇芳，吕春明，等. 雷公藤红素抗癌作用的研究进展. 中国实验方剂学杂志，2013，19(11)：356-360.

[5] 赵太平，邱佰房，徐玉东，等. 雷公藤治疗大鼠类风湿性关节炎的效果及其免疫机制. 广东医学，2011，32(20)：2642-2644.

[6] 高丽，聂中标，柴智，等. 雷公藤醇提物对骨髓细胞增殖和凋亡的影响. 中国实验方剂学杂志，2011，17

(19):146-149.

[7] 陆茵,张大方.中药药理学.北京:人民卫生出版社,2012.

[8] 闫燕艳,符立梧.雷公藤红素促进人类乳腺癌 MDA-MB-453 细胞 HER2 蛋白降解及诱导凋亡的机制. 中山大学学报(医学科学版),2012,33(4):471-475.

[9] 边心超,孟繁凯,杨福伟,等.雷公藤红素对 C6 胶质瘤细胞凋亡及细胞周期阻滞的影响.中华神经外科杂志,2012,28(3):291-294.

[10] 孙帅婷,金艺,袁波,等.雷公藤甲素和雷公藤红素在大鼠体内的代谢产物分析.中国医药工业杂志,2013,44(3):274-280.

8.2.4　独活

独活始载于《神农本草经》,列为上品。独活味辛、苦,性微温,归肝、肾、膀胱经。具有祛风除湿、通痹止痛、解表之功效。为伞形科植物重齿毛当归(Angelica pubescens Maxim. f. biserrata Shan et Yuan)的干燥根。

独活主要含香豆素类成分和挥发油,香豆素类包括甲氧基欧芹酚(osthol)、东莨菪素(scopoletin)、二氢欧山芹素(columbianadin)、二氢欧山芹醇(columbiametin)、二氢欧山芹醇乙酸酯(columbianetin)、佛手苷内酯(bergapten)、花椒毒素(xanthotoxin)等。挥发油主要为 α-蒎烯(α-pinene)和 L-柠檬酸烯等。

【主要药理作用】

1. 抗炎　独活及其主要成分甲氧基欧芹酚、二氢欧山芹素、二氢欧山芹醇乙酸酯、佛手苷内酯等都具有较强的抗炎活性。独活水提取物、甲醇提取物可明显对抗角叉菜胶所致大鼠足肿胀以及二甲苯所致小鼠耳廓肿胀。独活提取物可明显抑制大鼠佐剂性关节炎,对大鼠棉球肉芽肿也有很好的抑制作用。

2. 镇痛、镇静　独活煎剂、浸膏、甲醇提取物、氯仿提取物和乙酸乙酯提取物可明显提高小鼠热板法和醋酸扭体法的痛阈值。二氢欧山芹素、二氢欧山芹醇乙酸酯、佛手苷内酯具有镇痛活性。

独活煎剂、醇浸膏均有镇静作用,可使小鼠、大鼠自主活动减少,也可对抗士的宁所致蛙惊厥作用。当归酸、伞形花内酯为其镇静作用的主要有效成分。

3. 抑制血小板聚集、抗血栓　独活醇提取物可明显抑制大鼠动静脉环路血栓的形成,使血栓重量减轻,也可抑制大鼠体外血栓形成。独活水浸出物、乙醇浸出物、甲醇浸出物对二磷酸腺苷(ADP)诱导的大鼠及家兔血小板聚集有明显抑制作用,其有效成分为二氢欧山芹醇、二氢欧山芹醇乙酸酯、甲氧基欧芹酚、二氢欧山芹素。独活抑制血小板聚集作用是其抗血栓形成的主要环节。

此外,独活还有脑保护作用、抗衰老、解痉等药理作用。

独活的主要药理作用概要见图 8-9。

【现代应用】

1. 风湿性疾病　独活多配伍防风、桑寄生等用于治疗风湿、类风湿关节炎、坐骨神经痛、三叉神经痛等具有良好疗效。

2. 骨质增生　独活配伍川乌、草乌、五加皮等制膏外用,对于腰椎间盘突出等骨质增生有效。

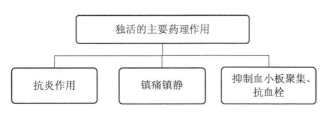

图 8-9 独活的主要药理作用

3. 银屑病 局部外涂独活软膏或酊剂,口服独活片,配合长波紫外线照射治疗银屑病有较好疗效。

4. 慢性支气管炎 独活红糖水煎服用于慢性支气管炎有镇咳平喘作用。

独活的现代应用概要见图 8-10。

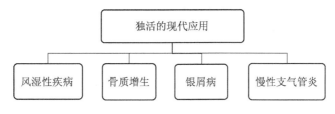

图 8-10 独活的现代应用

【古籍述要】

(1)《名医别录》:疗诸贼风,百节痛风无新久者。

(2)《本草正》:专理下焦风湿,两足痛痹,湿痒拘挛。

(3)《本草求真》:凡因风干足少阴肾经,伏而不出,发为头痛,则能善搜而治矣,以故两足湿痹,不能动履,非此莫痊……因其所胜而为制也。

(4)《本草汇言》:善行血分,祛风行湿散寒之药也。

【常见不良反应及应用注意事项】

独活煎剂有引起舌麻、恶心、呕吐、胃部不适等不良反应的报道。独活所含佛手苷内酯、花椒素等呋喃香豆精类化合物为光活性物质,进入机体后受日光或紫外线照射,可发生日光性皮炎,皮肤出现红肿、色素沉着、表皮增厚等现象。

参考文献

[1] 国家药典委员会. 中华人民共和国药典(一部). 北京:中国医药科技出版社,2010:246.

[2] 林黎,钱晓萍,刘宝瑞,等. 中药独活的化学成分及其抗肿瘤活性的研究进展. 现代肿瘤医学,2011,19
(2):373-376.

[3] 陆茵,张大方. 中药药理学. 北京:人民卫生出版社,2012.

[4] 陈长勋. 中药药理学. 上海:上海科学技术出版社,2012.

[5] 邱明山,陈进春,徐振兴,等. 独活对大鼠胶原诱导性关节炎的治疗作用. 中医正骨,2012,24(2):6-8.

[6] 赵琦,张军武. 短毛独活抗风湿性关节炎的药效学研究. 吉林中医药,2010,30(9):816-818.

[7] 吴清和. 中药药理学. 北京:高等教育出版社,2012.

[8] 谢映红,张杰. 祛风除湿中药独活对痴呆大鼠脑内凋亡蛋白 Bcl-2/Bax 的影响. 中华保健医学杂志,
2011,13(6):459-460.

第9章 芳香化湿药

9.1 概述

9.1.1 芳香化湿药的中医认识

　　凡是气味芳香具有化湿运脾作用的药物，称为芳香化湿药。主要用于湿阻中焦证。中医理论认为，脾胃为后天之本，主运化，喜燥而恶湿。湿性重浊黏滞，若湿浊内阻中焦，则脾胃运化失常，脾为湿困。临床表现为食欲不振、消化不良、脘腹痞满、呕吐泛酸、大便溏薄、体倦、口干多涎、舌苔白腻等证。

　　本类药物辛香温燥，兼有苦味，多入脾、胃经。具有疏畅气机，宣化湿浊，健脾醒胃等功效，常用中药有苍术、厚朴、藿香、砂仁、草果等。湿阻中焦证与现代医学的消化系统疾病如急慢性胃肠炎、胃肠过敏、胃溃疡、胃无力或胃下垂、胃肠神经官能症、消化不良等疾病相类似。

9.1.2 芳香化湿药的共同药理作用

　　1. 调节胃肠功能　芳香化湿药均含有挥发油，具有健胃驱风的作用，故可刺激或调整胃肠运动功能。佩兰、白豆蔻能提高肠道紧张度，砂仁有促进肠管推进作用，厚朴、苍术、砂仁等对乙酰胆碱、氯化钡等引起的动物离体肠肌痉挛有不同程度的解痉作用。芳香化湿药对胃肠运动的影响与药物剂量、机体状态等有关，如厚朴煎剂对小鼠和豚鼠离体肠管，小剂量有兴奋作用，大剂量则为抑制作用。苍术煎剂既能对抗乙酰胆碱所致的小肠痉挛，又能对抗肾上腺素所致的平滑肌松弛。

　　2. 促进消化液分泌　芳香化湿药如厚朴、广藿香、白豆蔻、草豆蔻等均含有挥发油，可通过刺激嗅觉、味觉感受器，或温和地刺激局部黏膜，反射性地促进消化液的分泌。

　　3. 抗溃疡　厚朴、苍术、砂仁等芳香化湿药具有较强的抗溃疡作用。如厚朴酚能明显对抗四肽胃泌素及氨甲酰胆碱所致胃酸分泌增多;苍术提取物能增加氨基己糖在胃液和黏膜中的含量,促进胃黏膜的修复;砂仁能促进胃黏膜细胞释放前列腺素保护胃黏膜。芳香化湿药抗溃疡作用主要与增强胃黏膜保护作用和抑制胃酸分泌过多有关。

4. 抗病原体 芳香化湿药具有不同程度的抗病原微生物作用。厚朴、厚朴酚、苍术等体外对多种细菌、真菌均有抑制或杀灭作用。其中以厚朴抗菌力最强、抗菌谱最广。厚朴、苍术、广藿香等对流感病毒、腮腺炎病毒均有抑制作用。草豆蔻对幽门螺杆菌、金黄色葡萄球菌、表皮葡萄球菌、大肠杆菌、流感病毒等均具有较强的抑制活性。

芳香化湿药的共同药理作用概要见图9-1。

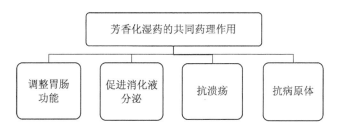

图 9-1 芳香化湿药的共同药理作用

9.1.3 芳香化湿药应用注意事项

本类药多属辛温香燥之品,易于耗气伤阴,故阴虚血燥及气虚者宜慎用。

9.1.4 主要研究思路和方法

芳香化湿药的研究思路和方法主要针对湿阻中焦证的病因及病理生理过程,围绕对胃肠运动的影响、抗腹泻、抗溃疡等方面开展。

1. 对胃肠运动的影响 湿阻中焦会影响脾胃运化功能,脾失健运表现为脘腹痞闷胀满、食欲不振、恶心呕吐等。促进胃排空和增加肠推进作用将有助于改善胃肠运动。将对机体胃肠运动的影响作为研究指标可充分体现芳香化湿药的功效特点。目前多采用胃肠内标记物的方法来观察药物对胃排空和肠推进的影响,或采用胃肠动力障碍模型,观察药物对肠蠕动减缓的拮抗效应。

2. 抗腹泻作用 腹泻是消化系统疾病的常见症状。湿阻中焦、脾胃运化失司多伴有腹泻、便溏等症状,故将抗腹泻作用作为研究指标。多采用药物诱导腹泻模型来观察芳香化湿药对腹泻潜伏期、腹泻率、腹泻指数的影响。

芳香化湿药主要研究思路和方法概要见图9-2。

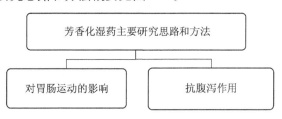

图 9-2 芳香化湿药主要研究思路和方法

参考文献

［1］陈长勋. 中药药理学. 上海：上海科学技术出版社，2012.

［2］吴清和. 中药药理学. 北京：高等教育出版社，2012.

［3］俞丽霞，阮叶萍. 中药药理学. 杭州：浙江大学出版社，2012.

［4］陆茵，张大方. 中药药理学. 北京：人民卫生出版社，2012.

9.2 代表药物

9.2.1 厚朴

厚朴始载于《神农本草经》，列为中品。厚朴味苦、辛，性温。归脾、胃、肺、大肠经。具有燥湿消痰、下气除满之功效。为木兰科植物厚朴（Magnolia officinalis Rehd. et Wils.）或凹叶厚朴（Magnolia officinalis Rehd. et Wils. Var. biloba Rehd. et Wils.）的干燥干皮、根皮及枝皮。

厚朴主要含木脂素类、生物碱类及挥发油等成分。木脂素类主要有厚朴酚（magnolol）、四氢厚朴酚（tetrahydromagnolol）、异厚朴酚（isomagnolol）及和厚朴酚（honokiol）；生物碱类主要为木兰箭毒碱（magnocurarine），挥发油主要为 β - 桉叶醇（β - machilol）。

【主要药理作用】

1. 调节胃肠运动　厚朴煎剂对兔离体肠肌有兴奋作用，对小鼠离体肠管活动有小剂量兴奋，大剂量抑制的作用。对豚鼠离体肠管的作用与小鼠基本一致，但抑制作用更明显。厚朴酚和厚朴碱对组胺所致十二指肠痉挛有一定的抑制作用。

2. 促进消化液分泌　厚朴所含的挥发油可通过刺激嗅觉、味觉感受器或温和的刺激局部黏膜，反射性地增加消化腺分泌消化液。

3. 抗溃疡　生厚朴和姜厚朴煎剂、厚朴酚等均有抗胃溃疡作用。对幽门结扎以及应激等原因所导致的实验性胃溃疡均有明显的抑制作用。厚朴酚还可减少因应激、胃泌素、氨甲酰胆碱所致的胃酸分泌增多。厚朴的抗溃疡作用与抑制胃酸分泌有关。

4. 抗病原体　厚朴具有较强的抗菌作用，且抗菌谱广。厚朴酚对金黄色葡萄球菌、大肠埃希菌、链球菌有明显的抑制作用，对体内炭疽杆菌、幽门螺杆菌以及口腔中变形链球菌也有较强的抑制作用。厚朴醇提取物对致病性皮肤真菌及结核杆菌有较强的抑制作用。厚朴中所含新木脂素对人类疱疹病毒和厚朴酚对人类免疫缺陷病毒（HIV）具有良好的抑制作用。

5. 抗炎、镇痛　厚朴醇提取物对醋酸引起的小鼠腹腔毛细血管通透性升高、二甲苯所致耳廓肿胀、角叉菜胶引起的足肿胀均有抑制作用，对小鼠醋酸所致扭体反应及热痛刺激甩尾反应也呈现抑制作用。

6. 保肝　厚朴对小鼠实验性病毒性肝损伤有一定保护的作用，可减轻细胞变性坏死等实质性病理损伤。厚朴酚为抗肝炎病毒的有效成分，对急性实验性肝损伤可降低血清ALT，能对抗免疫性肝纤维化及肝硬变的形成，并能提高免疫性肝纤维化大鼠血浆 SOD 活性，降低 LPO 含量。

此外,厚朴酚还有中枢抑制、抗肿瘤、抑制血小板聚集等药理作用。

厚朴的主要药理作用概要见图9-3。

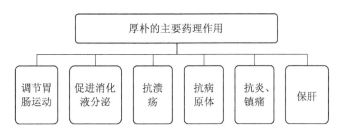

图 9-3　厚朴的主要药理作用

【现代应用】

1. 细菌性痢疾　厚朴粉治疗菌痢有较好疗效。

2. 肌强直　用厚朴水煎剂顿服,治疗肌强直有一定疗效。

厚朴的现代应用概要见图9-4。

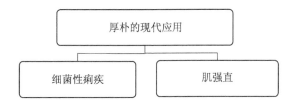

图 9-4　厚朴的现代应用

【古籍述要】

(1)《神农本草经》:主中风伤寒,头痛,寒热,惊悸,气血痹,死肌,去三虫。

(2)《名医别录》:主温中,益气,消痰下气,治霍乱及腹痛,胀满,胃中冷逆,胸中呕逆不止,泄痢,淋露,除惊,去留热,止烦满,厚肠胃。

(3)《本草纲目》引王好古语:主肺气胀满,膨而喘咳。

【常见不良反应及应用注意事项】

厚朴中有毒成分主要是木兰箭毒碱,其在肠中吸收缓慢,吸收后经肾脏排泄,血中浓度较低,故口服毒性较小。大剂量厚朴可致呼吸肌麻痹而死亡。有报道长期灌服厚朴甲醇提取物,对小鼠肾脏有明显损害。

参考文献

[1]殷帅文,何旭梅,郎锋祥,等.厚朴化学成分和药理作用研究概况.贵州农业科学,2007,35(6):133-135.

[2]国家药典委员会.中华人民共和国药典(一部).北京:中国医药科技出版社,2010:235-236.

[3]吴清和.中药药理学.北京:高等教育出版社,2012.

[4]陈长勋.中药药理学.上海:上海科学技术出版社,2012.

[5]王贺玲,白菡,王学清,等.厚朴对实验大鼠的胃动力影响.实用药物与临床,2007,10(2):65-66.

[6]俞丽霞,阮叶萍.中药药理学.杭州:浙江大学出版社,2012.

[7]李国章.和厚朴酚的药理作用.亚太传统医药,2012,08(1):162-163.

［8］陆茵,张大方.中药药理学.北京:人民卫生出版社,2012.

［9］孙茂本,郭坤元,胡亮杉,等.和厚朴酚诱导人急性髓性白血病 KGla 细胞凋亡.中国肿瘤生物治疗杂志,2011,18(24):160-164.

［10］郝庆红,陈冠华,冯雅琪,等.和厚朴酚对肛半乳糖衰老模型小鼠抗氧化作用的研究.中国中药杂志,2009,34(6):798-800.

9.2.2 苍术

苍术始载于《神农本草经》,列为上品。苍术味辛,苦,性温。归脾、胃、肝经。具有燥湿健脾,祛风散寒之功效。为菊科植物茅苍术(Atractylodes lancea (Thunb.)DC.)或北苍术(Atractylodes chinensis (DC.)Koidz.)的干燥根茎。茅苍术以江苏茅山质量最好。

苍术主要成分是挥发油,毛苍术根茎挥发油含量为 $5\% \sim 9\%$,北苍术根茎含挥发油 1.5%,挥发油的主要成分为苍术醇(atractylol),为 β-桉叶醇(β-eudesmol)和茅术醇(hinesol)的混合物。此外,还含有苍术酮(atractylone)、苍术素(atractylodin)等。

【主要药理作用】

1. 调节胃肠运动 苍术对胃肠运动有双向调节作用。苍术煎剂、苍术醇提取物在一定剂量范围内能对抗乙酰胆碱、氯化钡所致的胃肠平滑肌痉挛,对肾上腺素所致小肠运动抑制则有一定的对抗作用。对正常胃平滑肌有轻度兴奋作用。苍术丙酮提取物、β-桉叶醇及苍术醇对氨甲酰胆碱、Ca^{2+} 及电刺激所致小肠收缩加强,均有明显对抗作用。苍术煎剂对番泻叶所致脾虚泄泻大鼠的肠推进运动亢进有明显的对抗作用。

2. 抗溃疡 茅苍术及北苍术对胃溃疡均有较强的抑制作用,能显著抑制溃疡动物的胃液量、总酸度、总消化能力及胃黏膜损害。苍术抗溃疡作用机制主要与抑制胃酸分泌和增强胃黏膜保护作用有关。

3. 抗病原体 苍术对多种致病菌如金黄色葡萄球菌、结核杆菌、大肠埃希菌等均有较强的抑制作用。苍术提取物具有消除耐药福氏痢疾杆菌 R 质粒的作用,能降低细菌耐药性的产生。苍术体外对多种真菌都有不同程度的抑制作用,尤其对红色毛癣菌、石膏样毛癣菌等真菌有明显抑制作用。

4. 保肝 苍术及 β-桉叶醇、苍术醇、苍术酮对 CCl_4 及 D-氨基半乳糖诱导的肝细胞损害均有显著的预防作用。苍术煎剂对肝脏蛋白质的合成有明显促进作用。

此外,苍术还有降血糖、抗心肌缺血、抗肿瘤、促进骨骼钙化等药理作用。

苍术的主要药理作用概要见图 9-5。

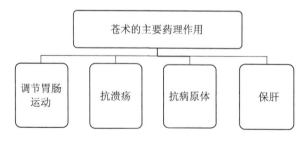

图 9-5 苍术的主要药理作用

【现代应用】

1. 腹泻　苍术用于胃肠功能紊乱所导致的腹泻、吸收不良,慢性溃疡性结肠炎等均有较好疗效。

2. 空气消毒　用苍术制备消毒剂用于室内消毒具有使用方便、杀菌作用强、无刺激性、无残留污染、对人体无毒等优点。也有用苍术熏蒸的方法进行空气消毒,可预防水痘、腮腺炎、猩红热、感冒和气管炎等。

3. 夜盲症　苍术配合猪肝、羊肝等用于治疗夜盲症有效。

4. 佝偻病　苍术挥发油微囊用于儿童佝偻病有较好疗效。

苍术的现代应用概要见图 9-6。

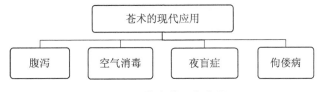

图 9-6　苍术的现代应用

【古籍述要】

(1)《神农本草经》:主风寒湿痹,死肌痉疸。作煎饵久服,轻身延年不饥。

(2)《名医别录》:主头痛,消痰水,逐皮间风水结肿,除心下急满及霍乱吐下不止,暖胃消谷嗜食。

(3)《本草纲目》:治湿痰留饮……脾湿下流,浊沥带下,滑泄肠风。

(4)《本草正》:苍术,其性温散,故能发汗宽中,调胃进食,去心腹胀疼,霍乱呕吐,解诸郁结,逐山岚寒疫,散风眩头疼,消痰癖气块,水肿胀满。其性燥湿,故治冷痢冷泄滑泻,肠风,寒湿诸疮。

【常见不良反应及应用注意事项】

将苍术、艾叶消毒香用于幼托单位使用人次在 40 万人次以上,未见任何严重不良反应,仅个别成人闻后有轻度不适和头晕感觉。

参考文献

[1] 国家药典委员会. 中华人民共和国药典(一部). 北京:中国医药科技出版社,2010:150-151.

[2] 吴清和. 中药药理学. 北京:高等教育出版社,2012.

[3] 陈长勋. 中药药理学. 上海:上海科学技术出版社,2012.

[4] 郭金鹏,王萍,孙如宝,等. 苍术挥发油化学成分及其抗菌活性的研究. 时珍国医国药,2011,22(3):566-567.

[5] 俞丽霞,阮叶萍. 中药药理学. 杭州:浙江大学出版社,2012.

[6] 张怡文,汪六英,张颖,张瑛,等. 苍术类药材提取物体外对成骨细胞增殖及酶活性的影响. 中国实验方剂学杂志,2011,17(22):226-229.

[7] 陆茵,张大方. 中药药理学. 北京:人民卫生出版社,2012.

[8] 朱艳. 艾叶苍术喷雾剂对病房空气消毒的效果观察. 中医药导报,2010,16(3):75-76.

[9] 秦孝智,张红英. 关苍术乙酸乙酯提取物对大鼠缺血再灌注损伤心肌保护作用的研究. 中国药房,2007,18(36):2806-2808.

[10] 王庆庆,欧阳臻,赵明,等. 茅苍术提取物对胃癌 BGC-823 和 SGC-7901 细胞增殖抑制作用研究. 中药新药与临床药理,2012,23(2):151-156.

第 10 章 利水渗湿药

10.1　概述

10.1.1　利水渗湿药的中医认识

　　凡能通利水道、渗泄水湿，治疗水湿壅盛、水湿内停病证的药物，称为利水渗湿药。中医理论认为水湿壅盛、水湿内停病证主要与脾、肾、肺、膀胱以及三焦等功能失调有关，可由劳倦内伤、饮食起居失常，或外邪侵袭所致。主要表现为小便不利、水肿、淋浊、痰饮、泄泻等。

　　利水渗湿药具有利水消肿、利尿通淋、利湿退黄等功效。根据作用性质不同可分为利水消肿药、利尿通淋药、利湿退黄药三类。利水消肿药主要有茯苓、猪苓、泽泻、薏苡仁等；利水通淋药主要有木通、滑石、车前子等；利湿退黄药主要有茵陈、金钱草、虎杖等。

　　利水渗湿药临床所治之水湿内停病证，与现代医学的泌尿系统、消化系统功能障碍，多种器官功能衰竭，如心功能不全，肾病、肝病所致的水肿、腹水以及一些感染性疾病等相似。

10.1.2　利水渗湿药的共同药理作用

　　1. 利尿作用　本类药多具有不同程度的利尿作用，如茯苓、猪苓、泽泻、木通等。其中猪苓、泽泻的利尿作用较强。泽泻煎剂和浸膏对人和动物均有明显的利尿作用，并可使尿中 Na^+、K^+、Cl^- 及尿素的排泄量增加，其作用与药材的采集时间、药用部位、炮制方法及动物的种属有关。利水渗湿药利尿的作用机理可能与抑制肾小管对 Na^+ 的重吸收、抗醛固酮或增加心钠素（ANF）的含量等有关。

　　2. 抗病原体　本类药多数具有抗病原体作用。如茯苓、猪苓、泽泻、车前子、金钱草等具有抗菌作用，车前子、木通、茵陈等能抗真菌，茵陈、虎杖、金钱草等具有抗病毒作用。

　　3. 保肝、利胆　泽泻、茵陈、猪苓等具有保肝作用，如泽泻能改善脂肪代谢、抗脂肪肝，能抑制脂质过氧化损伤、促进肝细胞修复；茵陈能减轻 CCl_4 所导致的大鼠肝细胞损伤、改善肝功能、防治肝纤维化；茵陈、半边莲、玉米须、金钱草等具有明显的利胆作用，其中茵陈能加速胆汁排泄，增加胆红素和胆酸的排出量、降低胆汁中胆固醇的含量，且能扩张胆管、收缩胆囊，可预防胆固醇结石形成。

4. 抗肿瘤　茯苓多糖、猪苓多糖、泽泻、薏苡仁等具有显著的抗肿瘤作用，能抑制多种实验性移植性肿瘤的生长。其抗肿瘤机制涉及直接抑杀肿瘤细胞，或通过提高机体的免疫功能而抑制肿瘤的生长和转移等。

利水渗湿药的共同药理作用概要见图 10-1。

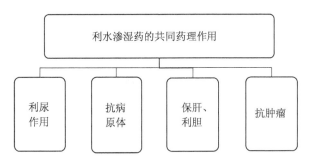

图 10-1　利水渗湿药的共同药理作用

10.1.3　利水渗湿药应用注意事项

本类药易耗伤津液，故阴亏津少、肾虚者及孕妇应慎用或禁用。

10.1.4　主要研究思路和方法

利水渗湿药的研究思路和方法主要针对水湿内停病证的病因及病理生理过程，围绕利尿通淋、防治结石、保肝利胆、调节血脂等方面开展。

1. 利尿作用　大部分利水渗湿药都有不同程度的利尿作用，药物的利尿作用能使尿量增多，小便通畅，有助于体内蓄积的水湿从小便排泄。将利尿作用作为研究指标可充分体现利水渗湿药的功效特点。目前多采用代谢笼法、导尿管法、输尿管集尿法等观察尿量变化。

2. 保肝作用　肝脏是机体重要的代谢器官，也是机体重要的屏障器官，肝脏对各种致病因子的反应方式主要是肝实质细胞和星状细胞的增生、肝实质细胞的变性和坏死，以及肝间质的渗出和增生。利水渗湿药多有保肝作用，如茵陈可通过诱导肝药酶的活性、增强肝脏的解毒功能、保护肝细胞膜的完整和促进肝细胞的再生而发挥保肝作用；猪苓多糖有促进肝细胞再生、恢复肝功能和抑制乙肝病毒复制的作用等，因此将保肝作用作为研究指标。目前多采用急、慢性肝损伤模型，免疫性肝损伤模型、脂肪肝模型等来观察药物的保肝作用。

3. 利胆作用　利水渗湿药多有利胆作用，如茵陈能松弛或缓解胆总管括约肌痉挛，收缩胆囊，增加胆汁流量，促进胆汁的排泄和代谢，增强胆囊排空功能，从而抑制胆结石、胆囊炎的发生和消除黄疸，因此将利胆作用作为研究指标。目前多采用胆总管插管引流或制备胆囊篓，以及胆囊、胆总管安置电极等方法来观察药物对肝脏分泌胆汁功能、胆汁流量、胆囊胆总管的活动等影响。

4. 调节血脂　高血脂多属湿浊内阻,许多利水渗湿药如泽泻、车前子、茵陈等都有利水渗湿、调节血脂作用,而脂质代谢紊乱是动脉粥样硬化和心脑血管疾病发生的重要原因,因此将对血脂的影响作为研究指标。目前多采用高脂饲料喂养法,给实验动物长期喂食高脂膳食,观察实验动物的脂质代谢情况。动脉粥样硬化动物需进行形态学检查,冠状动脉斑块病变程度是反映疗效的最直接指标。

此外,因利水渗湿药除能增加尿量外,大多还可使 Cl^-、Na^+ 等离子排出增加,从而消除水肿,阻断与其相关疾病的发生或发展。因此利水渗湿药的研究还可从是否具有改善慢性心功能不全、高血压、加速某些毒物的排泄、治疗特发性泌尿系统结石、高钙血症等方面进行探索。

利水渗湿药主要研究思路和方法概要见图 10-2。

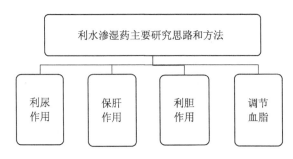

图 10-2　利水渗湿药主要研究思路和方法

参考文献

［1］陈长勋.中药药理学.上海:上海科学技术出版社,2012.

［2］吴清和.中药药理学.北京:高等教育出版社,2012.

［3］冯文一.利水渗湿法在伤科的运用探讨.当代医学,2010,16(7):156-157.

［4］俞丽霞,阮叶萍.中药药理学.杭州:浙江大学出版社,2012.

［5］沈映君.中药药理学专论.北京:人民卫生出版社,2009.

［6］陆茵,张大方.中药药理学.北京:人民卫生出版社,2012.

［7］李美珍.利水渗湿药在非祛湿剂中的配伍应用探讨.实用中医药杂志,2012,28(1):50-51.

10.2　代表药物

10.2.1　茯苓

茯苓始载于《神农本草经》,列为上品。茯苓味甘、淡,性平。归心、肺、脾、肾经。具有健脾渗湿、利水消肿、宁心之功效。为多孔菌科真菌茯苓(Poria cocos (Schw.) Wolf)的干燥菌核。

茯苓主要含 β-茯苓聚糖(β-pachyman)、茯苓酸(pachymic acid)、茯苓素(poriatin)、茯苓醇等化学成分。

【主要药理作用】

1. **利尿**　茯苓的利尿作用与动物的种属,给药途径,机体的生理、病理状态等有密切关系。如茯苓对健康人利尿作用不明显,但对肾性和心性水肿病人作用显著。茯苓醇提取液对正常家兔有利尿作用,茯苓煎剂则对大鼠及家兔均无利尿作用。茯苓素是茯苓利尿的有效成分,且具有和醛固酮相似的结构,可拮抗醛固酮的活性产生利尿作用,推测茯苓可能是一种醛固酮受体拮抗剂。

2. **免疫调节**　茯苓多糖可显著增强机体免疫功能,能使机体免疫器官胸腺、脾及淋巴结重量增加。茯苓多糖腹腔注射可使小鼠腹腔巨噬细胞吞噬百分率及吞噬指数明显增加,能使免疫功能低下者的淋巴细胞转化(LCT)值及活性 E 花环(Ea)值明显升高,特别是能调整 T 淋巴细胞亚群的比值,增强机体免疫功能。羟甲基茯苓多糖能明显增强小鼠脾脏抗体分泌细胞数和特异的抗原结合细胞数。茯苓多糖增强机体免疫功能的机制可能与其诱导产生 IL-2 有关。

3. **抗肿瘤**　茯苓多糖与茯苓素均有明显的抗肿瘤作用。能抑制动物实体瘤 S_{180} 的生长,延长艾氏腹水癌动物的存活时间。茯苓多糖体外对腹水型肉瘤 S_{180} 细胞和人慢性骨髓性白血病 K_{562} 细胞的增殖均有抑制作用,茯苓素能抑制白血病 L_{1210} 细胞 DNA 合成。其抗肿瘤作用机制在于茯苓多糖能提高宿主的免疫功能以及直接的细胞毒作用。茯苓素可能是通过抑制肿瘤细胞的核苷转运而抑制肿瘤细胞 DNA 的合成,并提高巨噬细胞产生 TNF 的能力,增强杀伤肿瘤细胞作用。

4. **保肝**　茯苓对 CCl_4 所致的肝损伤有明显保护作用,可降低血清 ALT 活性,防止肝细胞坏死。茯苓醇可明显减轻实验性肝硬化动物肝脏胶原含量、增加尿羟脯氨酸排出量,具有促进肝硬化动物肝脏胶原蛋白降解和抑制肝内纤维组织增生的作用。

此外,茯苓对幽门结扎所致溃疡有预防作用,且能降低胃酸含量。

茯苓的主要药理作用概要见图 10-3。

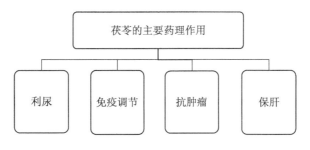

图 10-3　茯苓的主要药理作用

【现代应用】

1. **水肿**　茯苓用于多种原因导致的水肿均有较好疗效,可明显利水消肿。

2. **腹泻**　单味茯苓粉或茯苓与山药、鸡内金、罂粟壳配伍即茯苓愈婴汤用于治疗轮状病毒感染引起的婴幼儿腹泻有较好疗效。

3. **肿瘤**　茯苓多糖制剂临床用于肿瘤放疗、化疗患者的辅助性治疗有效,可缓解病情、改善症状。

4. **失眠**　茯苓水煎剂治疗失眠、慢性精神分裂症有效。

茯苓的现代应用概要见图 10-4。

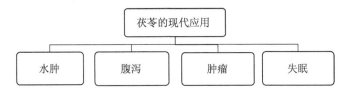

图 10-4 茯苓的现代应用

【古籍述要】

(1)《神农本草经》：主胸胁逆气，忧恚惊邪恐悸，心下结痛，寒热，烦满，咳逆，口焦舌干，利小便。

(2)《名医别录》：止消渴，好睡，大腹，淋沥，膈中痰水，水肿淋结。开胸腑，调脏气，伐肾邪，长阴，益气力，保神守中。

(3)《药性论》：开胃，止呕逆，善安心神。主肺痿痰壅。治小儿惊痫，心腹胀满，妇人热淋。

(4)《日华子本草》：补五劳七伤，安胎，暖腰膝，开心益智，止健忘。

【常见不良反应及应用注意事项】

茯苓的不良反应较少。

参考文献

[1] 国家药典委员会.中华人民共和国药典(一部).北京:中国医药科技出版社,2010:224-225.

[2] 王青,胡明华,董燕,等.茯苓多糖对小鼠肠道分泌型免疫球蛋白 A,CD80,CD86 表达的影响.中国实验方剂学杂志,2011,17(13):127-129.

[3] 陈长勋.中药药理学.上海:上海科学技术出版社,2012.

[4] 钟熊,王梦月,彭颖,等.白术、茯苓多糖的体外胃肠道代谢研究.中国实验方剂学杂志,2012,18(12):132-135.

[5] 吴清和.中药药理学.北京:高等教育出版社,2012.

[6] 俞丽霞,阮叶萍.中药药理学.杭州:浙江大学出版社,2012.

[7] 梁亦龙,曾垂省,王允,等.茯苓多糖的抗氧化作用.江苏农业科学,2012,40(7):288-289.

[8] 沈映君.中药药理学专论.北京:人民卫生出版社,2009.

[9] 陆茵,张大方.中药药理学.北京:人民卫生出版社,2012.

[10] 刘成,杨宗国,陆云飞,等.茯苓多糖退黄疸作用的实验研究.中国实验方剂学杂志,2012,18(10):195-198.

10.2.2　猪苓

猪苓始载于《神农本草经》，列为中品。猪苓味甘、淡，性平。归肾、膀胱经。具有利水消肿、渗湿之功效。为多孔菌科真菌猪苓(Polyporus umbellatus(Pers.)Fries)的干燥菌核。

猪苓主要含猪苓多糖(glucan)、猪苓酸 A(poly-prorenic acid A)、猪苓酸 C(poly-prorenic acid C)、麦角甾醇(ergosterol)等化学成分。

【主要药理作用】

1. 利尿　猪苓煎剂对健康人及家兔均具有明显的利尿作用，其利尿机制主要是通过抑制肾小管对水和电解质的重吸收,增加水、Na^+、K^+、Cl^- 等的排泄而产生明显的利尿作用。

2. **免疫调节** 猪苓可增强机体的免疫功能。猪苓多糖是其增强免疫功能的主要有效成分,能提高荷瘤及化疗小鼠腹腔巨噬细胞吞噬能力。猪苓多糖能直接促进小鼠免疫细胞(B 细胞)的有丝分裂,明显促进小鼠 T 细胞对 ConA 和 B 细胞对 LPS 的增殖反应,增强小鼠异型脾细胞诱导的迟发型超敏反应,并明显增强小鼠异型脾细胞激活的细胞毒 T 细胞(CTL)对靶细胞的杀伤活性。

3. **抗肿瘤** 猪苓醇提水溶部分腹腔注射对小鼠肉瘤 S_{180} 及肝癌具有明显的抑制作用。猪苓多糖为其抗肿瘤的主要有效成分,对小鼠移植性肉瘤 S_{180} 具有明显的抑制作用,可使部分荷瘤小鼠的肿瘤完全消退;能降低 N-丁基-N(4-羟丁基)亚硝胺(BBN)诱导的大鼠膀胱癌的发生率,并使每鼠肿瘤数、肿瘤直径和恶性程度均显著降低,其抗肿瘤机制可能与抑制肿瘤细胞 DNA 合成及增强机体免疫功能等有关。

4. **保肝** 猪苓多糖能减轻 CCl_4 及 D-氨基半乳糖(D-Galn)所诱发的实验性小鼠肝损伤,可降低血清 ALT,促进肝脏的修复和再生。猪苓多糖可抗病毒性肝炎,对 HBeAg、HBV-DNA 转阴有一定疗效。

此外,猪苓还有抗病原体、抗辐射等药理作用。

猪苓的主要药理作用概要见图 10-5。

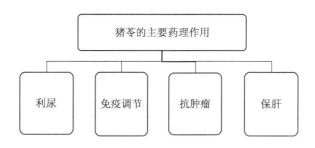

图 10-5 猪苓的主要药理作用

【现代应用】

1. **肝炎** 猪苓多糖与干扰素、乙肝疫苗、胸腺肽等联合应用治疗多种类型肝炎均有较好疗效,能显著改善肝功能、抑制病毒复制。

2. **水肿** 猪苓与其他中药配伍用于治疗水肿有较好疗效。

3. **肿瘤** 猪苓多糖临床用于肺癌、肝癌、鼻咽癌等肿瘤放疗、化疗的辅助性治疗有效。

4. **银屑病** 猪苓多糖注射液治疗银屑病有效。

猪苓的现代应用概要见图 10-6。

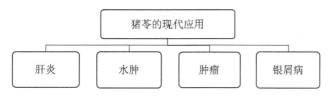

图 10-6 猪苓的现代应用

【古籍述要】

(1)《神农本草经》:主痎疟、解毒……利水道。

(2)《本草纲目》:开腠理,治淋、肿、脚气、白浊、带下,妊娠子淋,胎肿,小便不利。并谓开腠理,利小便,与茯苓同功。但入补药不如茯苓也。

(3)《本草衍义》:猪苓,行水之功灵,久服必损肾气,昏人目。

(4)《本草求真》:猪苓,凡四苓、五苓等方,并皆用此,性虽有类泽泻,同入膀胱肾经,解热除湿,行窍利水,然水消则脾必燥,水尽则气必走。

【常见不良反应及应用注意事项】

猪苓多糖注射液可引起关节肌肉疼痛、皮疹、淋巴结肿大、血管神经性水肿等,甚至可引起过敏性休克。

参考文献

[1] 刘洪超,杨小龙,王淑英.猪苓药理作用研究进展.河南科技大学学报(医学版)2011,29(2):159-160.

[2] 国家药典委员会.中华人民共和国药典(一部).北京:中国医药科技出版社,2010:299.

[3] 陈文强,邓百万,彭浩,等.药用真菌猪苓的研究现状及应用展望.中国食用菌,2012,31(1):1-4.

[4] 曾星,李彩霞,黄羽,等.猪苓及猪苓多糖对膀胱癌模型大鼠腹腔巨噬细胞吞噬和表面免疫相关分子表达的影响.中国免疫学杂志,2011,27(5):414-418.

[5] 张国伟,李彩霞,王艳峰,等.猪苓及猪苓多糖对BBN联合糖精作用Fisher-344大鼠肝脏代谢酶的影响.天然产物研究与开发,2011,23(5):923-926.

[6] 王丹,王学仁,田琛峰,等.猪苓的免疫调节作用.国际中医中药杂志,2012,34(7):657-658.

[7] 俞丽霞,阮叶萍.中药药理学.杭州:浙江大学出版社,2012.

[8] 沈映君.中药药理学专论.北京:人民卫生出版社,2009.

[9] 李太元,田广燕,许广波,等.猪苓菌丝体多糖对小鼠免疫水平的影响.中国兽医学报,2007,27(1):88-90,94.

[10] 崔墩,王润田,支国成,等.猪苓多糖下调Colon26细胞肿瘤免疫抑制的体外研究.免疫学杂志,2009,25(6):651-654.

10.2.3 泽泻

泽泻始载于《神农本草经》,列为上品。泽泻味甘,性寒。归肾、膀胱经。具有利水消肿,渗湿泄热之功效。为泽泻科植物泽泻(Alisma orientalis(Sam.)Juzep.)的干燥块茎。

泽泻主要含泽泻萜醇A(alisol A)、泽泻萜醇B(alisol B),泽泻萜醇A、B、C的醋酸酯,表泽泻萜醇A(epialisol A),泽泻醇(alismol)、泽泻素(alismin)等化学成分。

【主要药理作用】

1. 利尿　泽泻利尿作用显著。其利尿作用的强弱因采集季节、药用部位及炮制方法的不同而异,与实验动物的种属也有关。如冬采泽泻利尿作用最强,春采泽泻利尿作用较弱;泽泻块茎利尿作用强,须稍有利尿作用,而草根则无利尿作用;生用、酒炙、麸炙有利尿作用,而盐炙无利尿作用;泽泻煎剂对人有明显利尿作用,而对家兔作用极弱。

泽泻醇B和泽泻醇A-24-醋酸酯是泽泻利尿的有效成分,其作用机理可能与直接作用于肾小管的集合管,抑制K^+的分泌,同时抑制Na^+的重吸收;或增加血浆ANF的含量;或

抑制肾脏 Na^+-K^+-ATP 酶的活性,减少 Na^+ 重吸收等有关。

2. **抗结石形成** 泽泻水提取物或醇提取物能明显降低实验动物肾组织内 Ca^{2+} 含量和减少肾小管内草酸钙结晶的形成,能有效抑制肾脏草酸钙结石的形成。泽泻抑制泌尿系统结石是通过明显降低肾钙含量和减少肾小管内草酸钙结晶形成来实现的。其有效成分为三萜类化合物。

3. **降血脂** 泽泻可降低健康人血清总胆固醇(TC)、三酰甘油(TG)和低密度脂蛋白(LDL),升高血清高密度脂蛋白(HDL)。泽泻多糖、泽泻水提取物及醇提取物均能显著降低高脂血症模型小鼠血清中 TC、TG 含量,升高 HDL-C 含量,改善小鼠的动脉硬化指数值(AI)。泽泻萜醇 A、B、C 醋酸酯均具有降脂作用,其中以泽泻萜醇 A 醋酸酯的作用最为显著。泽泻提取物降低胆固醇的作用机制与其干扰外源性胆固醇的吸收和内源性胆固醇代谢有关。

4. **抗动脉粥样硬化** 泽泻能有效减轻动脉内膜粥样斑块的形成,减少血管平滑肌细胞增生及炎细胞浸润,具有抗实验性动脉粥样硬化作用。其作用在于提高血中 HDL-C 的含量及其与 TG 的比值,而使胆固醇从动脉壁正常清除并运至肝代谢和排泄。泽泻提取物还能预防 LDL 对内皮细胞的损伤,通过竞争细胞表面受体抑制 LDL 进入内皮细胞从而抑制胆固醇的合成。泽泻也有抗血小板聚集、抗血栓形成及增强纤溶酶活性等作用,因而能从降低血脂、抑制内皮细胞损伤、抗血栓等多方面抑制或减轻动脉粥样硬化的发生和发展。

5. **保肝** 泽泻可使高脂低蛋白饲料所致实验性脂肪肝动物肝内脂肪含量降低,抑制肝脂肪的蓄积。泽泻提取物对 CCl_4 引起的肝损伤有改善作用。泽泻所含胆碱、卵磷脂、不饱和脂肪酸是其抗脂肪肝的有效成分。

6. **抗炎** 泽泻水煎剂腹腔给药能明显抑制由 2,4-二硝基氯苯所致小鼠接触性皮炎,能减轻二甲苯引起的小鼠耳廓肿胀,抑制大鼠棉球肉芽组织增生。其抗炎机制可能是直接作用,而不是通过兴奋垂体-肾上腺皮质系统间接发挥作用。

此外,泽泻还有降血压、降血糖、抗血小板聚集、抗血栓形成以及提高纤溶酶活性等药理作用。

泽泻的主要药理作用概要见图 10-7。

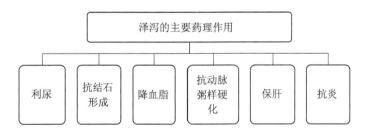

图 10-7　泽泻的主要药理作用

【**现代应用**】

1. **高脂血症** 泽泻、泽泻浸膏片对高脂血症均有一定疗效。泽泻用于脂肪肝治疗也有较好疗效。

2. **水肿** 泽泻多与茯苓、车前子等配伍用于急性肾炎时尿少、水肿的治疗。

3. 梅尼埃病 泽泻与白术配伍即泽泻汤对梅尼埃病有效,可改善其发作性眩晕症状。

泽泻的现代应用概要见图 10-8。

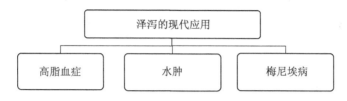

图 10-8 泽泻的现代应用

【古籍述要】

(1)《药性论》:主肾虚精自出,治五淋,利膀胱热,宣通水。

(2)《本草纲目》:渗湿热,行痰饮,止呕吐、泻痢、疝痛、脚气。

(3)《神农本草经》:主风寒湿痹,乳难,消水,养五脏,益气力,肥健。

(4)《名医别录》:补虚损五劳,除五脏痞满,起阴气,止泄精、消渴、淋沥,逐膀胱、三焦停水。

【常见不良反应及应用注意事项】

泽泻因含刺激性成分,少数患者可出现恶心呕吐、肠鸣腹泻等胃肠反应,以及皮疹、过敏性哮喘等。

参考文献

[1] 肖飞艳,冯育林,杨世林,等.泽泻化学成分的研究进展.中药新药与临床药理,2009,20(5):491-495.

[2] 国家药典委员会.中华人民共和国药典(一部).北京:中国医药科技出版社,2010:212-213.

[3] 曾春晖,杨柯,刘海燕,等.不同产地泽泻盐炙前后成分差异及利尿作用的研究.中国实验方剂学杂志,2012,18(2):148-152.

[4] 陈长勋.中药药理学.上海:上海科学技术出版社,2012.

[5] 俞丽霞,阮叶萍.中药药理学.杭州:浙江大学出版社,2012.

[6] 张宏达,谢雪,陈昱竹,等.泽泻麸制前后健脾作用研究.中国实验方剂学杂志,2012,18(10):187-190.

[7] 罗永东,李小艳,邱丽莉,等.23-乙酰泽泻醇 B 大鼠体内药动学和生物利用度研究.中国实验方剂学杂志,2010,16(12):172-175.

[8] 沈映君.中药药理学专论.北京:人民卫生出版社,2009.

[9] 陆茵,张大方.中药药理学.北京:人民卫生出版社,2012.

[10] 张瑞芳,万建新,许艳芳,等.泽泻醇 B 抑制 C3a 介导的人肾小管上皮细胞间充质转分化的实验研究.中国中西医结合杂志,2012,32(10):1407-1412.

10.2.4 茵陈

茵陈始载于《神农本草经》,列为上品。茵陈味苦、辛,性微寒。归脾、胃、肝、胆经。具有利湿退黄,解毒疗疮之功效。为菊科植物滨蒿(Artemisia Scoparia Waldst. et kit)或茵陈蒿(Artemisia Capillaris Thunb.)的干燥地上部分。

茵陈蒿主要含 6,7-二甲氧基香豆素(6,7-dimethoxycoumarin)、7-甲氧基香豆素(7-

methoxycoumarin)、茵陈炔内酯(capillarin)，茵陈色原酮(capillarisin)、茵陈黄酮(arcapil-lin)、蓟黄素(cirsimanitin)、茵陈香豆酸 A、B（capillartemisin，A、B)和绿原酸(chlorogenic acid)等化学成分。

【主要药理作用】

1. **利胆** 茵陈具有显著的利胆作用,其机制在于增加胆酸、磷脂、胆固醇的分泌排泄,促进胆汁分泌和排泄,扩张胆管、收缩胆囊。茵陈利胆的有效成分众多,包括 6,7-二甲氧基香豆素、茵陈色原酮、茵陈黄酮等十余种,其中茵陈色原酮的利胆作用最强。

2. **保肝** 茵陈具有较强的保肝作用。能促进肝细胞再生、恢复肝功能,能减轻 CCl_4 等所致肝细胞损伤,防治肝纤维化,具有抗肝炎病毒和抑制病毒复制的作用。茵陈保肝作用机制为诱导肝药酶、增强肝脏的解毒功能,保护肝细胞膜的完整和促进肝细胞的再生,抑制体内的过氧化反应。主要有效成分为 6,7-二甲氧基香豆素、茵陈色原酮、茵陈黄酮等。其中 6,7-二甲氧基香豆素可抗脂质过氧化、阻止 MDA 的形成,这可能是其保肝的主要机制。

3. **抗肿瘤** 茵陈可延长荷瘤小鼠的存活期,抑制小鼠移植肿瘤的成长。茵陈对肿瘤细胞有明显的细胞毒作用,可使瘤细胞被阻滞于 G_0/G_1 期。茵陈煎剂对黄曲霉毒素 B_1（AFB_1）诱发的小鼠骨髓嗜多染红细胞微核率、染色体畸变率和姊妹染色单体交换率的增高有明显拮抗作用,且有明显量效关系。茵陈水煎剂能明显减轻亚硝酸钠和 N-甲基苄胺诱发的大鼠胃窦及食管上皮增生性病变,提高其胸腺指数,可预防食管癌。并可下调实验性食管肿瘤大鼠病变组织 p53 和 CDK_2 基因的表达。

4. **抗病原体** 茵陈对多种细菌、真菌、病毒、寄生虫等均具有较强的抑制作用。茵陈抗菌活性成分主要是茵陈炔酮、对羟基苯乙酮和其他挥发油成分。

5. **降血脂、抗动脉粥样硬化** 茵陈能降低高脂动物血脂水平,降低主动脉壁中胆固醇含量,防治血管壁和内脏脂肪沉积,具有抗动脉粥样硬化作用。

此外,茵陈还具有解热、镇痛、抗炎、利尿、降压等药理作用。

茵陈的主要药理作用概要见图 10-9。

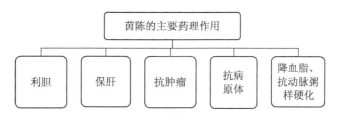

图 10-9 茵陈的主要药理作用

【现代应用】

1. **肝炎** 茵陈是治疗黄疸性肝炎的要药。茵陈蒿汤用于治疗黄疸性肝炎、病毒性肝炎疗效显著。茵陈蒿汤配伍清热解毒药用于治疗重症肝炎,可提高患者生存率。

2. **胆石症、胆道感染** 茵陈、茵陈蒿汤用于治疗胆石症、胆道感染疗效显著,可利胆、对抗胆道感染,减轻肝细胞损伤,有助于肝功能恢复。

3. **肿瘤** 茵陈或茵陈蒿汤用于肝癌、胰腺癌等肿瘤的辅助治疗,可改善症状、减轻疼痛、缩小瘤体。

4. 痤疮　茵陈用于痤疮治疗疗效明显。

茵陈的现代应用概要见图 10-10。

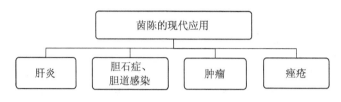

图 10-10　茵陈的现代应用

【古籍述要】

(1)《神农本草经》：主风湿寒热邪气,热结黄疸。

(2)《名医别录》：通身发黄,小便不利,除头痛,去伏瘕。

(3)《医学入门》：消遍身疮疥。

【常见不良反应及应用注意事项】

少数病人服用茵陈后可出现头晕、恶心、上腹饱胀、灼热感,个别出现腹泻、短暂心慌、心律失常等反应。

参考文献

[1]　王茜.茵陈的药理作用及其主要化学成分药物代谢动力学研究进展.安徽中医学院学报,2012,31(4)：87-90.

[2]　国家药典委员会.中华人民共和国药典(一部).北京:中国医药科技出版社,2010:223-224.

[3]　张姣姣,张停,吴灿,等.茵陈色原酮对小鼠急性乙醇性肝损伤的保护作用研究.抗感染药学,2011,8(4):257-261.

[4]　陆茵,张大方.中药药理学.北京:人民卫生出版社,2012.

[5]　兰绍阳,佘世锋.茵陈对肝内胆汁淤积湿热证大鼠利胆退黄作用机制的研究.时珍国医国药,2012,23(7):1627-1629.

[6]　王深,崔金环,魏蕾.茵陈提取物对 SD 大鼠高脂血症模型血脂水平和肝脂肪变的影响.中华中医药学刊,2010,28(8):1738-1740.

[7]　陈长勋.中药药理学.上海:上海科学技术出版社,2012.

[8]　吴清和.中药药理学.北京:高等教育出版社,2012.

[9]　俞丽霞,阮叶萍.中药药理学.杭州:浙江大学出版社,2012.

[10]　李源渊,赫长胜,侯建敏.茵陈多糖对梗阻性黄疸幼鼠肝损伤的保护作用.河北医药,2012,34(8):1128-1130.

第 11 章 温 里 药

学习要点及要求：

　　本章主要介绍温里药的中医认识、共同药理作用、应用注意事项、主要研究思路和方法、代表药物等。通过本章的学习，掌握温里药的含义、药理作用、应用注意事项；了解温里药的主要研究思路和方法；掌握附子的主要药理作用、现代应用、常见不良反应及应用注意事项；熟悉干姜、肉桂的主要药理作用、现代应用、常见不良反应及应用注意事项。

11.1 概述

11.1.1 温里药的中医认识

　　凡以温里祛寒为主要功效，主治里寒证的药物，称为温里药，又称祛寒药。里寒证是由外寒不解入里或寒邪直中入里，或素体阳虚而致寒从中生所致。前者主要因寒邪入里，脾阳受抑，以脾胃虚寒为主。表现为脘腹冷痛、呕吐泄利、舌淡苔白等为主要特征。后者主要因心肾阳虚，寒自内生。表现为腰膝冷痛、畏寒肢冷、夜尿频多等，甚者可见肢冷汗出、呼吸微弱、脉微欲绝等。温里药是依据"寒者热之"，"疗寒以热药"的理论而立法，属于八法中的温法。

　　温里药药性温热，味多辛，具有辛散温通、散寒止痛、补火助阳等功效。代表药有附子、干姜、肉桂、吴茱萸、丁香等。温里药主治病证与现代医学中的消化系统疾病以及心血管系统的慢性心功能不全、休克相类似。

11.1.2 温里药的共同药理作用

　　1. 强心作用　　温里药对心脏的作用主要表现为正性肌力、正性频率和正性传导作用。附子、干姜、肉桂等，可使心肌收缩力增强，心率加快，心排血量增加。对于实验性缓慢型心律失常，能改善房室传导，加快心率，恢复正常窦性节律。附子强心的主要有效成分为去甲乌药碱，其为 β 受体的部分激动剂。而肉桂的强心作用与其促进交感神经末梢释放儿茶酚胺(CA)有关。

　　2. 扩血管、改善血液循环　　温里药能扩张血管，增加血流量。如附子、肉桂等可扩张冠状动脉、增加冠脉流量，改善心肌供血。附子、肉桂、干姜等能扩张脑血管、增加脑血流量，改善脑循环。肉桂、干姜、胡椒等所含挥发油或辛辣成分可扩张体表血管、内脏血管,改善循环,使全身产生温热感。

3. 抗心肌缺血、抗休克　温里药如附子、肉桂等可增加冠脉流量,改善心肌供血,对垂体后叶素及冠脉结扎所导致的实验性心肌缺血有明显改善作用。附子、干姜等能提高机体耐缺氧能力,延长动物在缺氧条件下的存活时间。附子、干姜、肉桂及相关复方制剂对实验性失血性休克、心源性休克、内毒素性休克动物,均能升高平均动脉压及左心室收缩压,延长动物存活时间和提高存活率。对纯缺氧性休克、血管栓塞性休克等也有明显的保护作用。温里药抗休克作用主要与其强心、扩张血管、改善微循环有关。

4. 调节胃肠作用　温里药大多可增强胃肠运动、促消化。如干姜、丁香、吴茱萸、胡椒等可温和地刺激胃肠道,使肠管兴奋,增强胃肠道张力,促进蠕动,排出胃肠积气。部分温里药如附子、丁香、小茴香等能抑制小鼠的胃排空;吴茱萸、干姜、肉桂能缓解胃肠痉挛性收缩;干姜能促进胃液分泌;丁香、高良姜、草豆蔻能增加胃酸排出量和提高胃蛋白酶活性。

5. 利胆、止呕、抗溃疡　干姜、肉桂、高良姜等能促进胆汁的分泌。干姜、丁香、吴茱萸有止呕作用。干姜、肉桂、吴茱萸等有抗胃溃疡的作用。

6. 抗炎、镇痛作用　附子、干姜、肉桂等对肾上腺皮质系统有兴奋作用,可促进肾上腺皮质激素的合成,发挥抗炎作用。对实验性动物足肿胀、耳廓肿胀、腹腔毛细管通透性增高等均有抑制作用。温里药的抗炎镇痛作用与抑制花生四烯酸代谢、促进肾上腺皮质激素的释放等有关。

温里药的共同药理作用概要见图 11-1。

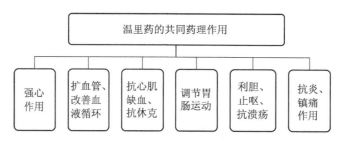

图 11-1　温里药的共同药理作用

11.1.3　温里药应用注意事项

本类药多辛温燥烈,易伤阴动火,故实热证、阴虚火旺、津血亏虚者及孕妇易慎用或禁用。

11.1.4　主要研究思路和方法

温里药的研究思路和方法主要针对里寒证的病因及病理生理过程,围绕改善心血管系统功能、抗休克、增加能量代谢、对消化系统的影响等方面开展。

1. 改善心功能、抗休克　温里药具有温心阳和回阳救逆之功效,用于心阳衰微及亡阳证。心阳衰微与心力衰竭、缓慢型心律失常等有关,亡阳证与休克相似。通过观察温里药对心脏、血管、血压和微循环的影响,有助于阐明此类药物回阳救逆和温心阳的药理学依据。

强心作用研究多采用心力衰竭模型观察药物对心肌收缩力、心率和心血输出量的影响。也可结合离体器官组织和体外细胞培养方法对心肌兴奋性、不应性、自动节律等指标定量观察。抗休克作用多采用冠状动脉阻塞法诱发心源性休克，来观察药物对低血压状态等的影响。

2. 增加能量代谢　寒证多表现出能量代谢相对不足，以能量代谢的改变作为研究指标，将有助于揭示虚寒证的病理特征，阐明温里药的主要功效特点。能量不足的一系列症状体征与交感-肾上腺髓质系统功能低下密切相关，表现为交感神经-β受体-cAMP系统的功能减弱，副交感神经-M受体-cGMP系统的功能偏亢。以交感神经与β肾上腺素受体相关指标作为研究内容，将有助于阐明温里药产生温热效应的作用机制。

3. 促进肾上腺和甲状腺功能　阳虚证患者的肾上腺皮质功能和甲状腺功能呈一定程度减弱，部分温里药如附子、肉桂等可兴奋下丘脑-垂体-甲状腺轴功能，兴奋下丘脑-垂体-肾上腺皮质轴功能，体现了温里药温里助阳的药理学依据。多采用药物诱导造成实验动物下丘脑-垂体-甲状腺轴、下丘脑-垂体-肾上腺皮质轴抑制模型研究。

4. 调节胃肠运动、抗溃疡　里寒证多表现为脾胃虚寒，阳气不足。温里药多具有温中散寒之功效，可用于脾胃虚寒、脘腹冷痛、呕吐泄泻等病证，具有调节胃肠运动、抗溃疡的作用。多数温里药对胃肠道平滑肌具有兴奋和抑制双向调节作用，对消化道溃疡具有治疗作用，可抑制溃疡形成，促进黏膜细胞再生修复及溃疡愈合。目前多采用胃肠运动实验，以及幽门结扎、应激、药物诱导等方法复制实验性溃疡模型进行研究。

温里药主要研究思路和方法概要见图11-2。

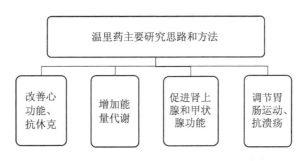

图 11-2　温里药主要研究思路和方法

参考文献

［1］陈长勋. 中药药理学. 上海：上海科学技术出版社，2012.

［2］袁晓红，尹跃兵. 温里药在方剂配伍中的应用. 中国民族民间医药，2012，21(15)：42-44.

［3］俞丽霞，阮叶萍. 中药药理学. 杭州：浙江大学出版社，2012.

［4］陆茵，张大方. 中药药理学. 北京：人民卫生出版社，2012.

［5］秦华珍，柳俊辉，李世阳，等. 三种温里药不同提取物对寒证大鼠交感神经—肾上腺机能的影响. 辽宁中医杂志，2009，36(8)：1416-1418.

［6］吴清和. 中药药理学. 北京：高等教育出版社，2012.

［7］李曦，董小萍，程永现. 温里药的研究进展. 亚太传统医药，2010，6(4)：130-133.

11.2 代表药物

11.2.1 附子

附子始载于《神农本草经》，列为下品。附子味辛、甘，性大热，有毒，归心、肾、脾经。具有回阳救逆、补火助阳、散寒止痛之功效。为毛茛科植物乌头（Aconitum carmichaeli Debx.）的子根的加工品。

附子含多种生物碱，包括乌头碱（aconitine）、中乌头碱（mesaconitine）、次乌头碱（hypaconitine）、消旋去甲乌药碱（dl-higenamine）、氯化甲基多巴胺（coryneine choriole）和去甲猪毛菜碱（salsolinol）等。

【主要药理作用】

1. 强心、抗休克　附子对离体及在体心脏、正常及衰竭心脏均具有强心作用，能增强心肌收缩力、加快心率、增加心排血量。其强心的主要有效成分为去甲乌药碱、氯化甲基多巴胺、去甲猪毛菜碱。附子对多种原因导致的休克均有治疗作用，如附子及其复方制剂对失血性休克、内毒素性体克、心源性休克等均能不同程度地提高平均动脉压，延长其存活时间及存活百分率。抗休克的主要有效成分为去甲乌药碱、去甲猪毛菜碱。其抗休克作用与强心、收缩血管、升高血压以及扩张血管，改善循环等作用有关。

2. 扩血管、调节血压　附子有扩张血管、增加血流量、改善血液循环的作用。附子注射液、去甲乌药碱能使麻醉犬心排血量，冠状动脉、脑及股动脉血流量增加，冠脉阻力和总外周阻力降低，有明显的扩张血管作用，此作用可被心得安所阻滞。附子既有升压又有降压作用，与其所含成分有关。去甲乌药碱是降压有效成分，具有兴奋 β 受体及阻断 α 受体的双重作用。氯化甲基多巴胺为 α 受体激动剂，去甲猪毛菜碱是 β 受体和 α 受体激动剂，两者是升压有效成分。

3. 抗心肌缺血　附子注射液静脉注射，能对抗垂体后叶素引起的大鼠急性心肌缺血，明显缩小和减轻麻醉开胸犬急性心肌缺血的损伤范围和程度。去甲乌药碱具有扩张外周血管和冠状动脉的作用，可降低心肌耗氧，增加对缺血心肌的血流灌注和供氧量，从而对心肌缺血起到保护作用。

4. 抗心律失常　附子有显著的抗缓慢型心律失常作用。去甲乌药碱对异搏定所致小鼠缓慢型心律失常有明显防治作用，能改善房室传导，加快心率，恢复窦性心律。对甲醛所致家兔窦房结功能低下也有一定的治疗作用，可使窦房结与房室结功能趋于正常，S-T 段及 T 波恢复正常。附子也具有抗快速型心律失常的作用，如附子水溶性部分可对抗乌头碱、垂体后叶素等所致大鼠心律失常。

5. 免疫调节　附子可增强机体免疫功能。附子注射液可使小鼠血清抗体滴度、脾抗体形成细胞数、血清补体含量明显增加，还可显著提高正常小鼠和免疫低下小鼠的脾和胸腺指数，提高小鼠的腹腔巨噬细胞吞噬功能和抗体产生能力，促进淋巴细胞增殖，增强自然杀伤细胞活性。

6. 对虚证动物模型的影响　研究表明，阴虚证表现为交感神经- β 受体- cAMP 系统功能偏亢，阳虚证表现为副交感神经- M 受体- cGMP 系统功能偏亢。附子能减少甲状腺机能减退阳虚证模型动物 M 受体数量,降低 cGMP 系统反应性,使之趋于正常。而对甲亢和氢化可的松所致的阴虚证模型动物,则可使 β 受体数量增加,cAMP 系统的反应性进一步升高,所以附子可使阴虚证进一步恶化,使阳虚证得到改善。

7. 抗炎、镇痛　附子对多种原因导致的实验性小鼠耳廓肿胀、毛细血管通透性增强、大鼠足跖肿胀,佐剂关节炎等均具有明显抑制作用。其抗炎有效成分为乌头碱、次乌头碱、中乌头碱。作用机制与兴奋下丘脑-垂体-肾上腺皮质轴系统以及附子本身的皮质激素样作用等有关。附子及乌头碱能抑制醋酸所致的小鼠扭体反应、对尾根部加压法、电刺激法所致小鼠疼痛有明显的对抗作用,东莨菪碱可增强其作用。

此外,附子还有局部麻醉、抗血栓形成等药理作用。

附子的主要药理作用概要见图 11-3。

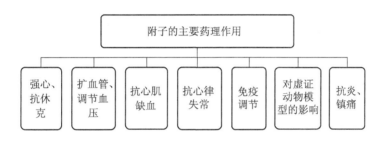

图 11-3　附子的主要药理作用

【现代应用】

1. 休克　以附子为主组成的复方如四逆汤、参附汤等治疗各种休克疗效确切。

2. 心律失常　附子注射液或以附子为主的复方治疗病态窦房结综合征、窦性心动过缓、窦房传导阻滞、房室传导阻滞等各种缓慢型心律失常有较好疗效。

3. 风湿、关节痛　附子及其复方用于风湿、关节疼痛、腰腿痛、神经痛等均有一定疗效,可减轻疼痛、改善肢体活动能力。

附子现代应用概要见图 11-4。

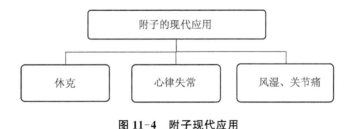

图 11-4　附子现代应用

【古籍述要】

(1)《神农本草经》:主风寒咳逆邪气,温中,金疮,破癥坚积聚,血瘕,寒湿踒躄,拘挛膝痛,不能行步。

(2)《本草汇言》:回阳气,散阴寒,逐冷痰,通关节之猛药也。

(3)《本草正义》:本是辛温大热,其性善走,故为通十二经纯阳之要药,外则达皮毛而除表寒,里则达下元而温痼冷,彻内彻外,凡三焦经络,诸脏诸腑,果有真寒,无不可治。

(4)《名医别录》：脚疼冷弱，腰脊风寒，心腹冷痛，霍乱转筋，下痢赤白，坚肌骨，强阴，又堕胎，为百药长。

【常见不良反应及应用注意事项】

附子为毒性较大的中药，其毒性主要由乌头碱类生物碱引起。人口服乌头碱 0.2 mg 即可引起中毒，乌头碱的致死量为 3～4 mg。中毒症状主要以神经系统、循环系统和消化系统的表现为主，常见恶心呕吐、腹痛腹泻、头晕眼花、口舌、四肢及全身发麻、畏寒，严重者出现瞳孔散大、视觉模糊、呼吸困难、手足抽搐、躁动、大小便失禁、体温及血压下降等。乌头碱对心脏毒性较大，心电图表现为一过性心率减慢，随即出现房性、室性期外收缩和心动过速、心室颤动等。附子经过炮制，乌头碱类生物碱含量大大降低，毒性明显降低。

参考文献

［1］国家药典委员会. 中华人民共和国药典(一部). 北京：中国医药科技出版社，2010：177-178.

［2］刘建磊，李宝丽. 制附子对类风湿关节炎抗炎作用的实验研究. 中国实验方剂学杂志，2011,17(17)：184-187.

［3］刘颖，纪超. 附子多糖对 SD 乳鼠缺氧/复氧心肌细胞的保护作用及其机制研究. 中药新药与临床药理，2012,23(5)：504-507.

［4］吴清和. 中药药理学. 北京：高等教育出版社，2012.

［5］张广平，解素花，朱晓光，等. 附子甘草配伍减毒增效/存效实验研究. 中国中医药信息杂志，2012,19(6)：31-34.

［6］马瑜红，李玲，阮耀，等. 附子与瓜蒌配伍对大鼠心、肝、肾脏的毒性作用. 中国老年学杂志，2011,31(22)：4399-4401.

［7］俞丽霞，阮叶萍. 中药药理学. 杭州：浙江大学出版社，2012.

［8］陆茵，张大方. 中药药理学. 北京：人民卫生出版社，2012.

［9］李超英，李玉梅，张大方，等. 附子与人参配伍对急性心衰大鼠血流动力学的影响. 中药新药与临床药理，2011,22(6)：593-598.

［10］沈映君. 中药药理学专论. 北京：人民卫生出版社，2009.

11.2.2 干姜

干姜始载于《神农本草经》，列为中品。干姜味辛，性热。归脾、胃、心、肺经。具有温中散寒、回阳通脉、温肺化饮之功效。为姜科植物姜(Zingiber officinale Rosc.)的干燥根茎。

干姜主要含挥发油和辛辣成分。挥发油为姜烯(zingiberene)、姜烯酚(shogaol)、姜醇(zingiberol)等。辣味成分为姜辣素(gingerol)、姜酮(zingerone)、姜酚(gingerol)等。

【主要药理作用】

1. 调节胃肠运动　干姜对胃肠平滑肌的影响与其成分有关。干姜水煎液能抑制正常小鼠胃肠推进运动，对离体肠自主收缩有抑制作用，并能抑制组胺等多种原因引起的肠管平滑肌活动亢进。干姜挥发油可刺激消化道、增强肠道张力及蠕动节律，能非竞争性地拮抗 Ach 和组胺对 M、H 受体的激动效应。姜酚则可通过激动 M、H 受体而发挥收缩肠管的作用。干姜的石油醚提取物、水提取物能分别对抗蓖麻油、番泻叶所引起的腹泻，但不影响小鼠的胃肠蠕动。

2. 抗溃疡　干姜具有抗溃疡和保护胃黏膜的作用。大鼠灌服干姜醚提取物,可明显对抗由盐酸、乙醇、消炎痛和应激引起的胃溃疡,减轻胃黏膜损伤,并有促进慢性胃溃疡愈合的趋势。干姜有抑制 TXA_2 合成和促进前列环素（PGI_2）合成的作用,而 TXA_2 及 PGI_2 分别对胃黏膜有损伤和保护作用。

3. 抗炎、镇痛　干姜醚提取物及水提取物均具有显著的抗炎、镇痛作用,可显著抑制醋酸引起的小鼠扭体反应,延长热刺激痛的反应潜伏期,对二甲苯引起的小鼠耳廓肿胀、角叉菜胶引起的大鼠足跖肿胀有抑制作用。干姜的抗炎、镇痛主要成分是脂溶性的姜酚类化合物。其作用与促进肾上腺皮质激素释放有关。

4. 调节血压　干姜对血压的影响较复杂,有升压作用也有降压作用。姜烯酚静脉注射可使大鼠血压出现一过性降低后上升,以后又持续下降的三相性作用。姜烯酮有收缩末梢血管作用,可兴奋血管运动中枢和交感神经、促进肾上腺素释放,使血压升高。

5. 抗凝、抗血栓形成　干姜对 ADP、肾上腺素等多种原因诱导的血小板聚集有显著抑制作用,并存在剂量依赖关系,其机制与抑制血小板中血栓素 B_2（TXB_2）及前列腺素（PG）的合成及抑制环氧化酶的活性有关。干姜有预防血栓形成的作用,干姜水提取物可预防电刺激颈动脉引起的血栓形成,可延长凝血酶原时间、凝血酶原消耗时间、白陶土部分凝血活酶时间和凝血酶时间。

6. 降血脂、抗动脉粥样硬化　干姜具有较强的降血脂和抗动脉粥样硬化的作用。其乙醇提取物可明显降低高胆固醇饮食家兔的血清胆固醇、LDL -胆固醇、总胆固醇和磷脂的比值、肝脏和动脉中胆固醇、三酰甘油和磷脂的含量,可缩小动脉壁斑块面积。

7. 抗氧化、耐缺氧　干姜乙醚提取物能减慢小鼠的耗氧速度,延长常压缺氧小鼠的存活时间和断头后的张口持续时间。可提高家兔脑组织中 SOD 及 Na^+-K^+-ATP 酶的活性,抑制脂质过氧化物的生成,减少神经细胞膜脂质过氧化损伤。干姜可通过降低细胞乳酸脱氢酶的释放,保护心肌细胞缺氧缺糖性损伤。柠檬醛是其耐缺氧的主要成分。

此外,干姜还有强心、抗肿瘤、抗菌等药理作用。

干姜的主要药理作用概要见图 11-5。

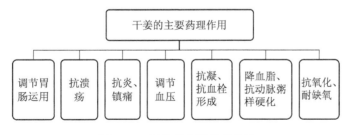

图 11-5　干姜的主要药理作用

【现代应用】

1. 呕吐　干姜用于手术后恶心、呕吐有较好疗效,也用于胃寒呕吐。

2. 晕船　干姜粉有较好的抗晕船作用。

干姜的现代应用概要见图 11-6。

【古籍述要】

(1)《神农本草经》:主胸满咳逆上气,温中,止血,出汗,逐风湿痹,肠澼下痢。生者尤良。

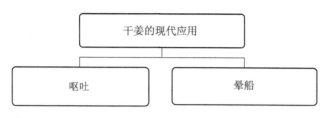

图 11-6　干姜的现代应用

（2）《珍珠囊》：干姜其用有四：通心阳，一也；去脏腑沉寒痼冷，二也；发诸经之寒气，三也；治感寒腹痛，四也。

（3）《本草求真》：干姜，大热无毒，守而不走，凡胃中虚冷，元阳欲绝，合以附子同投，则能回阳立效，故书有附子无姜不热之句。

（4）《名医别录》：治寒冷腹痛，中恶、霍乱、胀满，风邪诸毒，皮肤间结气，止唾血。

【常见不良反应及应用注意事项】

干姜不良反应少。

参考文献

［1］国家药典委员会. 中华人民共和国药典（一部）. 北京：中国医药科技出版社，2010：13-14.

［2］马晓茜，赵晓民. 干姜水提物解热镇痛作用的实验研究. 山东医学高等专科学校学报，2011：33（5）：327-329.

［3］吴清和. 中药药理学. 北京：高等教育出版社，2012.

［4］秦华珍，李世阳，黄燕琼，等. 干姜、高良姜、丁香3种提取物对寒证大鼠交感神经-肾上腺机能的影响. 中国实验方剂学杂志，2010，16（14）：124-127.

［5］黎同明，王桂香，高洁，等. 附子干姜配伍温阳通脉作用的实验研究. 中药新药与临床药理，2011，22（4）：373-375.

［6］周静，杨卫平，李应龙，等. 干姜水煎液对急性心衰大鼠血流动力学的影响. 时珍国医国药，2011，22（11）：2694-2696.

［7］沈云辉，陈长勋，徐姗珺. 干姜醋酸乙酯提取物抗心律失常作用研究. 时珍国医国药，2008，19（5）：1064-1065.

［8］沈映君. 中药药理学专论. 北京：人民卫生出版社，2009.

［9］陆茵，张大方. 中药药理学. 北京：人民卫生出版社，2012.

［10］蒋苏贞，陈玉珊. 干姜醇提取物对肠道平滑肌运动的影响. 医药导报，2011，30（1）：11-14.

11.2.3　肉桂

肉桂始载于《神农本草经》，列为上品，名为牡桂。肉桂味辛、甘，性大热。归肾、脾、心、肝经。具有补火助阳，散寒止痛，温经通脉，引火归原之功效。为樟科植物肉桂（Cinnamomum cassia Presl.）的干燥树皮。

肉桂中含挥发油1%～2%，其主要含桂皮醛（cinnamic aldehyde），约占85%，还有桂皮酸（cinnamic acid）、醋酸桂皮酯（cinnamyl acetate）、桂二萜醇（cinnzeylanol）、乙酰桂二萜醇（cinnzeylanine）等化学成分。

【主要药理作用】

1. **调节胃肠运动** 肉桂对胃肠平滑肌的作用依成分不同而异。肉桂水提取物对蓖麻油和番泻叶所致小鼠腹泻有明显抑制作用。肉桂油能促进肠蠕动、增加消化液分泌,能解除内脏平滑肌痉挛,缓解痉挛性疼痛。桂皮醛能松弛离体豚鼠的回肠纵肌,对抗乙酰胆碱和组胺引起的收缩反应,抑制小鼠的胃肠推进运动。

2. **抗溃疡** 肉桂的水溶性提取物、醚提取物均具有显著的抗溃疡作用,能抑制水浸、冷刺激、盐酸或 5-HT 等多种实验性、应激性溃疡的形成,其抗溃疡机制与增加胃黏膜的血流量、改善微循环、抑制损伤有关。肉桂中的脂溶性成分桂皮醛和邻甲氧桂皮醛也具有抗溃疡作用。

3. **影响中枢神经系统** 肉桂油对小鼠有明显的镇静作用,表现为自发活动减少,可对抗甲基苯丙胺或阿扑吗啡引起的过度活动,延长环己巴比妥钠的麻醉时间。桂皮醛对中枢神经系统具有双向调节作用,在产生镇静的同时,提高了听觉和触觉的敏感性,且呈剂量依赖性,它的中枢兴奋和抑制双向作用可能与中枢单胺能神经的交互作用有关。

4. **强心** 桂皮醛具有强心作用,能增强离体豚鼠心脏的心肌收缩力、加快心率,反复用药则作用减弱并可导致心肌抑制。其作用与促进交感神经末梢释放儿茶酚胺有关。

5. **免疫调节** 肉桂水提取物能抑制网状内皮系统的吞噬功能和抗体的形成,能显著抑制小鼠的炭粒廓清指数和溶血素的生成,减轻幼鼠脾脏的重量,但对大鼠被动皮肤过敏反应无明显影响。肉桂水煎液可显著延长环磷酰胺引起的免疫功能抑制。但肉桂多糖则可增强网状内皮系统功能,提高小鼠巨噬细胞吞噬能力。

6. **抗炎** 肉桂具有良好的抗炎作用。肉桂水提取物能抑制二甲苯所致的小鼠耳廓肿胀、乙酸所致的腹腔毛细血管通透性增高、角叉菜胶引起的大鼠足跖肿胀,能抑制前列腺素的生物合成。肉桂醛的抗炎作用是通过抑制 NO 的生成而实现的。肉桂的醚提取物也有很好的抗炎作用,其作用特点类似促肾上腺皮质激素样作用。

7. **抗病原体** 肉桂具有较强的广谱抗菌作用。体外对大肠杆菌、痢疾杆菌、伤寒杆菌、金黄色葡萄球菌等都有明显的抑制作用,对革兰阳性菌的效果比阴性菌好。对各种真菌也有较强的抑制作用。其有效成分主要为挥发油。其中肉桂醛活性最强。肉桂对寄生虫也有不同程度的杀灭作用。

此外,肉桂还有抗肿瘤、抗氧化、降血糖、调血脂等药理作用。

肉桂的主要药理作用概要见图 11-7。

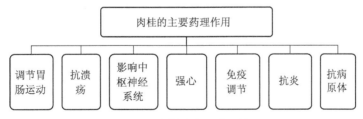

图 11-7 肉桂的主要药理作用

【现代应用】

1. **慢性支气管炎、支气管哮喘** 单味肉桂粉或以肉桂为主的复方用于慢性支气管炎治疗有一定疗效。肉桂粉的乙醇提取物与 2% 普鲁卡因混匀,注入双侧肺俞穴治疗哮喘有一定疗效。

2. **腰痛** 肉桂粉口服用于治疗肾阳虚腰疼,包括风湿、类风湿性脊椎炎、腰肌劳损等疗效良好。

3. 银屑病、荨麻疹　肉桂苯哌嗪用于银屑病、荨麻疹有一定疗效。

4. 面神经麻痹　肉桂粉外敷穴位治疗面神经麻痹疗效较好。

5. 小儿流涎　肉桂粉用醋调制,外用敷贴双侧涌泉穴治疗小儿流涎疗效较好。

肉桂的现代应用概要见图 11-8。

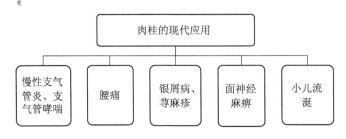

图 11-8　肉桂的现代应用

【古籍述要】

(1)《神农本草经》:主上气咳逆结气,喉痹吐吸,利关节,补中益气。

(2)《汤液本草》:补命门不足,益火消阴。

(3)《本草求真》:大补命门相火,益阳治阴。凡沉寒痼冷、营卫风寒、阳虚自汗、腹中冷痛、咳逆结气、脾虚恶食、湿盛泄泻、血脉不通、胎衣不下、目赤肿痛,因寒因滞而得者,用此治无不效。

(4)《本草纲目》:治寒痹,风喑,阴盛失血,泻痢,惊痫治阳虚失血,内托痈疽痘疮,能引血化汗化脓,解蛇蝮毒。

【常见不良反应及应用注意事项】

肉桂不良反应少。

参考文献

［1］国家药典委员会. 中华人民共和国药典(一部). 北京:中国医药科技出版社,2010:127-128.

［2］陆茵,张大方. 中药药理学. 北京:人民卫生出版社,2012.

［3］丁媛媛,邱麟,曾明,等. 肉桂油抗柯萨奇病毒 B3 的血清药理学研究. 医药导报,2012,31(7):870-873.

［4］丁媛媛,赵钢涛,杨凡,等. 桂皮醛对小鼠柯萨奇病毒诱发病毒性心肌炎的作用(英文). 天然产物研究与开发,2010,22(5):69-78.

［5］吴清和. 中药药理学. 北京:高等教育出版社,2012.

［6］张倩,张冰,金锐,等. 肉桂油与肉桂水提物对虚寒证模型大鼠的药理作用及其数理分析. 中西医结合学报,2011,09(9):983-990.

［7］李唯佳,王绪平,俞忠明,等. 肉桂挥发油对糖尿病大鼠血糖、血脂的影响. 中国中医药科技,2012,19(1):37-38.

［8］沈映君. 中药药理学专论. 北京:人民卫生出版社,2009.7.

［9］叶伊琳,李莉,张敏敏,等. 肉桂对高脂饮食诱导的肥胖性高血压大鼠症状的改善及 Toll 样受体的影响. 中国老年学杂志,2013,33(3):606-608.

［10］黄宏妙,郭占京,蒋凌风,等. 肉桂水提液对全脑缺血再灌注损伤大鼠 MAO 和 CAT 的影响. 中国实验方剂学杂志,2011,17(23):159-161.

第12章 理 气 药

学习要点及要求:

　　本章主要介绍理气药的中医认识、共同药理作用、应用注意事项、主要研究思路和方法、代表药物等。通过本章的学习,掌握理气药的含义、药理作用、应用注意事项;了解理气药的主要研究思路和方法;掌握枳实、枳壳、陈皮等药物的主要药理作用、现代应用、常见不良反应及应用注意事项;熟悉香附、木香的主要药理作用、现代应用、常见不良反应及应用注意事项。

12.1 概述

12.1.1 理气药的中医认识

　　凡以疏畅气机,调整脏腑功能,消除气滞、气逆为主要作用,治疗气滞证和气逆证的药物,称为理气药。气的升降出入运行周身,是人体生命活动的根本。当气的运动出现异常,升、降、出、入失去协调平衡即为气机失调。气机失调的表现多种多样,当气运行不畅、局部阻滞不通时称为气滞,而当气的上升太过、下降不及时则称为气逆。

　　气滞的临床表现特点为胀、闷、痛,而气逆则表现为呕恶、呃逆或喘息。随气机阻滞部位不同有各自的临床证候。如肝郁气滞表现为胁肋疼痛、胸闷不适、疝气、乳房胀痛或包块以及月经不调等;脾胃气滞则表现为脘腹胀满、疼痛、嗳气泛酸、恶心、呕吐、便秘或腹泻等;肺气壅滞则见胸闷、咳喘等。

　　理气药性味多辛、苦、温而芳香,具有理气健脾、疏肝解郁、宽胸行气、散结止痛等功效,代表药物有枳实、枳壳、青皮、陈皮、木香、香附、乌药、薤白等。理气药治疗之气滞证和气逆证与现代医学的慢性胃炎、胃溃疡、消化不良、胆道疾病等消化系统疾病,以及咳嗽、支气管哮喘等呼吸系统疾病相类似。

12.1.2 理气药的共同药理作用

　　1. **调节胃肠运动**　理气药对胃肠运动显示兴奋和抑制双向作用。其作用可能与胃肠机能状态、药物剂量以及动物种属等有关。多数理气药有松弛胃肠平滑肌、缓解肠管痉挛作用,其作用机制可能与阻断 M 胆碱受体、兴奋 α 受体和直接抑制胃肠平滑肌有关。如陈皮、枳实、枳壳、青皮、香附等可降低实验动物离体肠管的紧张性、缓解乙酰胆碱所导致的肠平滑肌痉挛性收缩;部分药物如枳实、枳壳、乌药等能兴奋胃肠平滑肌,促进胃肠运动。

2. 调节消化液的分泌　理气药对消化液的分泌有抑制和促进双向作用,这与药物所含成分不同和机体机能状态的差异有关。多数理气药如木香、陈皮等因含挥发油能促进消化液分泌,可助消化。部分理气药中所含的甲基橙皮苷能抑制胃酸分泌,对幽门结扎性胃溃疡大鼠,可使胃液分泌减少,降低溃疡发病率,具有抗溃疡作用。枳壳、青皮、陈皮、香附、沉香等可不同程度促进胆汁分泌。

3. 对子宫平滑肌的影响　理气药对子宫平滑肌有调节作用。枳实、枳壳、陈皮、木香等对子宫平滑肌有兴奋作用,而青皮、香附、乌药等能使痉挛的子宫平滑肌松弛。理气药对子宫平滑肌的作用可能与机体状态和动物的种属有关。

4. 对支气管平滑肌的影响　多数理气药能松弛支气管平滑肌。陈皮、香附、木香等可对抗组胺引起的支气管痉挛,扩张支气管,增加肺灌流量。其作用机制与直接扩张支气管、抑制迷走神经功能、抗过敏介质释放、兴奋 β 受体等有关。理气药中所含的挥发油尚有化痰止咳作用。

5. 对心血管系统的影响　含有对羟福林和 N-甲基酪胺的理气药,如青皮、陈皮、枳实、枳壳等对心血管系统有显著的强心、升压、抗休克作用。其作用机制为对羟福林可直接兴奋肾上腺素 α 受体, N-甲基酪胺可促进神经末梢释放去甲肾上腺素,间接兴奋 α、β 受体。但须静脉给药才有显著的心血管药理活性,口服给药无效。

理气药的共同药理作用概要见图 12-1。

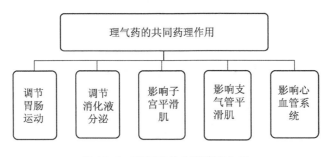

图 12-1　理气药的共同药理作用

12.1.3　理气药应用注意事项

本类药多辛温香燥,易耗气伤阴,故气阴不足者慎用。

12.1.4　主要研究思路和方法

理气药的研究思路和方法主要针对气逆、气滞证的病因及病理生理过程,围绕调节胃肠运动、抗溃疡、助消化、保肝利胆等方面开展。

1. 调节胃肠运动、抗溃疡　消化系统功能紊乱主要以胃肠运动功能障碍和消化液分泌异常为主要特征,理气药可不同程度调节胃肠平滑肌的运动,改善消化酶的分泌及活性。胃肠平滑肌运动实验包括离体实验方法和在体实验方法。抗溃疡作用多通过诱发各种溃疡病模型,观察胃组织病理形态学改变等来研究药物的作用及机制。

2. 利胆作用　理气药的疏肝解郁功能与胆汁的排泄功能有关。多数理气药如陈皮、青皮、香附、沉香等均有不同程度的利胆作用。多采用胆总管插管或胆囊造瘘等方法收集胆汁，分析药物对胆汁分泌功能的影响，以及检测胆总管生物电或胆囊内压力等方法观察药物的利胆作用。

3. 调情志、抗抑郁　肝郁气滞多表现为精神抑郁、情志为患。理气药的疏肝解郁功效与改善神经精神活动，特别是与抗抑郁作用有关，可改善抑郁症患者的神经精神症状。通常应用抑郁症的动物模型来观察理气药的调情志、抗抑郁作用。

理气药主要研究思路和方法概要见图12-2。

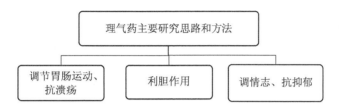

图 12-2　理气药主要研究思路和方法

参考文献

[1] 丁惠卿,张剑桥.理气药促进胃肠运动功能作用的文献再评价.现代中医药,2010,30(5):72-74.

[2] 陆茵,张大方.中药药理学.北京:人民卫生出版社,2012.

[3] 陈长勋.中药药理学.上海:上海科学技术出版社,2012.

[4] 吴清和.中药药理学.北京:高等教育出版社,2012.

[5] 俞丽霞,阮叶萍.中药药理学.杭州:浙江大学出版社,2012.

12.2　代表药物

12.2.1　枳实与枳壳

枳实与枳壳始载于《神农本草经》，列为中品。枳实和枳壳味苦、辛、酸，性温，归脾、胃经。具有破气消积、化痰散痞、理气宽中、行滞消胀之功效。枳实为芸香科植物酸橙（Citrus aurantium L.）及其栽培变种或甜橙（Citrus sinensis Osbeck）的干燥幼果。枳壳为芸香科植物酸橙（Citrus aurantium L.）及其栽培变种的干燥未成熟果实。

枳实与枳壳主要含挥发油、黄酮类和生物碱等成分。挥发油主要为右旋柠檬烯（d-limonene）含量达 59.1% 和柠檬醛、右旋芳樟醇等。黄酮类主要为苦橙素（aurantiamarin）、橙皮苷（hesperidin）、新橙皮苷等。生物碱主要为 N-甲基酪胺和对羟福林。

【主要药理作用】

1. 调节胃肠运动　枳实、枳壳对胃肠平滑肌呈双向调节作用，既可兴奋胃肠平滑肌使其收缩加强、蠕动加快，又可降低胃肠平滑肌张力、减慢蠕动。其不同机制可能与动物种属差异、机体或脏器功能状态、药物浓度等因素有关。

2. 抗溃疡　枳实、枳壳挥发油可减少胃液分泌、降低胃蛋白酶活力，因而有预防溃疡形成的作用。枳实对幽门螺杆菌也有杀灭作用。

3. 对子宫平滑肌的影响　枳实、枳壳的水煎液、酊剂、流浸膏对家兔子宫无论是在体或离体、未孕或已孕均有兴奋作用,表现为收缩力增强、张力增加,收缩频率加快,甚至出现强直性收缩。但对小鼠离体子宫无论是未孕或已孕皆呈抑制效应。提示其作用可能与动物种属有关。

4. 对心血管系统影响　枳实注射液、对羟福林、N-甲基酪胺对动物离体和在体心脏均有兴奋作用,可增强心肌收缩力、增加心排血量,具有明显强心作用。枳实和 N-甲基酪胺的兴奋心脏作用与激动 α 受体和 β 受体有关,对羟福林主要兴奋 α 受体。枳实具有明显升压作用,其升压幅度与去甲肾上腺素 0.1 mg/kg 相当。升压主要成分是对羟福林、N-甲基酪胺,枳实升压机制与兴奋 α 受体,使血管收缩,提高总外周阻力有关。

5. 镇痛、镇静　枳实挥发油具有镇痛作用,能减轻醋酸引起的小鼠疼痛反应。枳实提取物有明显的镇静作用,能使小鼠安静少动,无催眠作用,但可协同戊巴比妥钠的睡眠作用。

此外,枳实还具有抗氧化、利尿、抗变态反应、降血糖等药理作用。

枳实、枳壳的主要药理作用概要见图 12-3。

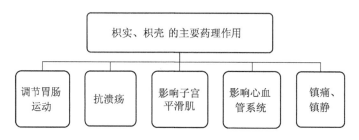

图 12-3　枳实、枳壳的主要药理作用

【现代应用】

1. 休克　静脉注射枳实注射液、对羟福林、N-甲基酪胺用于治疗感染性休克、过敏性休克、心源性休克以及药物性休克等均有较好的疗效,但口服无效。

2. 脏器下垂　枳实、枳壳单用水煎服,或与补中益气汤伍用治疗胃下垂、子宫脱垂、脱肛等有良好效果。

3. 消化不良　枳实、枳壳与白术、神曲、山楂等药物配伍如枳实白术丸,用于治疗脾胃虚弱、消化不良有较好疗效。

枳实、枳壳的现代应用概要见图 12-4。

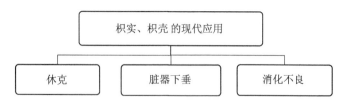

图 12-4　枳实、枳壳的现代应用

【古籍述要】

(1)《神农本草经》:主大风在皮肤中如麻豆苦痒,除寒热结,止痢,长肌肉,利五脏,益气轻身。

（2）《名医别录》：除胸胁痰癖，逐停水，破结实，消胀满，心下急痞痛，逆气，胁风痛，安胃气，止溏泄，明目。

（3）《本草纲目》：其功皆能利气，气下则痰喘止，气行则痰满消，气通则痛刺止，气利则后重除。

（4）《汤液本草》：壳主高而实主下，高者主气，下者主血，主气者在胸膈，主血者在心腹。

【常见不良反应及应用注意事项】

枳实、枳壳口服不良反应少。

参考文献

［1］国家药典委员会. 中华人民共和国药典（一部）. 北京：中国医药科技出版社，2010：229-231.

［2］陈长勋. 中药药理学. 上海：上海科学技术出版社，2012.

［3］吴清和. 中药药理学. 北京：高等教育出版社，2012.

［4］徐欢，陈海芳，介磊，等. 枳实、枳壳的化学成分及胃肠动力研究概述. 江西中医学院学报，2009，21（1）：42-44.

［5］施学骄，黄伟，刘友平. 不同物候期枳实、枳壳化学成分动态变化研究. 时珍国医国药，2012，23（1）：146-148.

［6］俞丽霞，阮叶萍. 中药药理学. 杭州：浙江大学出版社，2012.

［7］陆茵，张大方. 中药药理学. 北京：人民卫生出版社，2012.

［8］施学骄，张杰红，樊丹青，等. 枳实、枳壳挥发油化学成分及抑菌活性的比较研究. 中药与临床，2012，3（2）：25-27.

12.2.2 陈皮

陈皮始载于《神农本草经》，列为上品。陈皮味辛、苦，性温。归脾、肺经。具有理气健脾，燥湿化痰之功效。为芸香科植物橘（Citrus reticulata Blanco）及其栽培变种的干燥成熟果皮。

陈皮主要含挥发油、黄酮类成分。挥发油以右旋柠檬烯（d-limonene）为主，还有 γ-松油烯（γ-terpinene）、β-月桂烯等；黄酮类主要为橙皮苷（hesperidin）、新橙皮苷（neohesperidin）、川陈皮素、橘皮素等。

【主要药理作用】

1. 调节胃肠运动　陈皮对胃肠平滑肌具有兴奋和抑制双向作用。陈皮水提取物有促进胃排空和肠推进作用，对阿托品所导致的肠推进抑制有拮抗作用，但对去甲肾上腺素和异丙肾上腺素所致的肠推进抑制无明显作用。陈皮水提取物对动物离体胃肠平滑肌活动有抑制作用。陈皮水煎剂对兔和大鼠胃、十二指肠和结肠平滑肌活动均有抑制作用。其机制可能为阻断 M 受体和直接抑制作用所致。

2. 助消化、抗胃溃疡　陈皮挥发油对胃肠道有温和的刺激作用，能促进消化液分泌。陈皮水煎液可提高人唾液淀粉酶的活性。甲基橙皮苷可抑制病理性胃液分泌增多，明显抑制实验性胃溃疡。幽门螺杆菌是慢性胃炎和消化性溃疡致病和复发的原因之一，橙皮苷和柚皮苷等体外具有抗幽门螺杆菌作用。

3. **祛痰、平喘** 陈皮所含挥发油有刺激性祛痰作用,可刺激呼吸道黏膜使分泌增多、痰液稀释易咯出,有效成分主要为柠檬烯和蒎烯。陈皮煎剂对家兔支气管有一定的扩张作用。陈皮醇提取物、水提取物对豚鼠离体气管平滑肌收缩有明显抑制作用。陈皮挥发油能阻断乙酰胆碱、组胺引起的支气管平滑肌收缩痉挛,具有平喘镇咳作用。

4. **利胆、保肝** 甲基橙皮苷可使麻醉大鼠胆汁及胆汁内固体物排出量增加,呈现利胆作用。陈皮挥发油具有极强的溶解胆固醇结石的作用,能降低胆固醇饱和度以及胆汁的成石指数,从而抑制结石形成。陈皮的甲醇提取物对大鼠肝损伤有保护作用。

5. **对子宫平滑肌的影响** 甲基橙皮苷可完全抑制大鼠离体子宫的活动,并可对抗乙酰胆碱导致的子宫平滑肌痉挛。鲜橘皮煎剂对小鼠离体子宫有抑制作用。

此外,陈皮还有强心、抗休克、调节血压、免疫调节等药理作用。

陈皮的主要药理作用概要见图 12-5。

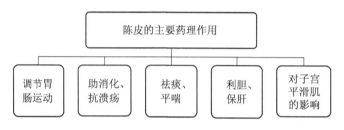

图 12-5　陈皮的主要药理作用

【现代应用】

1. **消化不良** 陈皮与人参、白术、茯苓等配伍组成复方用于脾胃虚弱、消化不良、腹胀腹泻等疗效好。

2. **急性乳腺炎** 陈皮单味药或与甘草配伍煎服用于急性乳腺炎疗效好,可消肿止痛。

3. **咳嗽** 陈皮常与半夏、茯苓等配伍用于痰多咳嗽有良好效果;陈皮或陈皮酊可用于支气管炎和上呼吸道感染,也可用于小儿百日咳。

4. **疥疮** 陈皮粗提物外用局部涂擦有治疗疥疮、杀灭螨虫的作用。

陈皮的现代应用概要见图 12-6。

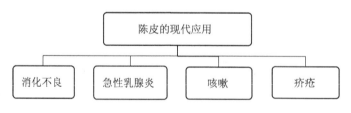

图 12-6　陈皮的现代应用

【古籍述要】

(1)《神农本草经》:主胸中瘕热,逆气,利水谷,久服去臭,下气。

(2)《名医别录》:下气止呕咳。主脾不能消谷,气冲胸中,吐逆霍乱,止泄。

(3)《本草纲目》:其治百病,总取其理气燥湿之功。同补药则补,同泻药则泻,同升药则升,同降药则降。

(4)《药性论》:治胸膈间气,开胃,主气痢,消痰涎,治上气咳嗽。

【常见不良反应及应用注意事项】

少数病人服用陈皮可致过敏及便血。

参考文献

[1] 沈映君.中药药理学.北京:人民卫生出版社,2000.
[2] 国家药典委员会.中华人民共和国药典(一部).北京:中国医药科技出版社,2010:176-177.
[3] 陈君,郭建生,王小娟,等.陈皮挥发油、水煎液对新西兰家兔在体肠平滑肌的影响及体内血中移行成分的研究.时珍国医国药,2012,23(6):1425-1427.
[4] 俞丽霞,阮叶萍.中药药理学.杭州:浙江大学出版社,2012.
[5] 陆茵,张大方.中药药理学.北京:人民卫生出版社,2012.
[6] 朱晨瑜,刘晓英,祝钧,等.陈皮提取物的健美功效评价及其安全性研究.日用化学工业,2012,42(4):263-266.

12.2.3 青皮

青皮始载于《神农本草经》,列为上品。青皮味苦、辛,性温。归肝、胆、胃经。具有疏肝破气,消积化滞之功效。为芸香科植物橘(Citrus reticulata Blanco)及其栽种变种的干燥幼果或未成熟果实的果皮。

青皮主要含挥发油、黄酮苷类等成分。其中挥发油主要为柠檬烯(limonene)、枸橼醛(citral)等;黄酮苷主要有橙皮苷(hesperidin)、枸橼苷(poncirin)、柚皮苷(naringin)等。

【主要药理作用】

1. 调节胃肠功能 青皮挥发油对胃肠道有温和的刺激作用,能促进消化液分泌、调节胃肠功能。青皮煎剂及青皮注射液可抑制胃肠平滑肌收缩,能对抗组胺、乙酰胆碱等所致胃肠平滑肌痉挛。青皮的解痉作用主要通过阻断 M 受体,兴奋 α 受体以及直接抑制肠平滑肌而发挥作用。

2. 利胆 青皮注射液能显著增加大鼠的胆汁排出,并能舒张豚鼠离体胆囊平滑肌,可对抗氨甲酰胆碱引起的胆囊收缩。青皮水煎剂对正常及 CCl_4 肝损伤大鼠均有较强的利胆作用,可促进胆汁分泌、保护肝细胞。

3. 祛痰、平喘 青皮挥发油有祛痰作用,有效成分为柠檬烯。其祛痰作用是由于呼吸道分泌细胞受到局部刺激使黏液分泌增加,从而使痰液容易咯出。青皮注射液能对抗组胺引起的豚鼠支气管痉挛性收缩,但持续时间较短。

4. 升压 青皮注射液对于麻醉猫、兔、狗、大鼠等均有显著的升压作用,且能兴奋呼吸。其升压的主要有效成分为对羟福林,但其他途径给药无明显升压效应。青皮的升压作用可被妥拉唑啉或酚苄明拮抗,但不受六烃季铵及普萘洛尔影响,表明青皮升压机制是通过兴奋 α 受体而实现的。

5. 抗休克 青皮注射液对犬、猫、兔及大鼠等多种动物的实验创伤性休克、输血性休克、内毒素休克等多种休克,均具有显著的疗效,对豚鼠和家兔的急性过敏性休克及组胺性休克,具有较好的预防和治疗作用。

此外,青皮还有兴奋心脏等药理作用。

青皮的主要药理作用概要见图 12-7。

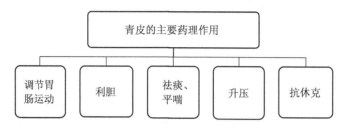

图 12-7 青皮的主要药理作用

【现代应用】

1. 休克 青皮注射液用于治疗感染性休克、过敏性休克、心源性休克、神经源性休克等均有一定疗效,且对患者的心率、呼吸、尿量等无明显影响。

2. 慢性结肠炎 青皮与陈皮、枳壳等配伍用于慢性结肠炎有较好疗效。

青皮的现代应用概要见图 12-8。

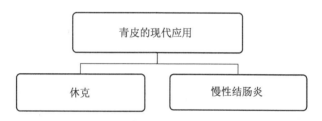

图 12-8 青皮的现代应用

【古籍述要】

(1)《本草纲目》:治胸膈气逆,胁痛,小腹疝气,消乳肿,疏肝胆,泻肺气。

(2)《本草图经》:主气滞、下食,破积结及膈气。

(3)《医学启源》:《主治秘诀》云,厥阴、少阳之分有病用之。破坚癖,散滞气,去下焦诸湿,左胁有积有气。

(4)《本草备要》:除痰消痞。治肝气郁结,胁痛多怒,久疟结癖,疝痛,乳肿。

【常见不良反应及应用注意事项】

青皮不良反应少。

参考文献

[1] 国家药典委员会.中华人民共和国药典(一部).北京:中国医药科技出版社,2010:182-183.

[2] 陈长勋.中药药理学.上海:上海科学技术出版社,2012.

[3] 吴清和.中药药理学.北京:高等教育出版社,2012.

[4] 俞丽霞,阮叶萍.中药药理学.杭州:浙江大学出版社,2012.

[5] 金晶,郑操,林丽,等.青皮对大鼠急性四氯化碳肝损伤保护作用的量效关系.时珍国医国药,2007,18(12):2977-2978.

[6] 陈红,曾非.青皮对大鼠脑梗死灶周边区葡萄糖利用率的影响.卒中与神经疾病,2007,14(2):70-72.

[7] 林丽,汪炳华,罗德生.青皮煎剂预防大鼠急性化学性肝损伤的实验研究.咸宁学院学报(医学版),

2007,21(4):292-294.

12.2.4 香附

香附出自《名医别录》。香附味辛、微苦、微甘,性平,归肝、脾、三焦经。具有行气解郁、调经止痛之功效。为莎草科植物莎草(Cyperus rotundus L.)的干燥根茎。

香附主要含挥发油,挥发油中主要成分为香附子烯Ⅰ和Ⅱ(cyperene Ⅰ,Ⅱ)、香附子醇(cyperol)、异香附醇(isocyperol)、柠檬烯(limonene)等。

【主要药理作用】

1. **对平滑肌的影响** 香附流浸膏对犬、猫、兔、豚鼠等动物的离体子宫,不论有孕或未孕均有抑制作用,可使子宫平滑肌松弛,收缩力减弱,肌张力下降。α-香附酮是香附调经止痛的主要有效成分,能有效抑制未孕大鼠离体子宫平滑肌的自发性收缩,拮抗缩宫素引起的离体子宫肌收缩,并呈剂量依赖关系。

香附醇提取物可松弛兔肠平滑肌。香附丙酮提取物对乙酰胆碱、K^+等所致肠肌收缩以及组胺所致豚鼠支气管平滑肌痉挛均有明显的拮抗作用。香附水提取液能明显抑制离体兔肠平滑肌的收缩幅度和频率,还可拮抗乙酰胆碱和氯化钡所致离体肠管平滑肌的兴奋作用。

2. **雌激素样作用** 香附挥发油具有雌激素样活性,皮下注射或阴道给药可促进阴道上皮细胞完全角质化,其中香附子烯Ⅰ作用最强。

3. **抗炎、镇痛** 香附醇提取物对角叉菜胶和甲醛引起的足肿胀有明显的抑制作用。香附醇提取物皮下注射能明显提高小鼠的痛阈。香附所含的α-香附酮为较强的前列腺素合成抑制剂,是镇痛作用的有效成分之一。

4. **利胆** 香附水煎液十二指肠给药可明显增加大鼠的胆汁流量及胆汁中固体物含量,同时对CCl_4所致肝损伤大鼠的胆汁分泌也有明显的促进作用。

此外,香附还有中枢抑制、降血压、降血脂、解热等药理作用。

香附的主要药理作用概要见图12-9。

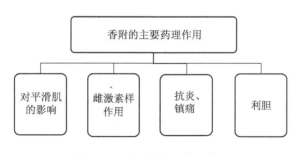

图12-9 香附的主要药理作用

【现代应用】

1. **月经不调** 香附单味药或与柴胡、当归等具有活血理气作用的药物配伍用于治疗月经不调、痛经等有良好疗效。

2. **胃痛** 制香附与高良姜研末内服,用于胃炎、胃肠绞痛等寒气郁结型胃寒疼痛有良好疗效。

香附的现代应用概要见图 12-10。

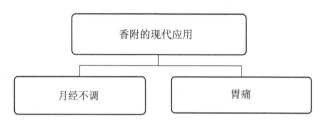

图 12-10　香附的现代应用

【古籍述要】

(1)《本草纲目》：利三焦，解六郁，消饮食积聚、痰饮痞满，胕肿腹胀、脚气，止心腹、肢体、头目、齿耳诸痛，……妇人崩漏带下，月候不调，胎前产后百病。乃气病之总司，女科之主帅也。

(2)《本草求真》：专属开郁散气，与木香行气，貌同实异，木香气味苦劣，故通气甚捷，此则苦而不甚，故解郁居多，且性和于木香，故可加减出入，以为行气通剂，否则宜此而不宜彼耳。

(3)《本草正义》：辛味甚烈，香气颇浓，皆以气用事，故专治气结为病。

(4)《汤液本草》：益血中之气药也。方中用治崩漏，是益气而止血也。又能化去凝血，是推陈也。

【常见不良反应及应用注意事项】

香附不良反应少。

参考文献

［1］徐晓婷,邓志鹏,仲浩,等. 香附化学成分及药理作用研究进展. 齐鲁药事,2012:31(8):473-475.

［2］田友清,丁平. 香附挥发油的研究进展及其开发前景. 中国药业,2010,19(3):1-2.

［3］俞丽霞,阮叶萍. 中药药理学. 杭州:浙江大学出版社,2012.

［4］国家药典委员会. 中华人民共和国药典(一部). 北京:中国医药科技出版社,2010:241-242.

［5］周中流,刘永辉. 香附提取物的抗抑郁活性及其作用机制研究. 中国实验方剂学杂志,2012,18(7):191-193.

［6］陈长勋. 中药药理学. 上海:上海科学技术出版社,2012.

［7］吴清和. 中药药理学. 北京:高等教育出版社,2012.

［8］陆茵,张大方. 中药药理学. 北京:人民卫生出版社,2012.

［9］肖刚,周琼花,黄凯铃,等. 香附黄酮的体外抗氧化活性研究. 安徽农业科学,2012,40(33):16117-16119.

12.2.5　木香

木香始载于《神农本草经》，列为上品。木香味苦、辛，性温，归脾、胃、大肠、胆、三焦经。具有疏肝破气，消积化滞之功效。为菊科植物木香(Aucklandia lappa Decne.)、川木香(Vladimiria souliei (Franch.)Ling)的干燥根。

木香主要含挥发油、木香碱、菊糖等成分。挥发油主要为去氢木香内酯（dehydrocostus lactone）、木香烃内酯（costunolide）等，含量达50％。

【主要药理作用】

1. 调节胃肠运动　木香具有促进胃排空及促进胃消化液分泌的作用。木香水提取液、挥发油和总生物碱对离体大鼠肠管先有轻度兴奋作用，随后紧张性和节律性明显降低。木香水提取液能明显增强离体兔肠的蠕动幅度和肠肌张力，木香总生物碱及挥发油能对抗乙酰胆碱、组胺、氯化钡引起的肠肌痉挛。

2. 利胆、抗溃疡　木香可促进胆囊收缩有利胆作用。木香煎剂能缩小空腹时的胆囊体积，其促进胆囊收缩作用可能与提高血中的胆囊收缩素或胃动素的水平有关。木香内酯是利胆的主要成分可作为利胆剂。木香丙酮提取物对盐酸、乙醇、氢氧化钠、氨水等多种原因诱发的实验性大鼠胃溃疡具有明显的抑制作用。

3. 平喘　云木香水提取液、醇提取液、挥发油及总生物碱能拮抗组胺与乙酰胆碱等所导致的气管和支气管收缩，其作用机制与迷走中枢抑制有关，即直接作用于支气管平滑肌使之扩张，类似罂粟碱的作用特点。

4. 调节血压　木香有调节实验动物血压的作用，木香可升高猫血压。木香水提取液、醇提取液给麻醉犬静脉注射有轻度升压作用。去内酯挥发油、总内酯、木香内酯、二氢木香内酯等静脉注射能使麻醉犬血压中度降低，降压作用比较持久。其降压的作用部位在外周，即与心脏抑制和血管扩张有关，也不排除中枢神经的影响。

此外，木香还有抗菌、镇痛、抑制血小板聚集等药理作用。

木香的主要药理作用概要见图12-11。

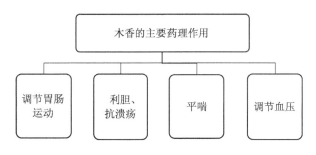

图 12-11　木香的主要药理作用

【现代应用】

1. 痢疾　木香与黄连配伍如香连丸，用于治疗急性细菌性痢疾具有显著疗效。

2. 哮喘　木香醇浸膏用于治疗支气管哮喘具有良好疗效，可控制症状、防止复发，并有祛痰镇痛作用。

3. 消化不良　木香挥发油可用于治疗消化不良，能促进消化液分泌；木香配伍乌药等用于治疗溃疡病也有一定疗效。

木香的现代应用概要见图12-12。

【古籍述要】

(1)《日华子本草》：治心腹一切气，膀胱冷痛，呕逆反胃，霍乱泄泻痢疾，健脾消食，安胎。

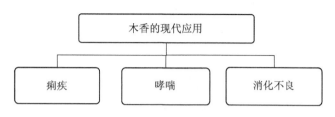

图 12-12　木香的现代应用

(2)《本草纲目》:木香乃三焦气分之药,能升降诸气。

(3)《本草求真》:木香,下气宽中,为三焦气分要药。

(4)《药品化义》:木香,香能通气,和合五脏,为调诸气要药。

【常见不良反应及应用注意事项】

木香不良反应少。

参考文献

〔1〕乔洪翔,刘永晔,吴理茂,等.青木香与其替代药材土木香对大鼠肾脏毒性的研究.中国中药杂志, 2007,32(19):2048-2051.

〔2〕国家药典委员会.中华人民共和国药典(一部).北京:中国医药科技出版社,2010:57-58.

〔3〕赵筱萍,陆琳,胡斌,等.木香肝毒性组分筛查与 GC-MS 分析研究.浙江大学学报(医学版),2012,41 (1):43-46.

〔4〕俞丽霞,阮叶萍.中药药理学.杭州:浙江大学出版社,2012.

〔5〕许丽佳,章津铭,瞿燕,等.川木香醇提物利胆镇痛作用的实验研究.江苏中医药,2010,42(9):76-77.

〔6〕张猛,郭建生,王小娟,等.云木香不同提取物对小鼠胃排空和小肠推进功能的影响.中国实验方剂学 杂志,2012,18(2):136-139.

〔7〕郝立杰,赵烽,高治廷,等.木香倍半萜对血管内皮细胞生长因子的抑制作用.天然产物研究与开发, 2010,22(4):687-691.

第13章 消 食 药

学习要点及要求：

　　本章主要介绍消食药的中医认识、共同药理作用、应用注意事项、主要研究思路和方法、代表药物等。通过本章的学习,掌握消食药的含义、药理作用、应用注意事项;了解消食药的主要研究思路和方法;掌握山楂的主要药理作用、现代应用、常见不良反应及应用注意事项;熟悉麦芽、莱菔子的主要药理作用、现代应用、常见不良反应及应用注意事项。

13.1　概述

13.1.1　消食药的中医认识

　　凡以消食化积为主要功效,主治食滞胃肠的药物,称为消食药。食滞胃肠通常是由于饮食不节,贪食过饱或恣食生冷,损伤脾胃,而导致脾失健运、胃失和降,饮食停滞。主要表现为脘腹胀满、嗳腐吞酸、恶心呕吐,不思饮食,泄泻等。消食药是依据"结者散之","留者攻之","坚者削之"而立法,属于中医八法中的消法。

　　消食药具有消食导滞、促进消化、健脾益胃等功效,治疗食滞胃肠病证。代表药物有山楂、麦芽、神曲、莱菔子、鸡内金等。依据食滞胃肠病证的病因、病机及临床主要症状,可认为其多见于现代医学的胃神经症、胃下垂、消化不良、胃肠功能紊乱等消化系统疾病。

13.1.2　消食药的共同药理作用

　　1. 助消化　消食药多通过所含消化酶、维生素等产生助消化作用。如山楂、神曲等含有脂肪酶、淀粉酶,有利于脂肪和糖类的消化。山楂含山楂酸、柠檬酸等多种有机酸,能提高胃蛋白酶活性,促进蛋白质的消化。神曲还含大量酵母菌、B族维生素等,山楂、麦芽、谷芽等含丰富维生素,可提高食欲、促进消化。部分消食药也能通过促进胃液和胃酸的分泌产生助消化作用。如鸡内金可增加大鼠胃液量,降低胃液总酸度,增加胃蛋白酶排出量及活性。

　　2. 调节胃肠运动　消食药对胃肠运动有不同的影响。如鸡内金、山楂对胃肠运动有促进作用,能增强胃运动,促进胃排空。莱菔子能加强离体回肠的节律性收缩。山楂能对抗乙酰胆碱引起的家兔十二指肠痉挛性收缩,又能促进大鼠松弛状态的平滑肌收缩活动,显示出对胃肠活动的调节作用。

消食药的共同药理作用概要见图 13-1。

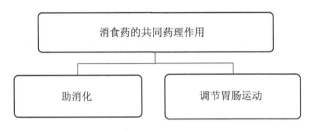

图 13-1 消食药的共同药理作用

13.1.3 消食药应用注意事项

本类药虽药性多缓和,但仍不乏耗气之弊,故气虚而无积滞者慎用。

13.1.4 主要研究思路和方法

消食药的研究思路和方法主要针对食滞胃肠病证的病因及病理生理过程,围绕助消化、调节胃肠运动等方面开展。

1. **助消化** 健胃消食是消食药的主要作用。消食药可通过所含消化酶发挥助消化作用,也能通过促进胃液分泌而助消化。将助消化作为研究指标能更好地体现消食药的功效特点。目前可通过检测胃酸含量、胃蛋白酶活性,胰液分泌量及胰蛋白含量,观察药物对胃及胰腺分泌功能的影响。也可观察药物对脾虚模型动物的一般症状和体征的影响,并重点从胃液分泌、胃肠运动、胃肠激素及胃肠黏膜的病理形态改变等指标来评价其作用及机制。

2. **调节胃肠运动** 消食药对胃肠运动具有不同的影响。多采用离体胃肠道平滑肌试验、胃排空试验以及肠内容物推进试验等在体胃肠道运动试验方法,观察药物对肠道运动的影响。也可采用胃动力障碍模型,分析药物促进胃肠运动的机制。

消食药主要研究思路和方法概要见图 13-2。

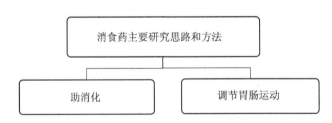

图 13-2 消食药主要研究思路和方法

参考文献

[1] 侯家玉. 中药药理学. 北京:中国中医药出版社,2002.

[2] 陈长勋. 中药药理学. 上海:上海科学技术出版社,2012.

[3] 李永安,佟威. 常见消食药的应用. 中外健康文摘,2012,9(13):432-433.

[4] 吴清和. 中药药理学. 北京:高等教育出版社,2012.

[5] 俞丽霞,阮叶萍. 中药药理学. 杭州:浙江大学出版社,2012.

［6］陆茵,张大方.中药药理学.北京:人民卫生出版社,2012.

［7］程晔.消食药的临床应用与不良反应.中国基层医药,2011,18(21):3004-3005.

［8］李美珍,周文华.消食药组方配伍浅析.中国民族民间医药,2011,20(1):65-66.

13.2　代表药物

13.2.1　山楂

山楂出自《本草经集注》。山楂味酸、甘,性微温。归脾、胃、肝经。具有消食健胃、行气散瘀、化浊降脂之功效。为蔷薇科植物山里红(Crataegus pinnatifida Bge. var. major N. E. Br.)或山楂(Crataegus. Pinnatifida Bge.)的干燥成熟果实。

山楂主要含黄酮及有机酸类化合物。黄酮类主要有牡荆素(vitexin)、槲皮素(quercetin)、槲皮苷(quercitin)、金丝桃苷(hyperoside)等。有机酸类为山楂酸(maslinic acid)、柠檬酸(citric acid)、熊果酸(ursolic acid)等。

【主要药理作用】

1. 助消化　山楂含多种有机酸,可增强胃液酸度,提高胃蛋白酶活性,促进蛋白质的消化。山楂味酸能刺激胃黏膜促进胃液分泌,所含脂肪酶能促进脂肪的消化,含有维生素 C 等成分可增进食欲。山楂对胃肠运动功能具有调节作用,对痉挛状态的胃肠平滑肌有抑制作用,对松弛状态的平滑肌有兴奋作用。

2. 降血脂　山楂、山楂黄酮可显著降低实验性高血脂动物的血清 TC、低密度脂蛋白胆固醇(LDL-C)和载脂蛋白 B(ApoB)的浓度,显著升高 HDL-C 和载脂蛋白 A(ApoA)浓度,但对 TG 影响不大。其降血脂作用与抑制肝脏胆固醇的合成,促进肝对血浆胆固醇的摄入有关。其降血脂的主要有效成分为金丝桃苷和熊果酸。

3. 强心　山楂可增强心肌收缩力、增加心输出量、扩张冠状动脉、改善心肌血氧供应。山楂黄酮对实验动物在体、离体心脏均有一定程度的强心作用。山楂提取物对在体和离体蟾蜍心脏均有强心作用,且作用维持时间较长。

4. 抗心肌缺血　山楂、山楂流浸膏对垂体后叶素等多种原因导致的急性实验性心肌缺血具有保护作用。山楂黄酮、水解产物可增加缺血心肌营养性血流量,其水解产物作用最强。山楂在增加冠脉血流量的同时,还能降低心肌耗氧量,提高心肌氧利用率。

5. 降压　山楂总黄酮、山楂流浸膏等均具有一定的降压作用。其降压机制以扩张外周血管为主。

此外,山楂还具有抗氧化、保肝、抗肿瘤、抗病原体等药理作用。

山楂的主要药理作用概要见图 13-3。

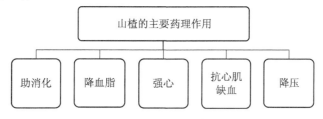

图 13-3　山楂的主要药理作用

【现代应用】

1. 消化不良　尤其适用于肉食积滞,单用山楂煎服,或用大山楂丸、保和丸等疗效显著。

2. 高脂血症　山楂煎剂、山楂片、山楂蜜丸等山楂制剂用于治疗高脂血症、动脉粥样硬化具有良好疗效,可使血清胆固醇和三酰甘油水平明显降低。

3. 冠心病　山楂以及山楂总黄酮临床用于治疗冠心病,可使心绞痛缓解。

4. 痢疾、肠炎　炒山楂煎服用于治疗急性细菌性痢疾、肠炎等疗效明显。

山楂的现代应用概要见图 13-4。

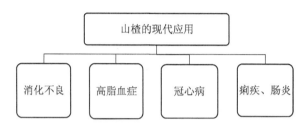

图 13-4　山楂的现代应用

【古籍述要】

(1)《神农本草经》:其功长于化饮食,健脾胃,行结气,消瘀血,故小儿产妇宜多食之。

(2)《本草求真》:山楂,所谓健脾者,因其脾有食积,用此酸咸之味,以为消磨,俾食行而痰消,气破而泄化,谓之为健,止属消导之健矣。

(3)《滇南本草》:消肉积滞,下气;治吞酸,积块。

(4)《本草再新》:治脾虚湿热,消食磨积,利大小便。

【常见不良反应及应用注意事项】

山楂毒性低,无明显不良反应。但有其醇提取物和水浸液大量服用,可使动物出现中毒甚至死亡的报道。

参考文献

［1］国家药典委员会.中华人民共和国药典(一部).北京:中国医药科技出版社,2010:29-30.

［2］张兴燊,梁欣娜,王乃平,等.山楂水提液及其颗粒溶液对小鼠血糖的实验研究.时珍国医国药,2011,22(7):125-126.

［3］谷仿丽,陈乃富,韦传宝.山楂总黄酮联合茶多酚对高脂膳食大鼠血脂及氧化应激的影响.生物学杂志,2012,29(3):24-26.

［4］张曼.山楂对高脂血症小鼠血脂及脂蛋白酯酶和肝酯酶的影响.贵阳中医学院学报,2012,34(2):167-168.

［5］吴清和.中药药理学.北京:高等教育出版社,2012.

［6］周玲,邓琳,赵湜.山楂总黄酮抗心肌缺血作用及机制.中国生化药物杂志,2011,32(6):475-477.

［7］黄优生,谢明勇,聂少平,等.山楂提取物的抗氧化活性研究.食品与生物技术学报,2010,29(2):189-192.

［8］俞丽霞,阮叶萍.中药药理学.杭州:浙江大学出版社,2012.

13.2.2 麦芽

麦芽出自《药性论》。麦芽味甘、性平。归脾、胃经。具有行气消食、健脾开胃、退乳消胀之功效。为禾本科植物大麦（Hordeum vulgare L.）的成熟果实经发芽干燥而得。

麦芽主要含酶类和生物碱。酶类主要有 α 及 β-淀粉酶（amylase）、催化酶（catalyticase）、过氧化异构酶（peroxidisomerase）。生物碱主要为大麦芽碱（hordenine）、大麦芽胍碱（hordatine）等。

【主要药理作用】

1. 助消化　麦芽含 α 和 β 淀粉酶具有助消化作用。麦芽水煎剂对胃酸及胃蛋白酶的分泌有轻度促进作用，可加强消化功能。

2. 影响泌乳素分泌　麦芽可抑制泌乳素释放，能降低高泌乳素血症状态的泌乳素水平。生麦芽煎剂对单纯乳溢症患者，可使乳溢消失或缓解。可使健康人睡眠或灭吐灵试验时泌乳素释放高峰受到抑制，这可能与生麦芽的回乳作用有关。麦芽中所含的麦角类化合物有拟多巴胺激动剂样作用，可能是其影响泌乳素分泌的主要机制。

3. 抗结肠炎　麦芽富含谷胺酰胺蛋白和纤维素，对溃疡性结肠炎小鼠肠道菌群有良好的调节作用，可减轻肠黏膜损伤、增加胆盐的吸收，从而阻止小鼠结肠炎的发展并对抗体重下降。

此外麦芽还有降血糖、抗真菌等药理作用。

麦芽的主要药理作用概要见图 13-5。

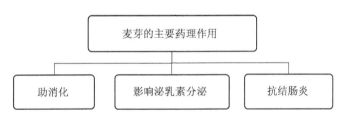

图 13-5　麦芽的主要药理作用

【现代应用】

1. 回乳　生麦芽煎服用于产后回乳、单纯性乳溢症疗效明显。

2. 消化不良　麦芽研粉煎服或麦芽浸膏用于淀粉类食物摄入过多引起的食积、消化不良，或小儿乳食不化、吐乳等有良好疗效。

3. 结肠炎　麦芽单味药煎服可作为溃疡性结肠炎患者的一种辅助治疗方法。

麦芽的现代应用概要见图 13-6。

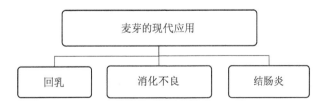

图 13-6　麦芽的现代应用

【古籍述要】

(1)《药性论》:消化宿食,破冷气,去心腹胀满。

(2)《滇南本草》:宽中,下气,止呕吐,消宿食,止吞酸吐酸,止泻,消胃宽膈,并治妇人奶乳不收,乳汁不止。

(3)《本草纲目》:麦蘖、谷芽、粟蘖,皆能消导米面诸果食积。

(4)《本草汇言》:和中消食之药也。补而能利,利又能补,如腹之胀满,膈之郁结,或饮食之不纳,中气之不利,以此发生之物而开关格之气,则效非常比也。

【常见不良反应及应用注意事项】

麦芽不良反应少。

参考文献

[1]朱建龙.麦芽不同炮制品的功效研究.长春中医药大学学报,2011,27(4):659-660.

[2]国家药典委员会.中华人民共和国药典(一部).北京:中国医药科技出版社,2010:145-146.

[3]俞丽霞,阮叶萍.中药药理学.杭州:浙江大学出版社,2012.

[4]魏安华,蔡亚玲,吴金虎,等.麦芽提取物对高泌乳素血症小鼠泌乳素水平的影响.医药导报,2009,28(11):1441-1443.

[5]陆茵,张大方.中药药理学.北京:人民卫生出版社,2012.

[6]徐勇,戢翰升.炒麦芽含药血清对MMQ大鼠垂体瘤细胞NGF、PRL分泌的影响.中国临床神经外科杂志,2007,12(12):736-738.

[7]陈蓉.麦芽对雄性小鼠性激素水平的影响.中国药房,2008,19(27):2087-2088.

13.2.3 莱菔子

莱菔子出自《日华子本草》。莱菔子味辛、甘,性平。归肺、脾、胃经。具有消食导滞、降气化痰之功效。为十字花科植物萝卜(Raphanus sativus L.)的干燥成熟种子。

莱菔子主要含挥发油和脂肪油。挥发油主要为甲硫醇,α-乙烯醛、β-乙烯醛和β-乙烯醇、γ-乙烯醇等。脂肪油含芥酸、亚油酸、亚麻酸以及芥子酸甘油酯等。

【主要药理作用】

1. 调节胃肠运动 莱菔子生品和经炒、炙的炮制品均能使离体兔肠的收缩幅度增大,但对其紧张性无明显影响,能对抗肾上腺素对肠管的抑制作用。能使胃肌条的收缩幅度增大,使胃幽门部环行肌紧张性和收缩幅度增大,其作用可能与兴奋M受体有关。莱菔子对小鼠胃排空有抑制作用。

2. 降压 莱菔子水提取物具有明显的降压作用。静脉注射可引起麻醉兔、猫及犬等血压下降。莱菔子注射液能明显降低实验性肺动脉高压和体动脉压,其降肺、体动脉压强度与酚妥拉明基本相同。

3. 抗病原体 莱菔子水提取物对葡萄球菌和大肠杆菌等有显著的抑制作用。莱菔子水浸剂对同心性毛癣菌等多种皮肤真菌也有不同程度的抑制作用。

此外,莱菔子还有化痰、止咳、平喘等药理作用。

莱菔子的主要药理作用概要见图13-7。

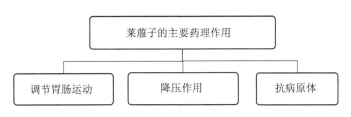

图 13-7 莱菔子的主要药理作用

【现代应用】

1. **便秘、腹胀** 莱菔子生品、炒品都可用于治疗便秘。莱菔子用于减轻病人术后腹胀有效。

2. **胃炎** 莱菔子用于治疗慢性萎缩性胃炎疗效明显,对老年患者尤为适宜。

3. **肠梗阻** 莱菔子配伍大黄、木香等中药保留灌肠用于治疗蛔虫性肠梗阻、粘连性肠梗阻等疗效明显。

4. **高血压** 莱菔子浸膏片用于治疗高血压,有良好的降压作用。

莱菔子的现代应用概要见图 13-8。

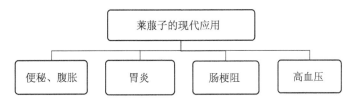

图 13-8 莱菔子的现代应用

【古籍述要】

(1)《本草纲目》:莱菔子之功,长于利气。生能升,熟能降,升则吐风痰,散风寒,发疮疹;降则定痰喘咳嗽,调下痢后重,止内痛,皆是利气之效。

(2)《本草经疏》:莱菔子,味辛过于根,以其辛甚,故升降之功亦烈于根也。

(3)《本草新编》:能治喘胀。

(4)《日华子本草》:水研服,吐风痰;醋研消肿毒。

【常见不良反应及应用注意事项】

莱菔子不良反应少。

参考文献

[1] 赵婧,霍青,李运伦.莱菔子的现代研究及临床应用.长春中医药大学学报,2011,27(2):294-296.

[2] 国家药典委员会.中华人民共和国药典(一部).北京:中国医药科技出版社,2010:225-226.

[3] 张红岩,韩大庆,刘伟.莱菔子抗高血压有效部位筛选实验研究.长春中医药大学学报,2012,28(1):11-12.

[4] 俞丽霞,阮叶萍.中药药理学.杭州:浙江大学出版社,2012.

[5] 张国侠,盖国忠.莱菔子总生物碱对 Apo E 基因敲除小鼠血脂的影响.中国老年学杂志,2010,30(6):844-845.

[6] 李炳根,李铁云,张国侠,等.莱菔子水溶性生物碱逆转 SHR 心血管重构的实验研究.长春中医药大学

学报,2007,23(3):7-8.

［7］张国侠,盖国忠.莱菔子水溶性生物碱对 ApoE 基因敲除小鼠内皮细胞的抗氧化保护作用.中国老年学杂志,2010,30(19):2811-2812.

［8］刘蕊,卢阳,刘梦洁,等.莱菔子不同提取物对实验性便秘小鼠排便的影响.现代中医药,2010,30(2):59-60.

第14章 活血化瘀药

学习要点及要求:

　　本章主要介绍活血化瘀药的中医认识、共同药理作用、应用注意事项、主要研究思路和方法、代表药物等。通过本章的学习,掌握活血化瘀药的含义、药理作用、应用注意事项;了解活血化瘀药的主要研究思路和方法;掌握丹参、川芎、延胡索等药物的主要药理作用、现代应用、常见不良反应及应用注意事项;熟悉莪术、益母草、水蛭等药物的主要药理作用、现代应用、常见不良反应及应用注意事项。

14.1 概述

14.1.1 活血化瘀药的中医认识

　　凡能疏通血脉、祛除瘀血,治疗血瘀证的药物,称为活血化瘀药。中医认为,瘀者积血也,瘀证乃积血之病也。可见瘀与血行失度、血脉不通密切相关。凡离经之血不能及时排出或消散,停留在体内,或血行不畅,壅遏于经脉之内,或淤积于脏腑组织器官,均称为瘀血,由瘀血内阻而引起的病变即为血瘀证。血瘀证的成因有多方面,包括寒凝致瘀、热邪致瘀、气郁血瘀、气虚血瘀、外伤致瘀、病后血瘀等。

　　《内经》云,"疏其血气,令其调达",此乃活血化瘀药治则的基础。本类药味多辛、苦,性平或微寒、微温,主要归肝、心经,入血分。按其功能特点可分为活血止痛、活血调经、活血疗伤、破血消癥四类。活血止痛药主要有川芎、郁金、延胡索、乳香、没药等。活血调经药主要有丹参、红花、桃仁、益母草等。活血疗伤药主要有马钱子、血竭等。破血消癥药主要有水蛭、莪术、斑蝥等。

　　瘀血既是病理产物,又是致病因素。血瘀证的临床表现主要以疼痛、肿块、出血、瘀斑等为主要特征。现代医学认为血瘀证可能与血液流变学异常、微循环障碍以及血流动力学异常有关。具体表现为血液呈现浓、黏、凝、聚状态。血管通透性增高,血浆大量渗出,造成血液浓缩,红细胞聚集,黏性升高,血流减慢等。微血管缩窄或闭塞而阻塞了微循环通路,血管内红细胞聚集。血流动力学异常主要为心血管功能障碍。

14.1.2 活血化瘀药的共同药理作用

　　1. 改善血液流变学、抗血栓形成　活血化瘀药能改善血瘀病人血液的浓、黏、凝、聚状态。其中以丹参、赤芍、川芎等作用更为明显。活血化瘀药抗血栓机制与抑制血小板聚集,增加纤溶酶活性等有关。

2. 改善微循环　多数活血化瘀药如丹参、川芎、红花等都具有改善微循环的作用,主要体现在改善微血流、改善微血管形态、降低毛细血管通透性等方面。

3. 改善血流动力学　大多数活血化瘀药可扩张冠状动脉、增加冠脉血流量,还能扩张外周血管,降低外周阻力,增加器官组织血流量,因此具有改善心功能和血流动力学的作用。其中川芎、丹参、延胡索等扩张冠状动脉作用较强。

4. 抗炎、镇痛　大多数活血化瘀药具有抗炎作用,其机制与降低毛细血管通透性、减少炎症渗出,抑制损伤组织细胞间黏附分子的高表达、降低白细胞黏附率、抑制白细胞活化和抗自由基等有关。疼痛是血瘀证的重要症状,瘀则不通,不通则痛。部分活血化瘀药有较强的镇痛作用,如延胡索、乳香、没药等。

活血化瘀药的共同药理作用概要见图 14-1。

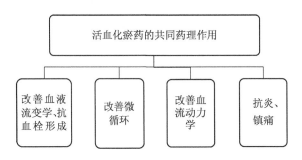

图 14-1　活血化瘀药的共同药理作用

14.1.3　活血化瘀药应用注意事项

本类药行散力强,易耗血、动血,不宜用于妇女月经过多以及其他出血证而无瘀血现象者。对于孕妇尤当慎用或禁用。

14.1.4　主要研究思路和方法

活血化瘀药研究思路和方法主要针对血瘀证的病因及病理生理过程,围绕对血流动力学、血液流变学和微循环的影响,以及抗血栓等方面开展。

1. 对血流动力学的影响　血瘀证常有血流动力学异常。血流动力学指标可反映心血管功能状态。常用研究方法包括心脏冠状动脉、脑、肾、肝和后肢血流测定,心肌和脑缺血实验方法,以及药物对离体血管的作用。通过检测平均动脉血压(MAP)、总外周阻力(TPR)、每搏输出量(SV)、组织器官血流量(BFR)、心脏指数(CI)、动脉顺应性(AC)等,来研究药物对血流动力学的影响。

2. 对血液流变学的影响　血瘀证一般有血液浓、黏、凝、聚等血液流变学异常的倾向或表现。血液流变学的研究范围很广,涉及血小板、白细胞、血管内皮细胞、血流等多方面的相互作用。主要包括全血比黏度、全血还原黏度、血浆黏度、血细胞比容、红细胞沉降率、红细胞变形性、红细胞电泳时间、纤维蛋白原的测定等。

3. 对微循环的影响　血瘀证患者常有微循环障碍表现,如微血流缓慢、瘀滞,甚至凝血,微血管变形,狭窄或闭塞等。可通过观察实验动物球结膜、耳廓、颊囊、肠系膜、皮肤等部位微血管的扩张和收缩程度,检测毛细血管网交点计数,微血管管径、流速、流态及微血管周围的变化等,来观察药物对微循环的影响。

4. 对血栓形成的影响 血瘀证与血栓形成有关,抗血栓研究首先要造血栓模型。目前血栓模型主要分体外、半体内、体内三大类。体外多按照 Chandler 法,在体外旋转圆环模拟体内血液流动状态形成血栓。半体内法是使血流中的血小板在接触旁路循环中的丝线粗糙面时,发生黏附、聚集,血小板聚集物环绕丝线表面形成血栓。体内法有实验性动静脉旁路血栓形成法、电刺激颈总动脉血栓形成法、脑动脉血栓形成法、冠状动脉血栓形成法、实验性肺栓塞和药物引起血栓法等。目前认为血栓形成主要原因是血管内皮损伤、血小板功能异常以及凝血酶活性增高等。故可通过测定内皮功能、血小板功能、凝血系统和纤溶系统指标来评价药物的作用。

活血化瘀药主要研究思路和方法概要见图 14-2。

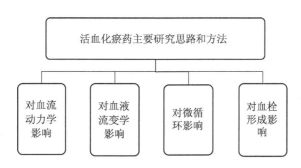

图 14-2 活血化瘀药主要研究思路和方法

参考文献

［1］陈晨,刘倩,高华.活血化瘀药药理作用研究进展.中国药事,2011,25(6):603-605.

［2］易加朝.活血化瘀药在脑出血中应用的理论与实践.中国民族民间医药,2011,20(5):87-88.

［3］陈长勋.中药药理学.上海:上海科学技术出版社,2012.

［4］吴清和.中药药理学.北京:高等教育出版社,2012.

［5］陆茵,张大方.中药药理学.北京:人民卫生出版社,2012.

［6］俞丽霞,阮叶萍.中药药理学.杭州:浙江大学出版社,2012.

［7］沈映君.中药药理学专论.北京:人民卫生出版社,2009.

［8］盖亚男,王晶璠.活血化瘀药防治经皮腔内冠状动脉成形术后再狭窄的研究现状.国际中医中药杂志,2010,32(6):555-557.

14.2 代表药物

14.2.1 丹参

丹参始载于《神农本草经》,列为上品。丹参味苦,性微寒。归心、肝经。具有活血调经、祛瘀止痛、凉血消痈、除烦安神之功效。为唇形科植物丹参(Salvia miltiorrhiza Bge.)的干燥根及根茎。

丹参主要含脂溶性和水溶性两大类成分。脂溶性成分主要有丹参酮Ⅰ（tanshinone Ⅰ）、二氢丹参酮Ⅰ（dihydrotanshinone Ⅰ）、丹参酮ⅡA（tanshinone ⅡA）、丹参酮ⅡB（tanshinone ⅡB）等。水溶性成分主要为丹酚酸A（丹参素，salvianolic acid A）、丹酚酸B（salvianolic acid B）、原儿茶醛等。

【主要药理作用】

1. 抗心肌缺血　丹参可保护缺血心肌，缩小心肌梗死范围。如丹参、丹参酮ⅡA、丹参素等对垂体后叶素所致的家兔、大鼠心肌缺血有保护作用，可增加冠脉流量。丹参酮ⅡA对结扎冠状动脉左前降支引起的犬、猫心肌梗死，能明显缩小梗死范围。丹参还可明显降低急性心肌缺血大鼠血浆及心肌中 MDA 的含量，提高 SOD 活力，减轻心肌损伤。

丹参抗心肌缺血作用与扩张冠脉，增加心肌血氧供应；减慢心率，降低心肌耗氧量；扩张外周血管、减轻心脏负荷；调节心肌细胞能量代谢、抑制钙超载；抗脂质过氧化，减少细胞凋亡，保护心肌等有关。

2. 抗脑缺血　丹参对脑缺血及缺血再灌注损伤有保护作用。丹参可降低动物实验性脑卒中的发病率和死亡率，减轻缺血再灌注后脑水肿，使缺血病变减轻，脑梗死范围缩小，并改善行为障碍；能对抗小胶质细胞活化及抑制其吞噬作用，减轻中性粒细胞对缺血脑组织的浸润和对神经细胞的损伤；还能通过减少兴奋性氨基酸的释放，阻断 Ca^{2+} 向细胞内转移，抗脂质过氧化，增加脑血流量，改善脑微循环等作用来减轻脑缺血损伤。

3. 改善血液流变性、抗血栓　丹参可使冠心病、心肌梗死、缺血性中风等患者的血液黏度明显降低，对血瘀证患者血液的浓、黏、凝、聚状态有较好的改善作用。丹参有很强的抗凝作用，以丹参酮作用最强，丹参素、原儿茶醛也具有抗凝作用。丹参制剂、丹参酮ⅡA、丹参素、丹酚酸等都有抑制血小板聚集的作用。丹参素、丹参酮ⅡA可抑制体外血栓形成，使血栓形成时间延长、血栓长度缩短、重量减轻。其抗血栓作用与抑制血小板聚集、抗凝血、促纤溶作用有关。

4. 促进组织的修复与再生　丹参能促进肝、骨、皮肤等多种组织的修复与再生，其中促进肝组织的修复与再生作用尤其显著。丹参对多种原因导致的急慢性肝损伤具有保护作用，体现在降低 ALT、减轻肝细胞的病理损伤、促进肝功能恢复、抑制肝纤维化等。其作用机制与促进肝细胞再生及修复、改善肝内微循环障碍、清除氧自由基、抗肝纤维化等有关。

丹参可通过改善骨折处局部血液供应，促进软骨细胞向成骨细胞转化，加速成纤维细胞生长，对骨折愈合起促进作用，丹参还有促进皮肤切口愈合的作用。

5. 改善血流动力学、改善微循环　丹参具有一定的扩血管作用，且为直接作用，但强度较弱。丹参注射液、丹参素、丹参酮ⅡA等可使心肌、脑、肾脏的供血量增加。丹参可增加组织的供血作用，除与扩血管作用有关外，还与改善血液流变性和微循环有关。丹参注射液可显著增加外周微循环障碍动物的微循环血流量，增加毛细血管网开放数目，扩张收缩状态的微动脉，从而消除血液瘀滞，促进侧支循环的建立。

6. 改善肾功能　丹参对多种原因导致的实验动物肾功能损伤、肾病综合征均有保护作用，可以改善衰竭的肾功能，使肾的血流量和滤过率增加，降低血清尿素氮、肌酐水平。丹参保护肾功能与其改善血液流变学、增加肾血流量、改善肾组织微循环、抗血栓形成以及抗过氧化损伤等密切相关。

此外,丹参还具有抗炎、抗菌、镇静、镇痛等药理作用。

丹参的主要药理作用概要见图14-3。

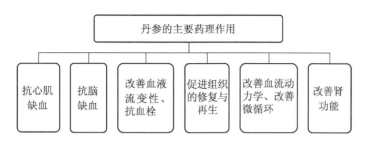

图 14-3　丹参的主要药理作用

【现代应用】

1. **冠心病**　丹参制剂治疗冠心病、心绞痛、心肌梗死等有良好疗效。如丹参注射液静脉给药对频繁发作的心绞痛和陈旧性心肌梗死疗效较好,也用于急性心肌梗死患者的抢救,能减轻症状,降低死亡率。丹参口服制剂一般随用药时间延长,疗效提高。

2. **脑缺血**　丹参注射液治疗缺血性中风,可使患者的偏瘫、语言障碍、肌力、神经症状等明显改善。

3. **肝炎**　丹参可用于迁延性肝炎、慢性肝炎、肝纤维化以及早期肝硬化等各种肝病的治疗,能减轻症状,促进肝功能恢复。

4. **肾功能不全**　丹参制剂可用于慢性肾功能不全患者的治疗,可有效改善肾功能,也可增强其他药物的治疗效果。

5. **痤疮**　丹参酮片可用于治疗酒渣性及囊肿性痤疮。

丹参的现代应用概要见图14-4。

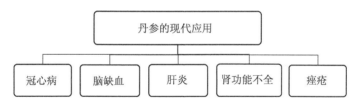

图 14-4　丹参的现代应用

【古籍述要】

(1)《本草纲目》:活血,通心包络。治疝痛。

(2)《滇南本草》:补心定志,安神宁心。治健忘怔冲,惊悸不寐。

(3)《神农本草经》:主心腹邪气,肠鸣幽幽如走水,寒热积聚,破症除瘕,止烦满,益气。

(4)《名医别录》:养血,去心腹痼疾结气,腰脊强,脚痹;除风邪留热,久服利人。

【常见不良反应及应用注意事项】

有丹参注射液引起多种不良反应的报道。如注射部位红肿、疼痛和全身乏力、嗜睡、头痛等,也有出现过敏性药疹、丘疹样荨麻疹,过敏性哮喘甚至过敏性休克等。轻者停药后可自行缓解或消退,重者应采取综合措施处理。

参考文献

［1］杨志霞,林谦,马利.丹参对心血管疾病药理作用的文献研究.世界中西医结合杂志,2012,7(2)：93-96.

［2］国家药典委员会.中华人民共和国药典(一部).北京：中国医药科技出版社,2010：70-71.

［3］陆茵,张大方.中药药理学.北京：人民卫生出版社,2012.

［4］陈燕花,翁雨雄,彭云龙,等.丹参抑制骨骼肌肌源性干细胞合成胶原蛋白的机制研究.中华手外科杂志,2012,28(4)：244-247.

［5］陈昕琳,章怡祎,顾仁樾.丹参多酚酸 B 对动脉粥样硬化大鼠 OX40/OX40L 免疫通路研究.陕西中医,2012,33(6)：758-761.

［6］陈长勋.中药药理学.上海：上海科学技术出版社,2012.

［7］尹东锋,陈效.丹参水提取物对小鼠耐缺氧作用的影响.中国医药导报,2012,9(6)：33-35.

［8］俞丽霞,阮叶萍.中药药理学.杭州：浙江大学出版社,2012.

［9］潘蓉,李玲.丹参水提物对心肌缺血/再灌注损伤大鼠心率及心肌酶谱的影响.中国实验方剂学杂志,2012,18(4)：232-234.

［10］王研,温新宝,秦翠萍,等.丹参提取物体外抗氧化活性研究.西北农业学报,2011,20(11)：160-163.

14.2.2 川芎

川芎始载于《神农本草经》,名曰芎穷,列为中品。川芎味辛,性温。归肝、胆、心包经。具有活血行气,祛风止痛之功效。为伞形科植物川芎(Ligusticum chuanxiong Hort.)的干燥根茎。

川芎主要含生物碱、挥发油、酚性成分等。生物碱主要为川芎嗪(chuanxiongzine)等。挥发油主要为藁本内酯(ligustilide)、丁基苯酞(butylphthalide)、3-丁叉苯酞(3-butylidenephthalide)、新蛇床内酯(neocinidilide)等。酚性成分有阿魏酸(ferulic acid)、大黄酸(chrysophanic acid)等。

【主要药理作用】

1. 抗心肌缺血 川芎、川芎嗪、阿魏酸等对异丙肾上腺素所致大鼠心肌缺血,垂体后叶素所致的家兔、小鼠心肌缺血和结扎冠脉所致犬、家兔心肌梗死,均能缩小梗死面积、减轻心肌损伤。川芎嗪对家兔及大鼠心肌缺血再灌注损伤有预防作用。川芎嗪抗心肌缺血作用主要与其扩张冠状动脉、增加冠脉血流量、清除氧自由基,以及对心肌细胞线粒体的保护作用等有关。

2. 抗脑缺血 川芎嗪可迅速透过血脑屏障、扩张脑血管、改善血液循环。可增加麻醉犬的脑血流量。能对抗新生大鼠缺氧缺血性脑损伤、延长平均生存时间。对多种实验性局灶性或全脑缺血再灌注损伤具有保护作用。川芎嗪抗脑缺血作用主要与改善血液流变学,保护血管内皮及神经元突触;降低脑细胞内 Ca^{2+} 的超载,保护脑细胞膜 Ca^{2+}-Mg^{2+}-ATP 酶活性;抗氧化、改善学习记忆等有关。阿魏酸钠可减轻犬心脏停搏复苏后脑缺血再灌注损伤,具有抗氧化作用。

3. 抑制血小板聚集、抗血栓 川芎能抑制 ADP 诱导的血小板聚集,对已聚集的血小板有解聚作用。能降低冠心病患者的血小板数量和聚集性。川芎体外能抗血栓形成,使血栓长度缩短、血栓干湿重量减轻,抑制大鼠体内血栓形成。

川芎影响血小板功能及抗血栓形成的主要有效成分是川芎嗪、阿魏酸等,其作用机制与调节 TXA_2/PGI_2 之间的平衡有关。川芎嗪主要是通过抑制 TXA_2 合成酶而抑制 TXA_2 的合成,能增强 PGI_2 样物质对血小板聚集的抑制作用,还可通过阻滞 Ca^{2+} 内流、升高血小板内 cAMP 含量,发挥抗血小板聚集作用。阿魏酸能抑制血小板 TXA_2 的释放,对其活性有直接拮抗作用。阿魏酸不仅影响动脉壁 PGI_2 的生成,且对 PGI_2 活性有增强作用。川芎嗪还有尿激酶样作用可直接刺激纤溶酶原。

4. 扩张血管、降血压　川芎能扩张血管,有显著而持久的降压作用。川芎嗪能扩张冠状动脉,增加冠脉流量和心肌供氧量,减低血管阻力。也可扩张肢体血管,尤以扩张股动脉的作用更明显。川芎、川芎嗪对犬、猫、兔等麻醉动物,肌内或静脉注射均有一定的降压作用。川芎水浸液对高血压犬或大鼠也有明显的降压作用。主要有效成分为生物碱和酚类,挥发油成分无降压作用。

5. 解痉　川芎嗪能舒张离体豚鼠气管平滑肌,对白三烯、组胺、乙酰胆碱等所导致的豚鼠离体气管条的收缩有一定的抑制作用,其作用与激动气管平滑肌上的 β_2 受体和钙拮抗有关。川芎有抑制子宫平滑肌收缩作用,以藁本内酯、丁基苯酞等为主要有效成分,阿魏酸也有解痉作用。川芎嗪对主动脉平滑肌有松弛作用,其效应与异搏停的特性类似,可能为一种新的钙离子拮抗剂。

6. 镇静、镇痛　川芎挥发油对动物大脑的活动有抑制作用,而对延脑的血管运动、呼吸中枢及脊髓反射有兴奋作用,剂量加大则转为抑制作用。川芎煎剂能抑制小鼠的自发活动,可协同戊巴比妥钠延长小鼠睡眠时间,并能拮抗咖啡因的兴奋作用。川芎嗪有一定的镇痛作用。

此外,川芎嗪还具有延缓慢性肾损伤、增强免疫和造血机能等药理作用。

川芎的主要药理作用概要见图 14-5。

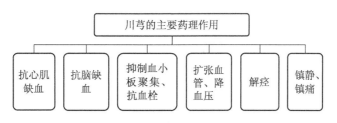

图 14-5　川芎的主要药理作用

【现代应用】

1. 冠心病　川芎及其制剂常用于治疗冠心病,可缓解症状、改善心电图、减少硝酸甘油的用量。

2. 缺血性脑病　川芎、川芎嗪用于血栓闭塞性脉管炎、脑栓塞及脑外伤失语的治疗有较好疗效。川芎嗪注射液还可用于脑梗死以及新生儿缺血缺氧性脑病的治疗等。

3. 慢性肾衰竭　川芎、川芎嗪用于治疗慢性肾功能衰竭有良好疗效,可延缓肾功能进行性恶化,对氮质血症期和尿毒症早期患者疗效更为明显。

4. 突发性耳聋　川芎嗪注射液可用于突发性耳聋的治疗,能迅速消除内耳膜迷路积水,降低内耳淋巴系统压力,减轻耳蜗及前庭器的充血和水肿。

川芎的现代应用概要见图 14-6。

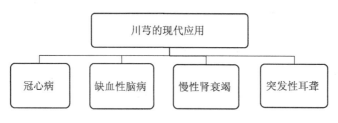

图 14-6　川芎的现代应用

【古籍述要】

(1)《神农本草经》:主中风入脑头痛、寒痹,筋脉缓急,金疮,妇人血闭无子。

(2)《本草汇言》:川芎,上行头目,下调经水,中开郁结,血中气药。

(3)《名医别录》:除脑中冷动,面上游风去来,目泪出,多涕唾,忽忽如醉,诸寒冷气,心腹坚痛,中恶,卒急肿痛,胁风痛,温中内寒。陶弘景:齿根出血者,含之多瘥。

(4)《本草正》:川芎,其性善散,又走肝经,气中之血药也。

【常见不良反应及应用注意事项】

川芎的不良反应较少,偶见过敏反应,表现为皮肤瘙痒、红色小丘疹、胃部不适、胸闷气急等。脑出血及有出血倾向者应禁用川芎。

参考文献

［1］龚彦胜,李晓宇,孙蓉.基于功效与药理作用川芎抗冠心病心绞痛的物质基础研究进展.中国药物警戒,2011,8(11):675-678.

［2］陆茵,张大方.中药药理学.北京:人民卫生出版社,2012.

［3］国家药典委员会.中华人民共和国药典(一部).北京:中国医药科技出版社,2010:38.

［4］张大武,刘剑刚,丰加涛,等.丹参-川芎水提取物有效组分配伍对大鼠心肌缺血/再灌注损伤的影响.中国危重病急救医学,2010,22(2):109-112.

［5］沈映君.中药药理学专论.北京:人民卫生出版社,2009.

［6］李玉亮,彭洁,梁欣,等.川芎提取物的多模型体系抗氧化活性测定.癌变·畸变·突变,2011,23(2):87-92.

［7］林乔,陈建南,赖小平,等.川芎提取物对实验性痛经的镇痛机制.中国实验方剂学杂志,2011,17(10):161-164.

［8］吴清和.中药药理学.北京:高等教育出版社,2012.

［9］栾添,姜姗,付立波.川芎对蟾蜍离体心脏的影响及其作用机制的研究.安徽农业科学,2011,39(22):13405-13406.

［10］盛艳梅,孟宪丽,李春雨,等.川芎挥发油对大鼠大脑皮层神经细胞体外存活及脑缺血再灌注损伤的影响.时珍国医国药,2012,23(3):536-538.

14.2.3　延胡索

延胡索出自《雷公炮炙论》。延胡索味辛、苦,性温。归肝、脾经。具有活血、行气、止痛之功效。为罂粟科植物延胡索(Corydalis yanhusuo W. T. Wang)的干燥块茎。

延胡索含有多种生物碱,主要成分为延胡索甲素(*d*-corydaline)、延胡索乙素(*dl*-tetra-hydropalmatine)、延胡索丑素(*corydalis*)、去氢延胡索甲素(*de*-hydrocorydaline)等。其中镇痛作用以延胡索乙素的左旋体作用最强。

【主要药理作用】

1. **镇痛** 延胡索的醇制浸膏、醋制浸膏及散剂等均有明显的镇痛作用。延胡索总碱镇痛效价是吗啡的40%。延胡索乙素镇痛作用最强,为镇痛主要有效成分。其镇痛作用较吗啡弱,但优于复方阿司匹林,对钝痛的作用优于锐痛。与吗啡相比副作用少而安全,没有成瘾性。镇痛时对呼吸没有明显抑制,也无便秘等副作用。镇痛作用机制可能与阻断脑内多巴胺 D_1 受体,使纹状体亮氨酸脑啡肽含量增加有关。

2. **镇静、催眠** 延胡索、左旋四氢巴马汀对多种实验动物有镇静、催眠作用。能明显降低小鼠自发活动与被动活动。延胡索乙素可协同巴比妥类药物延长睡眠时间,能对抗苯丙胺的中枢兴奋和毒性作用。左旋四氢巴马汀作用与吩噻嗪类药物有相同之处,其引起的睡眠易唤醒,并有一定的镇吐和降低体温作用。大剂量可引起肢体僵直。镇静、催眠作用机制主要与阻滞脑内多巴胺受体的功能有关。

3. **抗心肌缺血** 延胡索能增加离体兔和麻醉狗的冠脉血流量和心肌营养性血流量,能减轻异丙肾上腺素所致大鼠心肌缺血性损伤,可提高动物对常压或减压缺氧的耐受力。去氢延胡索甲素可增加冠脉流量,是延胡索治疗冠心病的主要有效成分。延胡索全碱注射液可明显扩张冠状动脉,并能降低动脉血压,减少外周血管阻力,从而降低心脏后负荷。

4. **抗心律失常** 延胡索乙素能阻滞 Ca^{2+} 通道,降低乌头碱及心肌缺血再灌注所致心律失常的发生率。左旋四氢巴马汀能有效对抗乌头碱、氯化钙及电刺激、结扎冠脉等多种原因所导致的实验性心律失常。去氢延胡索甲素在正常和缺氧条件下,均能显著抑制心肌 Ca^{2+} 浓度的增加,降低 RyR 基因的转录和蛋白表达,从而保护心肌。延胡索抗心律失常作用可能与钙拮抗有关。

5. **抗脑缺血** 延胡索乙素对实验性大脑局灶性缺血再灌注损伤有保护作用。可明显减轻脑水肿、减少脑梗死范围,可促进缺血再灌注状态下受抑制的脑电活动的恢复。并可降低脑组织中 Ca^{2+} 浓度和脂质过氧化物的生成,提高 ATP 含量。

6. **抗溃疡** 去氢延胡索甲素能抑制胃液和胃酸的分泌量,降低胃蛋白酶活性,对幽门结扎、阿司匹林或禁食等多种原因所导致大鼠实验性胃溃疡有明显保护作用。延胡索醇提取物及水提取物能抑制幽门螺杆菌的生长,与抗溃疡作用相关。

此外,延胡索乙素还有松弛平滑肌等药理作用。

延胡索的主要药理作用概要见图 14-7。

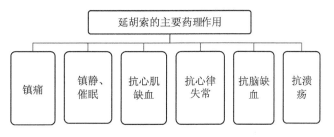

图 14-7 延胡索的主要药理作用

【现代应用】

1. 疼痛　延胡索对于各种疼痛,如头痛、神经痛、痛经及各种手术后疼痛等均有良好的缓解疼痛作用。对钝痛的效果优于锐痛,且无明显依赖性和耐受性。

2. 失眠　延胡索乙素睡前服用有助于入睡及减少多梦现象,且次日无明显头晕、乏力等后遗效应。

3. 冠心病　延胡索制剂用于治疗各类冠心病、心绞痛可明显减轻症状、降低急性心肌梗死发生率。

4. 胃溃疡　延胡索制剂口服对慢性胃炎、胃溃疡、十二指肠溃疡等有明显的疗效。

延胡索的现代应用概要见图14-8。

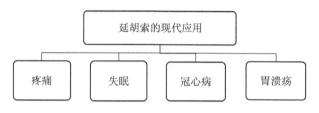

图14-8　延胡索的现代应用

【古籍述要】

(1)《本草汇言》:凡用之行血,酒制则行;用之上血,醋制则止;用之破血,非生用不可;用之调血,非炒用不神。随病制宜,应用无穷者也。

(2)《本草纲目》:能行血中气滞,气中血滞,故专治一身上下诸痛,用之中的,妙不可言。盖延胡索活血化气,第一品药也。

(3)《本草经疏》:延胡索,温则能和畅,和畅则气行;辛则能润而走散,走散则血活。血活气行,故能主破血及产后诸病因血所为者。

(4)《医学启源》:治脾胃气结滞不散,主虚劳冷泻,心腹痛,下气消食。

【常见不良反应及应用注意事项】

延胡索毒性较低,无明显不良反应。少数患者有出现嗜睡、眩晕、乏力、恶心等现象。

参考文献

[1] 胡楠,梁日欣,王岚,等.延胡索提取物在大鼠血浆中的药代动力学研究.中国实验方剂学杂志,2011,17(4):186-189.

[2] 陆茵,张大方.中药药理学.北京:人民卫生出版社,2012.

[3] 陈长勋.中药药理学.上海:上海科学技术出版社,2012.

[4] 冯静,于宗渊,杨洪军,等.延胡索中生物碱成分的研究.中国实验方剂学杂志,2013,19(6):124-127.

[5] 国家药典委员会.中华人民共和国药典(一部).北京:中国医药科技出版社,2010:130-131.

[6] 孙世晓,夏学丽,苏晓悦,等.延胡索总生物碱防治大鼠急性心肌缺血作用的实验研究.中医药学报,2012,40(4):45-49.

[7] 吴清和.中药药理学.北京:高等教育出版社,2012.

[8] 俞丽霞,阮叶萍.中药药理学.杭州:浙江大学出版社,2012.

[9] 林桂永,谢炜,邓永萍,等.延胡索碱预处理对缺血再灌注心肌梗死范围的影响.中国医药,2012,7(7):797-799.

[10] 万莉,钱晓萍,刘宝瑞.延胡索生物碱化学成分及其抗肿瘤作用的研究进展.现代肿瘤医学,2012,20(5):1042-1044.

14.2.4　莪术

莪术出自《药性论》。莪术味辛、苦,性温。归肝、脾经。具有破血行气、消积止痛之功效。为姜科植物蓬莪术(Curcuma phaeocaulis Val.)或温郁金(Curcuma wenyujin Y. H. Chen et C. Ling)、广西莪术(Curcuma kwangsiensis S. G. Lee et C. F. Liang)的干燥根茎。

莪术主要含挥发油,挥发油中主要成分为莪术酮(curzerenone)、莪术醇(curcumol)、莪术二酮(curdione)、β-榄香烯(β-elemene)、吉玛酮(germacrone)、姜黄素(curcumin)、龙脑(borneol)等。

【主要药理作用】

1. 抗肿瘤　莪术油有很强的抗肿瘤作用,主要有效成分为莪术醇、莪术酮、莪术二酮和β-榄香烯。莪术注射液、莪术醇和莪术二酮对小鼠肉瘤 S_{180}、艾氏腹水癌(ECA)均有较高的抑制率。莪术油和β-榄香烯对 L_{615} 白血病细胞有直接细胞毒作用,可致肿瘤细胞变性坏死。莪术抗肿瘤的作用机制主要与直接杀伤肿瘤细胞;抑制肿瘤细胞异常增殖;影响肿瘤细胞核酸代谢;诱导肿瘤细胞凋亡;增强机体免疫功能等有关。

2. 抑制血小板聚集、抗血栓　莪术能对抗由 ADP 和肾上腺素所诱导的血小板聚集,有显著的抗凝血及调节血液流变性、抗血栓形成的作用,其中醋炙莪术作用最显著。莪术抗血栓机制可能是通过影响花生四烯酸代谢,促进 PGI_2 合成,或减少 TXA_2 生成。其抗血栓的主要成分为莪术醇、姜黄素等。

3. 抗炎、镇痛　莪术油可抑制肉芽组织增生。生莪术、醋莪术对二甲苯所致的耳廓肿胀,醋酸所致的毛细血管通透性增强均有明显的对抗作用。莪术不同炮制品对化学刺激、热刺激所致疼痛均有较强的镇痛作用,其中醋炙莪术作用明显,镇痛作用强而持久。

此外,莪术还有抗实验性肝损伤、抗早孕等药理作用。

莪术的主要药理作用概要见图 14-9。

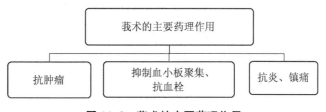

图 14-9　莪术的主要药理作用

【现代应用】

1. 肿瘤　莪术油注射液、榄香烯均为安全可靠的广谱抗肿瘤药物,莪术油注射液主要应用于宫颈癌、卵巢癌、恶性淋巴癌、肝癌等多种肿瘤,尤其针对宫颈癌,能很好地改善症状,提高生存质量。

2. 宫颈糜烂　莪术挥发油制剂对轻度宫颈糜烂有较好疗效。

莪术的现代应用概要见图 14-10。

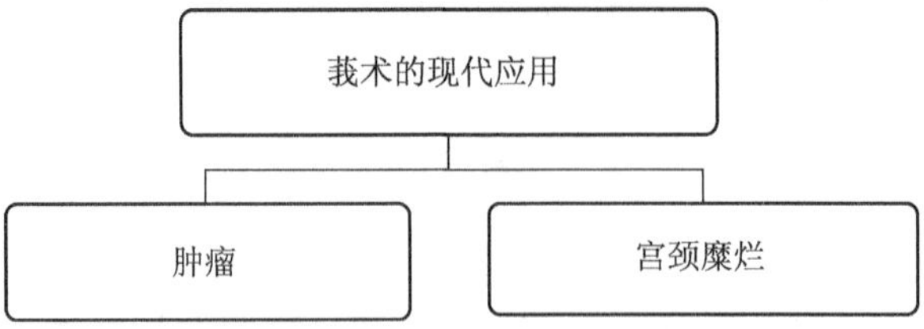

图 14-10 莪术的现代应用

【古籍述要】

(1)《日华子本草》:治一切血气,开胃消食,通月经,消瘀血,止扑损痛,下血及内损恶血等。

(2)《本草经疏》:行气破血散结,是其功能之所长,若夫妇人小儿,气血两虚,脾胃素弱而无积滞者,用之反能损其真气,使食愈不消而脾胃益弱,即有血气凝结、饮食积滞,亦当与健脾开胃,补益元气药同用,乃无损耳。

(3)《药品化义》:专攻气中之血,主破积消坚,去积聚癖块,经闭血瘀,扑损疼痛。

【常见不良反应及应用注意事项】

莪术不良反应少,注射给药可出现局部疼痛。莪术油注射液可致过敏反应,常见皮疹、心悸、呼吸困难,严重可致过敏性休克。

参考文献

[1] 兴桂华,刘玉章,邹宇,等.莪术对妊娠期大鼠子代发育毒性研究.中国实验方剂学杂志,2013,19(3):265-268.

[2] 胡婉素,刘帆,王杰.莪术对糖尿病肾病大鼠的保护作用.中国实验方剂学杂志,2011,17(7):163-166.

[3] 国家药典委员会.中华人民共和国药典(一部).北京:中国医药科技出版社,2010:257-258.

[4] 陈长勋.中药药理学.上海:上海科学技术出版社,2012.

[5] 徐燕萍,胡小庆,湛学军,等.莪术对免疫抑制小鼠免疫功能的影响.山东医药,2012,52(4):51-53.

[6] 沈映君.中药药理学专论.北京:人民卫生出版社,2009.

[7] 邵敬伟,董海燕,王涛,等.中药莪术激活 PXR 及对大鼠肝细胞色素 P450 3A 的影响.中国药理学通报,2008,24(4):504-509.

[8] 李萍,谢金鲜,江海燕,等.广西莪术 5 种不同炮制品抗肿瘤作用研究.中国实验方剂学杂志,2010,16(9):155-157.

[9] 唐渊,李晓辉.莪术提取物对肝癌细胞系 HepG$_2$ 的抗癌作用及机制研究.中国药理学通报,2007,23(6):790-794.

[10] 孙长海,王瑜,徐明亮,等.中药莪术对四氯化碳所致急性肝损伤的保护作用.时珍国医国药,2010,21(10):2460-2461.

14.2.5 益母草

益母草始载于《神农本草经》,名曰茺蔚,列为上品。益母草味苦、辛,性微寒。归心、肝、膀胱经。具有活血调经、利水消肿之功效。为唇形科植物益母草(Leonurus japonicus Houtt.)的新鲜或干燥地上部分。

益母草主要含生物碱和二萜类成分。生物碱主要为益母草碱(leonurine)、水苏碱(stachydrine)、益母草啶(leonuridine)、益母草宁(leonurinine)等。

【主要药理作用】

1. 兴奋子宫 益母草煎剂、醇浸膏及益母草碱对不同种属动物的离体、在体子宫以及离体未孕、早孕、晚期妊娠和产后子宫均有兴奋作用,表现为子宫张力增强,收缩幅度增大,节律加快。兴奋子宫的主要有效成分为益母草碱,作用机制可能与兴奋子宫平滑肌的受体有关。

2. 抗心肌缺血 益母草可显著增加冠脉流量和心肌营养血流量。益母草注射液对犬冠脉结扎引起的实验性心肌梗死有保护作用,能减小梗死范围、减轻病变程度、减少心肌细胞坏死,对心肌细胞线粒体有保护作用。对异丙肾上腺素和垂体后叶素所引起的动物实验性心肌缺血有保护作用,可以改善缺血心电图或使之恢复正常,增加冠脉流量,改善微循环并减慢心率。其改善心肌缺血作用与抗自由基损伤有关。

3. 抗血栓 益母草煎剂灌服可使大鼠血栓形成时间延长,血栓长度缩短、重量减轻。能使血小板计数减少,聚集功能减弱。益母草能拮抗 ADP 诱导的血小板聚集,减少外周循环中血小板总数,显著降低红细胞聚集性。益母草碱可增加组织器官血流量、抗血小板聚集、有效降低血液黏稠度和提高红细胞变形能力。其抗血栓作用与抑制血小板聚集、改善血液流变学有关。

4. 利尿 益母草碱静脉注射能显著增加家兔尿量,能促进 Na^+ 排出、减少 K^+ 排出。益母草碱对甘油肌内注射所引起的大鼠急性肾小管坏死,可明显降低尿素氮,减轻肾组织损伤。对庆大霉素所致大鼠急性肾衰竭也有一定的防治作用。

益母草的主要药理作用概要见图 14-11。

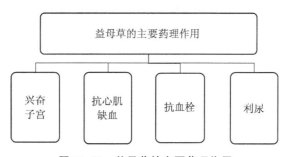

图 14-11 益母草的主要药理作用

【现代应用】

1. 产后子宫出血、复旧不全 益母草膏、益母草流浸膏用于月经不调、痛经以及产后子宫出血、子宫复旧不全等疗效肯定,是临床安全有效的经产调理药。

2. 冠心病 益母草注射液治疗冠心病、心肌缺血、心绞痛有一定疗效。

3. 急性肾炎 益母草的利尿消肿作用显著,对急性肾炎近期疗效较佳。

益母草的现代应用概要见图 14-12。

【古籍述要】

(1)《本草拾遗》:主浮肿下水,兼恶毒肿。

(2)《本草纲目》:活血、破血、调经、解毒。治胎漏难产,胎衣不下,血晕,血风,血痛,崩中漏下,尿血,泻血,疳,痢,痔疾,打扑内损瘀血,大便小便不通。

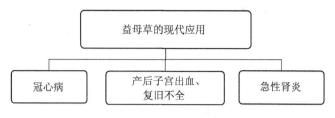

图 14-12　益母草的现代应用

（3）《本草正》：善调女人胎产诸证，故有益母之号。然惟血热血滞及胎产艰涩者宜之。若血气素虚兼寒及滑陷不固者皆非所宜，不得以益母之名，谓夫人所必用也。盖用其滑利之性则可，求其补益之功则未也。

（4）《本草衍义》：治产前产后诸疾，行血养血；难产作膏服。

【常见不良反应及应用注意事项】

益母草毒性较低，部分患者可有不良反应，如皮肤发红、胸闷心慌、呼吸加快等，过量服用可出现腹泻、腹痛，也有致急性肾功能衰竭的报道。

参考文献

［1］姚叶珊，文斌，曾丽玲，等.益母草注射液联合缩宫素预防产后出血的效果.广东医学，2012，33（16）：2501-2503.

［2］国家药典委员会.中华人民共和国药典（一部）.北京：中国医药科技出版社，2010：272-273.

［3］张秀贤，田洁，彭菲.益母草对产后子宫内膜炎大鼠内膜止血修复的实验研究.河北医药，2013，35（7）：1023-1024.

［4］俞丽霞，阮叶萍.中药药理学.杭州：浙江大学出版社，2012.

［5］关红，赵怀平，谭志，等.益母草及其复方制剂对大鼠离体子宫平滑肌运动的影响.内蒙古农业大学学报（自然科学版），2011，32（4）：25-28.

［6］陆茵，张大方.中药药理学.北京：人民卫生出版社，2012.

［7］熊立红，侯亚利.益母草在弥散性血管内凝血防治中的应用.中国老年学杂志，2012，32（14）：3094-3096.

［8］张金莲，刘洪瑞，毛煜，等.益母草碱及其代谢物在大鼠体内的毒代动力学研究.中国医药工业杂志，2012，43（6）：451-454，474.

［9］吴清和.中药药理学.北京：高等教育出版社，2012.

［10］刘绍龑，白明，纪晓宁，等.益母草总碱对小鼠前列腺增生模型的影响.中国实验方剂学杂志，2011，17（21）：177-180.

14.2.6　水蛭

水蛭始载于《神农本草经》，列为下品。水蛭味咸、苦，性平。有小毒。归肝经。具有破血通经，逐瘀消癥之功效。为水蛭科动物蚂蟥（Whitmania pigra Whitman）、水蛭（Hirudo nipponica Whitman）及柳叶蚂蟥（Whitmania acranulata Whitman）的干燥体。

水蛭主要含蛋白质，在新鲜水蛭唾液腺中含有抗凝血物质水蛭素（hirudin）、肝素、抗血栓素及组胺样物质等。

【主要药理作用】

1. **抗血栓形成**　水蛭及其制剂能抑制肾上腺素、花生四烯酸等多种原因诱导的血小板聚集、降低血小板黏附性。水蛭免加热提取物能延长正常小鼠凝血时间和出血时间,能延长大鼠动脉血栓形成时间,减轻血栓湿重。水蛭提取液体外可促进大鼠脑皮质微血管内皮细胞分泌纤溶酶原激活物,并通过增加其 mRNA 的表达及免疫活性来激活内源性纤溶系统,水蛭素具有间接的促纤溶作用。水蛭素能与凝血酶结合成可逆复合物,阻止凝血酶催化及诱导凝血和血小板激活反应,达到抗凝血目的。水蛭生品的抗凝、抗栓作用显著优于炮制品,水蛭素是其主要有效成分,炙后水蛭素裂解破坏作用减弱。水蛭抗血栓作用主要与抗凝血、抗血小板聚集和促纤溶有关。

2. **对血液流变学的影响**　水蛭能明显改善急性血瘀模型大鼠的血液流变学异常,可降低全血黏度及血浆黏度、降低红细胞聚集指数、缩短红细胞电泳时间。水蛭对缺血性中风病人的血细胞比容、全血黏度、血浆黏度、红细胞电泳时间、纤维蛋白原含量、血沉等均有明显降低作用。

3. **降血脂**　水蛭可降低实验性高脂血症动物血清总胆固醇和三酰甘油的含量。可延缓高脂血症与内皮损伤共同导致的动脉粥样硬化斑块的形成,减轻粥样斑块引起的动脉管腔狭窄。水蛭还能调节血浆中 PGI_2 与 TXB_2 的相对平衡,维持内环境稳定,防止动脉粥样硬化和高脂血症。

4. **促进血肿吸收**　水蛭能促进血肿吸收,缩小血肿和缺血范围,减轻周围脑组织的水肿及炎症反应,缓解颅内压升高,改善局部血液循环,保护脑组织及有助于神经功能的恢复。水蛭促进脑内血肿吸收,改善预后的作用与改善脑血流量、抗自由基损伤、促进胶质细胞及毛细血管增生、抑制细胞凋亡等作用有关。

5. **抗肿瘤**　水蛭对肿瘤细胞有抑制作用。水蛭素对小鼠肺癌及肝癌均有明显的抑制作用,可抑制小鼠肿瘤的生长、显著延长小鼠的存活时间,其机制可能与诱导肿瘤细胞凋亡、提高机体的免疫功能等有关。

此外,水蛭还具有抗早孕、改善肾功能等药理作用。

水蛭的主要药理作用概要见图 14-13。

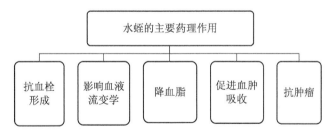

图 14-13　水蛭的主要药理作用

【现代应用】

1. **脑血管病**　水蛭用于治疗脑血栓、脑出血、中风先兆等均有较好疗效。

2. **高脂血症**　水蛭制剂用于高脂血症的治疗有一定疗效,能降低血清胆固醇、三酯甘油水平。

3. **冠心病**　水蛭用于冠心病、心绞痛的治疗具有一定疗效。

4. 肾病　水蛭用于治疗原发性肾小球肾炎、原发性肾病综合征、难治性肾病综合征等均有较好疗效,能减少蛋白尿、减轻肾实质性损伤。

水蛭的现代应用概要见图14-14。

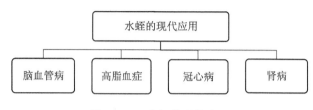

图 14-14　水蛭的现代应用

【古籍述要】

(1)《神农本草经》:主逐恶血,瘀血,月闭,破血逐瘀,无子,利水道。

(2)《名医别录》:堕胎。

(3)《本草经疏》:治妇人恶血、瘀血、月闭、血瘕积聚因而无子者。血蓄膀胱则水道不通,血散两膀胱得气化之职,水道不求其利而自利矣。堕胎者,以其有毒善破血也。

(4)《本草汇言》:水蛭,逐恶血、瘀血之药也。

【常见不良反应及应用注意事项】

水蛭不良反应有口干、便秘、乏力等,偶有过敏反应,停药后缓解。若超量或误服中毒,能引起内脏广泛出血。表现为恶心呕吐、子宫出血,严重时能引起胃肠出血、剧烈腹痛、血尿、昏迷等。

参考文献

[1] 杨洪雁,杜智恒,白秀娟.水蛭药理作用的研究进展.东北农业大学学报,2012,43(3):128-133.

[2] 林博杰,殷国前,邵纯旭,等.水蛭和水蛭素的基础研究及临床应用进展.中国美容整形外科杂志,2013,24(4):222-225.

[3] 张彬,汪波,龚元,等.几种水蛭抗凝血物质提取及活性分析.中山大学学报(自然科学版),2012,51(4):92-96.

[4] 国家药典委员会.中华人民共和国药典(一部).北京:中国医药科技出版社,2010:77-78.

[5] 黄莺,张晓青,李龙,等.水蛭提取液对凝血酶诱导血管内皮细胞释放凝血因子的影响.中国中西医结合急救杂志,2011,18(2):75-77.

[6] 李克明,武继彪,隋在云,等.水蛭微粉对脑缺血再灌注损伤大鼠 ICAM、VCAM、PDGF 的影响.中药新药与临床药理,2009,20(2):136-137.

[7] 吴清和.中药药理学.北京:高等教育出版社,2012.

[8] 田雪飞,孙婧,方圆,等.水蛭提取物对肝癌 $HepG_2$ 细胞 DNA 去甲基化作用研究.湖南中医药大学学报,2011,31(9):8-11,22.

[9] 李晓娟,张骞云,蔡志刚,等.水蛭对肺纤维化大鼠 PAI-1 的影响.贵阳医学院学报,2012,37(2):170-173.

[10] 林明宝,黄湘,张进.水蛭提取物对体外培养大鼠大脑皮层神经细胞缺氧性凋亡的影响.华西药学杂志,2008,23(5):543-545.

第15章 止 血 药

学习要点及要求:

　　本章主要介绍止血药的中医认识、共同药理作用、应用注意事项、主要研究思路和方法、代表药物等。通过本章的学习,掌握止血药的含义、药理作用、应用注意事项;了解止血药的主要研究思路和方法;掌握三七的主要药理作用、现代应用、常见不良反应及应用注意事项;熟悉蒲黄的主要药理作用、现代应用、常见不良反应及应用注意事项。

15.1 概述

15.1.1 止血药的中医认识

　　凡能促进血液凝固、制止体内外出血的药物,称为止血药。用于治疗出血证。所谓出血证是指因寒热失调、情志内伤、气血功能紊乱或外伤等各种原因导致的血液不循经脉运行而溢出脉外,以出血为主,如咳血、衄血、咯血、吐血、便血、尿血、崩漏、紫斑以及外伤出血等病证。

　　针对出血证的病因病机和止血药的药性及功效的不同,可分为化瘀止血药、收敛止血药、凉血止血药、温经止血药四类。其中三七、茜草、蒲黄等是化瘀止血药;白及、仙鹤草、血余炭等是收敛止血药;大蓟、小蓟、地榆、槐花等是凉血止血药;艾叶、炮姜等是温经止血药。

　　现代研究证实出血证的发生主要与血管损伤、毛细血管通透性和脆性增加、血小板减少或功能障碍、凝血因子减少或功能减弱以及纤溶系统功能亢进等有关。出血证可见于现代医学的多种急慢性疾病、外伤引起的出血,或造血系统病变引起的出血性疾病。

15.1.2 止血药的共同药理作用

　　1. 收缩血管、降低毛细血管通透性　止血药如三七、大蓟、小蓟等,能收缩局部血管,发挥止血作用。槐花、白茅根、地榆等可改善血管壁功能,降低毛细血管脆性及通透性,减少渗血。

　　2. 促进凝血过程　仙鹤草可促进部分凝血因子的生成,白茅根可促进凝血酶原生成,三七、蒲黄、白及、茜草等可促进血液中凝血酶生成,紫珠草、仙鹤草等可增强血小板第三因子活性,从而缩短凝血时间。

3. **增强血小板功能**　三七、仙鹤草等能增加血小板数量,提高血小板黏附性、聚集性或变形性等功能,促进血小板聚集,启动凝血机制而止血。

4. **抑制纤维蛋白溶解**　三七、小蓟、大蓟、仙鹤草、艾叶等可抑制纤溶蛋白活性从而抑制纤维蛋白溶解。三七、茜草等可促进纤维蛋白原生成,提高血浆中纤维蛋白的含量。

止血药的共同药理作用概要见图 15-1。

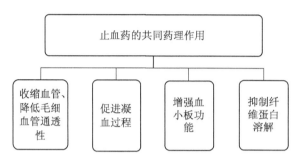

图 15-1　止血药的共同药理作用

15.1.3　止血药应用注意事项

应用本类药要注意止血不留瘀,如凉血止血和收敛止血药有止血留瘀之弊,故出血而兼有瘀滞者不宜单独使用。

15.1.4　主要研究思路和方法

止血药的研究思路和方法主要针对出血证的病因及病理生理过程,围绕对凝血系统和纤溶系统的影响、收缩血管作用以及对血小板功能的影响等方面开展。

1. **对凝血系统和纤溶系统的影响**　血液中凝血和抗凝、纤溶和抗纤溶系统保持动态平衡,既保证了血液潜在的可凝固性,又保证了血液的流体状态。凝血酶系和纤溶酶系是控制凝血过程的核心因素。多通过对出血时间、出血量、凝血时间、凝血酶原时间、凝血酶时间等的检测,观察止血药对凝血、抗凝、纤溶系统以及凝血系统的影响。

2. **收缩血管作用**　血管收缩能有效加速止血过程。体外多采用离体器官血管灌流法、离体主动脉条实验法等,研究药物对血管的舒缩作用。体内可通过在体局部血管阻力测定法和通过检测血管活性物质来观察止血药的作用。

3. **对血小板功能的影响**　血小板活化是形成止血和血栓的关键步骤。常通过检测血小板的黏附功能、聚集功能以及释放功能等来观察止血药的止血作用。

止血药主要研究思路和方法概要见图 15-2。

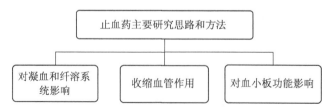

图 15-2　止血药主要研究思路和方法

参考文献

[1] 何希瑞,樊鹏程,李茂星,等. 常用止血中药及其止血机制研究进展. 中国实验方剂学杂志,2010,16(15):217-221.

[2] 陈长勋. 中药药理学. 上海:上海科学技术出版社,2012.

[3] 吴清和. 中药药理学. 北京:高等教育出版社,2012.

[4] 卢在和. 中药炭剂止血的临床应用. 长春中医药大学学报,2012,28(2):359.

[5] 李小宁,韩红芳,朱虹丽. 中药炒炭在崩漏治疗中的止血作用. 亚太传统医药,2012,8(1):62-63.

[6] 俞丽霞,阮叶萍. 中药药理学. 杭州:浙江大学出版社,2012.

[7] 韩邦志,谢金鲜. 中药止血与凝血机制的研究进展. 广西中医药,2009,32(2):6-8.

[8] 陆茵,张大方. 中药药理学. 北京:人民卫生出版社,2012.

15.2 代表药物

15.2.1 三七

三七出自《本草纲目》。三七味甘、微苦,性温。归肝、胃经。具有化瘀止血、活血定痛之功效。为五加科植物三七(Panax notoginseng(Burk.)F. H. Chen)的干燥根和根茎。

三七主要含三七皂苷、黄酮苷等。三七皂苷与人参皂苷相似,所含单体包括人参皂苷 Rb_1、Rb_2、Rc、Rd、Re、Rf、Rg_1、Rg_2、Rh 等 9 种,其中以 Rb_1 和 Rg_1 为主。黄酮苷有三七黄酮 A(槲皮素)、三七黄酮 B 等。止血有效成分为三七氨酸(dencichine),但含量甚微。

【主要药理作用】

1. 止血　三七具有较强的止血作用,止血而不留瘀,有止血神药之称。三七的不同制剂、不同给药途径、对不同动物出血模型均有明显止血作用。三七的止血作用与增加血小板数量、增强血小板功能、收缩局部血管、增加血液中凝血酶含量有关。三七止血的主要活性成分是三七氨酸,三七氨酸加热易被破坏,故三七止血宜生用。

2. 抗血栓　三七、三七总皂苷(PNS)能抑制血小板聚集、降低血液黏度。有效成分是三七皂苷 Rg_1。三七抗血栓作用环节包括抗血小板聚集、抗凝血酶、促进纤维蛋白溶解等。三七能提高血小板内 cAMP 的含量,减少血栓素 A_2 的合成,抑制 Ca^{2+}、5-HT 等促血小板聚集的活性物质释放。Rg_1 还能促进血管内皮细胞释放 NO,产生抗血小板黏附、聚集、扩张血管、抗自由基等作用,减轻内皮细胞损伤、抑制血栓形成。

3. 抗心肌缺血　三七对多种原因导致的实验性心肌缺血都有明显保护作用,可减少心肌细胞缺血损伤时细胞内酶的释放,减轻细胞形态改变,缓解缺血再灌注对心肌细胞造成的损伤、缩小心梗范围。其抗心肌缺血机制为扩冠增加冠脉血流量、改善心肌血氧供应;抑制心肌收缩力、降低外周血管阻力、降低心肌耗氧量;提高 SOD 活力、抗脂质过氧化;提高耐缺氧能力等。

4. 抗心律失常　PNS 对哇巴因、毒毛花苷、乌头碱等多种原因诱导的实验性心律失常有明显的对抗作用。三七单体皂苷 Rb_1 和 Rg_1 对心肌缺血再灌注所致心律失常有保护作用,可对抗哇巴因所致豚鼠室性早搏、室性心动过速和室颤。三七抗心律失常作用机制与降低自律性,减慢传导,延长动作电位时程(APD)和有效不应期(ERP)、消除折返激动,阻滞慢钙通道等有关。

5. **抗脑缺血** 三七能扩张脑血管、降低脑血管阻力、改善脑循环。PNS能明显减轻大鼠全脑或局灶性脑缺血后再灌注水肿、显著增加局部脑血流量、改善能量代谢、保护脑组织。三七抗脑缺血作用,除与扩张脑血管、增加局部血流量有关外,尚与延缓缺血组织ATP的分解、改善能量代谢、抑制脂质过氧化、保护缺氧对血管内皮细胞的损伤等有关。

6. **降血脂、抗动脉粥样硬化** 三七可明显抑制高脂血症家兔血清胆固醇和三酰甘油的含量,提高HDL-C水平。三七甲醇提取物能降低高脂血症大鼠的β-脂蛋白、总脂、磷脂及游离脂肪酸的水平,且呈量效关系。PNS能升高动脉壁PGI_2含量,降低血小板TXA_2水平,维持血管内环境的稳定,显著抑制实验性动脉粥样硬化家兔动脉内膜斑块的形成。抗动脉粥样硬化的机制与抗氧化、降血脂、抗炎等有关。

7. **保肝、利胆** 三七具有抗肝损伤作用。PNS可显著降低CCl_4所致肝损伤小鼠血清ALT的活性。三七甲醇提取物对CCl_4、D-半乳糖胺引起的大鼠肝损伤,可显著降低血清AST及LDH的活性,减轻肝细胞变性坏死。PNS对免疫性肝损伤有一定的保护作用,能降低卡介苗联合脂多糖所致免疫性肝损伤模型小鼠脾脏、肝脏指数,降低血清ALT、AST水平,减轻肝组织病理损伤程度。三七具有抗肝纤维化作用,通过抑制肝星状细胞增殖,抑制细胞内外Ⅰ、Ⅲ型胶原生成以及细胞因子$TGF-\beta_1$的表达来发挥作用。

三七具有一定的利胆作用。三七注射液可促进α-异硫氰酸萘酯所致阻塞性黄疸家兔模型的胆汁分泌,明显降低血清胆红素水平。

8. **扩张血管、降血压** 三七及PNS均具有扩张血管作用。PNS对不同部位血管具有选择性扩张作用,对大动脉,如胸主动脉、肺动脉扩张作用较弱,而对肾动脉、肠系膜动脉、门静脉、下腔静脉等小动脉和静脉扩张作用较强,并能显著降低冠脉阻力,增加冠脉血流量。三七及PNS对犬、猫、家兔、自发性高血压大鼠等多种动物均具有一定降压作用,尤以降低舒张压作用明显。三七扩血管、降压作用主要与阻断Ca^{2+}内流有关。

9. **抗炎** PNS可对抗化学物质刺激及炎症介质等引起的毛细血管通透性增加。对急性炎症渗出、组织水肿以及炎症后期肉芽组织增生均有抑制作用。三七抗炎的主要有效成分为皂苷,以人参二醇皂苷为主。其抗炎作用与兴奋垂体-肾上腺系统有关,但对摘除肾上腺大鼠仍有明显抗炎作用,说明其抗炎作用不完全依赖于垂体-肾上腺系统。

10. **抗肿瘤** 三七具有抗肿瘤作用。三七中人参皂苷Rh_1对离体肝癌细胞生长有抑制作用,人参皂苷Rh_2可抑制小鼠黑色素瘤B_{16}的生长,三七乙醇提取物可抑制小鼠脾脏接种黑色素瘤B_{16}细胞的肝转移。人参皂苷Rg_3能抑制前列腺癌LNCaP细胞的增殖,对Lewis肺癌的生长也有明显抑制作用。三七皂苷抗肿瘤的机制是通过直接杀伤肿瘤细胞;抑制肿瘤细胞生长或转移;诱导肿瘤细胞凋亡或分化;增强和刺激机体免疫功能等多种方式发挥作用。

此外,三七还具有免疫调节、抗氧化、延缓衰老等药理作用。

三七的主要药理作用概要见图15-3。

【现代应用】

1. **出血** 三七或三七注射液用于治疗上消化道出血、眼前房出血等出血病证疗效明显。

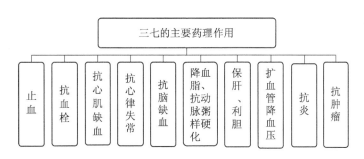

图15-3 三七的主要药理作用

2. **冠心病** 长期服用三七或含三七皂苷的制剂用于治疗冠心病、心绞痛具有良好疗效，可减轻心绞痛的发作，作用持久且副作用少。

3. **脑血栓** 三七皂苷制剂、三七单用或配合其他活血理气药用于治疗脑血栓、颅脑外伤等有较好疗效，可明显消肿止痛。

4. **高脂血症** 生三七粉用于治疗高胆固醇血症有效。

5. **肝炎** 生三七粉用于治疗肝胆疾病引起的转氨酶升高及慢性迁延性肝炎有较好疗效。

三七的现代应用概要见图15-4。

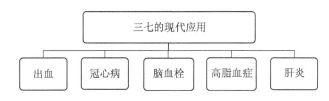

图15-4 三七的现代应用

【古籍述要】

(1)《本草纲目》：金刃箭伤，跌扑杖疮，血出不止者，嚼烂涂，或为末掺之，其血即止。亦主吐血，衄血，下血，血痢，崩中，经水不止，产后恶血不下，血运，血痛，亦目，痈肿，虎咬，蛇伤诸病。

(2)《本草新编》：止血之神药也，无论上中下之血，凡有外越者，一味独用亦效，加入补血补气药之中则更神。盖止药得补而无沸腾之患，补药得止而有安静之休也。

(3)《本草纲目》：三七止血，散血，定痛。

(4)《本草求真》：世人仅知功能上血住痛，殊不知痛因血瘀则疼作，血因敷散则血止。三七气味苦温，能于血分化其血瘀。

【常见不良反应及应用注意事项】

三七毒性较小，一般无明显不良反应。少数患者出现胃肠道不适及出血倾向，如痰中带血、齿龈出血、月经增多等。剂量较大可引起房室传导阻滞。个别患者可引起过敏性药疹。

参考文献

[1] 郭元日.三七有效成分的药理学研究进展.中国药业,2012,21(4):86-87.

［2］梁勇,秦枫,唐肖雷.三七不同部位总皂苷溶血性及体外免疫活性研究.湖北农业科学,2011,50(23)：4905-4907.

［3］国家药典委员会.中华人民共和国药典(一部).北京:中国医药科技出版社,2010:11-12.

［4］谭为,余克强,刘艳艳,等.三七预防疲劳型亚健康的实验研究.江苏中医药,2012,44(2):69-71.

［5］李剑霜,陈芝芸,严茂祥.三七对胰岛素抵抗大鼠脂肪细胞因子的影响.中国中医药科技,2012,19(5)：414-415.

［6］胡军霞,海春旭,梁欣.三七醇提物对大鼠肝组织体内外抗氧化作用的研究.癌变·畸变·突变,2011,23(3):171-175.

［7］申小年,宋媛媛,盛红,等.三七促进大鼠坐骨神经损伤修复的实验研究.中国康复医学杂志,2010,25(9):842-844.

［8］杨如萍,陈彤,陈亚娟,等.三七提取物的体外抗肿瘤药理作用及其成分分析.昆明医学院学报,2011,32(9):4-6.

［9］曹敏,王国印,方邦江,等.三七花总皂苷对自发性高血压大鼠靶器官及血液流变学指标的影响.中国中医急症,2013,22(5):701-702.

［10］郭福,曹顺海,庞健,等.三七对骨重建负平衡和骨转换率的影响.中国中医急症,2012,21(9):1488.

15.2.2 蒲黄

蒲黄始载于《神农本草经》,列为上品。蒲黄味甘,性平。归肝、心包经。具有止血,化瘀,利尿之功效。为香蒲科植物水烛香蒲(Typha angustifolia L.)、东方香蒲(Typha orientalis presl)或同属植物的干燥花粉。

蒲黄主要含黄酮类和甾醇类成分。黄酮类包括槲皮素(quercetin)、山奈酚(kaempferol)、异鼠李素(isorhamnetin)、柚皮素(naringenin)等。甾醇类包括 β-谷甾醇(β-sitosterol)、β-谷甾醇葡萄糖苷(β-sitosterol glucoside)等。

【主要药理作用】

1. 止血　蒲黄具有促进血液凝固而止血的作用。蒲黄水煎液、乙醇浸液可明显缩短家兔的凝血时间,作用显著而持久。蒲黄提取物皮下注射可使家兔血小板数目增加,凝血时间缩短、促进血液凝固。蒲黄粉外用对犬动脉出血有一定的止血作用。蒲黄中的黄酮类成分是其止血的有效成分,蒲黄焙成炭后止血作用强于生品。

2. 抗血小板聚集　蒲黄煎剂及总黄酮、有机酸、多糖等对血小板聚集有明显的抑制作用。蒲黄有机酸对 ADP、胶原等诱导的家兔体外血小板聚集有明显的抑制作用。蒲黄异鼠李素在体内、外均能抑制 ADP 诱导的大鼠血小板聚集,并能明显的延长血浆复钙时间。蒲黄抗血小板聚集与抑制磷酸二酯酶,调节血小板内 cAMP 与 TXA$_2$平衡,降低细胞内 Ca^{2+}浓度,减少 5-HT 释放等有关。

3. 抗心肌缺血　蒲黄总黄酮可明显增加麻醉犬冠脉血流量,降低心肌耗氧量。蒲黄中的水仙苷具有钙拮抗作用,能明显对抗垂体后叶素引起的大鼠心肌缺血,增加心肌营养性血流量。蒲黄总黄酮能明显减轻犬急性心肌缺血程度,降低缺血范围,缩小梗死面积。蒲黄还能提高小鼠耐低压缺氧能力、延长存活时间。

4. 扩张血管、降血压　蒲黄具有扩张血管、改善微循环作用。麻醉犬股动脉注射蒲黄醇提取物,可降低外周血管阻力、增加股动脉血流量。蒲黄醇提物静脉注射可使麻醉兔、猫、犬血压下降,心率减慢,该作用与增强副交感神经功能有关。

5. 降血脂、抗动脉粥样硬化　蒲黄具有明显的降血脂及防止动脉粥样斑块形成作用,对实验性家兔血管内皮损伤有明显的保护作用。蒲黄降血脂作用机制与抑制脂质在主动脉壁的沉积,抑制肠道对胆固醇的吸收,抑制肝中胆固醇的合成,促进胆固醇排泄等有关。蒲黄中的不饱和脂肪酸、槲皮素等为其降血脂、抗动脉粥样硬化的有效成分。

6. 兴奋子宫平滑肌　蒲黄制剂对犬、兔、大鼠、小鼠等多种动物的离体、在体、未孕、已孕子宫均有兴奋作用,可增加子宫收缩力。大剂量可引起子宫痉挛性收缩,对未孕子宫的作用强于已孕子宫。

蒲黄注射液、蒲黄煎剂对小鼠中期妊娠有较显著的致流产、致死胎作用,且随剂量增加作用增强,部分坏死胚胎被吸收。

此外,蒲黄还有抗炎、抗肾损伤、促进骨折愈合等药理作用。

蒲黄的主要药理作用概要见图 15-5。

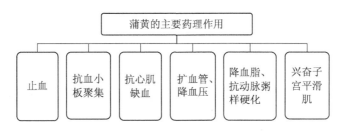

图 15-5　蒲黄的主要药理作用

【现代应用】

1. 出血　蒲黄配伍小蓟、滑石等中药可用于治疗功能性子宫出血、流产或产后出血、子宫内膜异位症、痛经以及吐血、咳血、尿血、外伤等。

2. 冠心病　蒲黄浸膏胶丸或生蒲黄配伍其他中药用于治疗冠心病、心绞痛,可改善症状及心电图、降低血压。

3. 高脂血症　蒲黄总浸膏片、蒲黄片治疗高脂血症有效,可降低血清总胆固醇和三酯甘油水平。

蒲黄的现代应用概要见图 15-6。

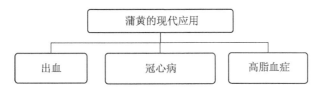

图 15-6　蒲黄的现代应用

【古籍述要】

(1)《神农本草经》:主心腹膀胱寒热,利小便,止血消瘀血。久服轻身益气力。

(2)《本草纲目》:凉血,活血,止心腹诸痛。

(3)《药性论》:通经脉,止女子崩中不佳,主痢血,止尿血,利水道。

(4)《本草汇言》:血分行止之药也,主诸家失血。至于治血之方,血之上者可清,血之下者可利,血之滞者可行,血之行者可止。凡生用则性凉,行血而兼消;炒用则味涩,调血而兼止也。

【常见不良反应及应用注意事项】

蒲黄可收缩子宫、可堕胎,故孕妇慎用。生蒲黄服用可致胃部不适,少数病人可出现头晕、腹胀、口干、乏力或肝区疼痛等不良反应。

参考文献

[1] 李景辉,陈才法,李雯雯.蒲黄药理活性及临床应用.安徽农业科学,2011,39(16):9604-9606.

[2] 孔祥鹏,陈佩东,张丽.蒲黄与蒲黄炭对血瘀大鼠血液流变性及凝血时间的影响.中国实验方剂学杂志,2011,17(6):129-132.

[3] 国家药典委员会.中华人民共和国药典(一部).北京:中国医药科技出版社,2010:331-332.

[4] 陆茵,张大方.中药药理学.北京:人民卫生出版社,2012.

[5] 杨慧玲,李军.蒲黄总黄酮对家兔血液流变学参数和血小板聚集的影响.中国实验方剂学杂志,2012,18(17):244-246.

[6] 吴清和.中药药理学.北京:高等教育出版社,2012.

[7] 王远航,黄文权.蒲黄提取物对氧化低密度脂蛋白损伤血管内皮细胞的保护作用.中国老年学杂志,2010,30(7):948-951.

[8] 朴忠万,文景爱,李颖.蒲黄煎液对鼠子宫平滑肌电活动的影响.中国实验方剂学杂志,2010,16(2):44,47.

[9] 俞丽霞,阮叶萍.中药药理学.杭州:浙江大学出版社,2012.

[10] 张启荣,黎媛,袁美春.蒲黄对兔离体胸主动脉条作用的实验研究.中国中医药科技,2013,20(3):261.

第16章　化痰止咳平喘药

学习要点及要求：

　　本章主要介绍化痰止咳平喘药的中医认识、共同药理作用、应用注意事项、主要研究思路和方法、代表药物等。通过本章的学习，掌握化痰止咳平喘药的含义、药理作用、应用注意事项；了解化痰止咳平喘药的主要研究思路和方法；掌握桔梗、半夏的主要药理作用、现代应用、常见不良反应及应用注意事项；熟悉苦杏仁的主要药理作用、现代应用、常见不良反应及应用注意事项。

16.1　概述

16.1.1　化痰止咳平喘药的中医认识

　　凡以祛痰、化痰、缓解或制止咳嗽、喘息为主要功效，用于治疗痰多咳嗽、痰饮喘息以及与痰饮有关的瘰疬、瘿瘤等证的药物，称为化痰止咳平喘药。

　　中医理论认为痰分有形之痰与无形之痰两类。有形之痰咳吐可见，通常指从呼吸道咳出的痰，主要表现为痰多咳嗽、痰饮喘息等。一般咳嗽有痰者为多，痰多又易引起咳喘，因而痰、咳、喘关系密切，互为因果。无形之痰则从证测知，通常指停积于脏腑经络之间的各种痰证，如痰浊滞于皮肤经络可生瘰疬瘿瘤，痰阻胸痹则胸痛、胸闷，痰迷心窍则心神不宁、神昏谵妄等。

　　化痰止咳平喘药根据药性及功效不同可分为温化寒痰药、清热化痰药和止咳平喘药。其中半夏、天南星等属温化寒痰药；桔梗、前胡、贝母等属清热化痰药；苦杏仁、百部、紫菀、款冬花等属止咳平喘药。

　　化痰止咳平喘药治疗之痰证包括有形之痰和无形之痰，多见于上呼吸道感染、急慢性支气管炎、肺气肿、支气管扩张等呼吸系统疾病，冠心病、心绞痛、脑血管意外、癫痫等心脑血管疾病，以及皮下肿块、慢性淋巴结炎、单纯性甲状腺肿等。

16.1.2　化痰止咳平喘药的共同药理作用

　　1. 祛痰作用　本类药大都有祛痰作用，如桔梗、前胡、紫菀等，其祛痰作用多与所含皂苷有关，皂苷能刺激胃或咽喉黏膜，反射性地引起轻度恶心，增加支气管腺体的分泌，从而稀释痰液而发挥祛痰作用。部分药如满山红等因含杜鹃素祛痰作用与皂苷不同，可通过促进气管黏液-纤毛运动,增强呼吸道清除异物的功能,溶解黏痰,使痰液黏稠度下降,易于咯出。

2. 止咳作用　本类药如桔梗、苦杏仁、半夏、款冬花、贝母、百部、满山红、紫菀等都有不同程度的镇咳作用,其中半夏、苦杏仁、百部等的镇咳作用部位可能在中枢神经系统。

3. 平喘作用　桔梗、苦杏仁、浙贝母、款冬花、枇杷叶等均有一定的平喘作用,但其平喘作用机制是多方面的。如浙贝碱能扩张支气管平滑肌,直接抑制支气管平滑肌痉挛以缓解哮喘症状,而款冬花醚提取物平喘机制可能与兴奋神经节有关,苦杏仁苷则是在体内分解成微量氢氰酸,抑制呼吸中枢而起到平喘作用。

化痰止咳平喘药的共同药理作用概要见图 16-1。

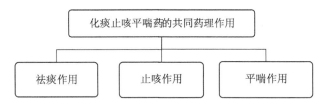

图 16-1　化痰止咳平喘药的共同药理作用

16.1.3　化痰止咳平喘药应用注意事项

本类药中部分温燥之性较强的药物,对于痰中带血或有出血倾向者宜慎用。

16.1.4　主要研究思路和方法

化痰止咳平喘药的研究思路和方法主要是针对咳、痰、喘病证的病因及病理生理过程,围绕祛痰止咳平喘等方面开展。

1. 祛痰作用　痰是呼吸道炎症的产物,可刺激呼吸道感受器而引起咳嗽,还可阻塞支气管诱发哮喘和加重感染。应用祛痰药排出积痰,减少对呼吸道黏膜的刺激,有利于改善咳嗽和哮喘症状,也有利于防止继发感染。药物的祛痰作用,多为增加呼吸道分泌,使痰液变稀,降低痰液中的黏性成分,使痰的黏性降低或增加呼吸道黏膜上皮细胞纤毛的运动,使痰液易于咯出。常用的有呼吸道分泌液测定法、呼吸道分泌液中黏性成分测定法和气管纤毛运动法等。

2. 止咳作用　咳嗽是呼吸系统的一种保护性反射,能促进呼吸道的痰液和异物排出,轻度咳嗽有利于排痰,但剧烈而频繁的咳嗽,则会影响休息和睡眠,合理应用止咳药可缓解和改善呼吸道疾病的症状。止咳药可通过直接抑制咳嗽中枢或抑制咳嗽反射弧中的末梢感受器、传入神经或传出神经以及效应器中的某一环节而发挥作用。常采用化学、电或机械方法来刺激诱发咳嗽,观察药物的作用及机制。

3. 平喘作用　哮喘的病因和发病机制复杂,喘息主要源于气道口径狭窄,表现为肺通气功能下降,气道反应性增高、各种细胞因子和炎症介质释放增多、支气管平滑肌痉挛、微血管渗漏和黏液分泌增加,导致哮喘发作。目前多通过观察药物对支气管平滑肌的舒张作用,以及与哮喘有关的抗过敏实验研究平喘作用。

化痰止咳平喘药主要研究思路和方法概要见图 16-2。

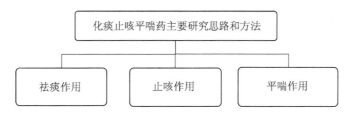

图16-2 化痰止咳平喘药主要研究思路和方法

参考文献

［1］陈长勋.中药药理学.上海:上海科学技术出版社,2012.

［2］吴清和.中药药理学.北京:高等教育出版社,2012.

［3］俞丽霞,阮叶萍.中药药理学.杭州:浙江大学出版社,2012.

［4］陆茵,张大方.中药药理学.北京:人民卫生出版社,2012.

［5］罗世江.中国药典2010年版新增化痰止咳平喘类中药功能主治相关研究概况.医药前沿,2012,(24):335-336.

16.2 代表药物

16.2.1 桔梗

桔梗始载于《神农本草经》,列为下品。桔梗味苦、辛,性平,归肺经,具有宣肺利咽、祛痰排脓之功效。为桔梗科植物桔梗（Platycodon grandiflorum (Jacq.) A. DC.）的干燥根。

桔梗含多种皂苷,主要为桔梗皂苷（platycodin）。混合皂苷水解产生的苷元为三萜酸的混合物,有桔梗皂苷元（platycodigenin）、远志酸（polygalacic acid）,桔梗酸 A、B、C（platycogenic acid A、B、C）等。

【主要药理作用】

1. 祛痰、镇咳　桔梗的不同药用部位如根、根皮、茎、叶、花、果均有显著的祛痰作用。祛痰机制主要是桔梗皂苷经口服刺激胃黏膜,反射性地增加支气管黏膜分泌,使痰液稀释而排出。桔梗皂苷也有镇咳作用。

2. 抗炎、镇痛　桔梗粗皂苷对角叉菜胶及醋酸所导致的大鼠足肿胀有显著抗炎作用。桔梗皂苷对大鼠棉球肉芽肿、佐剂性关节炎有显著抑制作用,还能明显抑制过敏性休克小鼠毛细血管通透性增加,并有镇痛作用,其作用部位主要在中枢神经系统,不受阿片受体影响。桔梗抗炎作用与兴奋垂体-肾上腺皮质功能有关。

此外,桔梗还具有降血糖、降血脂、免疫调节、抗肿瘤等药理作用。

桔梗的主要药理作用概要见图16-3。

【现代应用】

1. 支气管炎　桔梗与鱼腥草配伍水煎服用于治疗上呼吸道感染、急慢性支气管炎有效,与抗生素同用有协同作用。

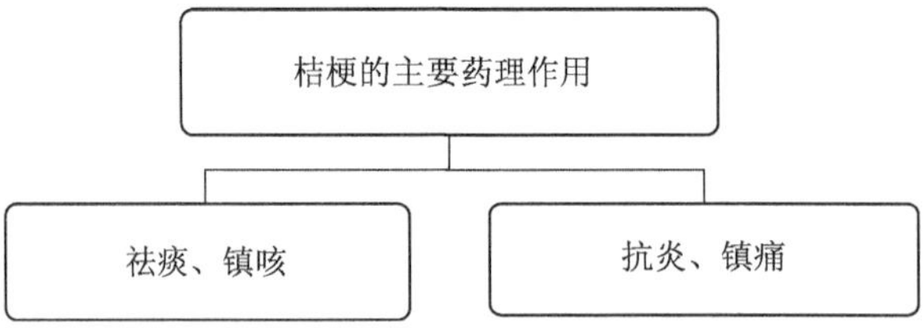

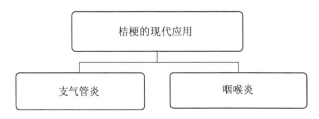

图 16-3　桔梗的主要药理作用

2. 咽喉炎　桔梗单用或与其他中药配伍用于咽喉肿痛、急慢性扁桃腺炎、喉炎、声带小结、声音嘶哑等咽喉疾病有较好疗效。

桔梗的现代应用概要见图 16-4。

桔梗的现代应用

支气管炎　　　　咽喉炎

图 16-4　桔梗的现代应用

【古籍述要】

(1)《神农本草经》：主胸胁痛如刀刺,腹满肠鸣幽幽,惊恐悸气。

(2)《名医别录》：利五脏肠胃,补血气,除寒热、风痹,温中消谷,疗喉咽痛。

(3)《药性论》：治下痢,破血,去积气,消积聚,痰涎,主肺热气促嗽逆,除腹中冷痛,主中恶及小儿惊痫。

(4)《本草纲目》：主口舌生疮,赤目肿痛。

【常见不良反应及应用注意事项】

桔梗口服一般无毒副作用,偶见恶心、呕吐,重者可见四肢出汗、乏力、心烦。桔梗皂苷有很强的溶血作用,故不能注射给药。

参考文献

[1] 陆茵,张大方.中药药理学.北京:人民卫生出版社,2012.

[2] 陈勤,朱敏,李杨,等.桔梗皂苷对慢性支气管炎小鼠气道重塑的干预作用研究.安徽大学学报(自然科学版),2013,37(3):1-7.

[3] 国家药典委员会.中华人民共和国药典(一部).北京:中国医药科技出版社,2010:259-260.

[4] 蔡斌,刘琴,王伟.桔梗皂苷-D干预大鼠肺成纤维细胞纤维化的实验研究.浙江医学,2012,34(11):891-893.

[5] 于维颖,祝红杰.桔梗治疗支气管哮喘的药理机制研究.中医药学报,2012,40(3):38-40.

[6] 贾林,陆金健,周文雅,等.桔梗多糖对环磷酰胺诱导的免疫抑制小鼠的免疫调节.食品与机械,2012,28(3):112-114.

[7] 陈长勋.中药药理学.上海:上海科学技术出版社,2012.

[8] 邱毅,王磊光,贾颐舫,等.桔梗粗提物及桔梗皂苷D体外杀精子活性机制研究.中华医学杂志,2010,

  90(44):3107-3111.

［9］俞丽霞,阮叶萍.中药药理学.杭州:浙江大学出版社,2012.

［10］栾海艳,隋洪玉,张雪松,等.桔梗总皂苷对 2 型糖尿病肝病大鼠的干预作用.中国老年学杂志,2013,
  33(5):1094-1095.

16.2.2 半夏

  半夏始载于《神农本草经》,列为下品。半夏味辛,性温,有毒。归脾、胃、肺经。具有燥湿化痰、降逆止呕、消痞散结之功效。为天南星科植物半夏(Pinellia ternata(Thunb.)Breit.)的干燥块茎。

  半夏主要含挥发油、β-谷甾醇(β-sitosterol)、胆碱(choline)、胡萝卜苷(daucosterol)、葡萄糖醛酸苷(glucuronide)、黑尿酸(homogentisic acid)、甲硫氨酸(methionine)、甘氨酸(glycine)、左旋麻黄碱(L-ephedrine)等。

【主要药理作用】

  1. 镇咳 生半夏、姜半夏、清半夏煎剂对电刺激猫喉上神经或胸腔注入碘液所致的动物咳嗽均有明显的镇咳作用,有效成分为生物碱,其镇咳部位在咳嗽中枢。其镇咳作用较可待因弱,强于浙贝母。

  2. 镇吐 半夏具有镇吐作用,对去水吗啡、洋地黄、硫酸铜引起的呕吐均有一定的镇吐作用。镇吐有效成分为生物碱、甲硫氨酸等,镇吐机制可能为抑制呕吐中枢。

  3. 催吐 生半夏有催吐作用,但生半夏粉在 120℃烘焙 2～3 h,即可除去催吐成分,而不影响其镇吐作用。其催吐与所含 2,4-二羟基苯甲醛葡萄糖苷有关,因其苷元有强烈的黏膜刺激作用,炮制后刺激性明显降低。

  4. 抗肿瘤 半夏多糖具有活化多形核中性白细胞作用和抗肿瘤作用。体外研究证实,半夏炮制品所含的总生物碱对慢性髓性白血病细胞 K_{652} 的生长有抑制作用,以矾半夏抗 K_{652} 肿瘤细胞生长作用最强,姜制半夏次之。半夏中所含的葫芦巴碱对小鼠肝癌也有抑制作用。

  5. 保护胃黏膜 制半夏能明显抑制大鼠胃液分泌,降低胃液、游离酸和总酸酸度及胃蛋白酶活性,对急性胃黏膜损伤有保护和促恢复作用。但生半夏对胃黏膜有损伤,其损伤作用可能与抑制胃肠黏膜内的 PGE_2 分泌有关。

  6. 调节胃肠运动 半夏对胃肠运动的影响较复杂。半夏能显著增强家兔肠道运动能力,对豚鼠离体肠管的收缩作用不被河豚毒素所抑制,而被阿托品所抑制,提示本品是作用于乙酰胆碱受体而产生收缩作用。半夏能抑制组胺、氯化钡所引起的肠管收缩。姜矾半夏和姜煮半夏对小鼠胃肠运动有明显抑制作用,而生半夏则有促进作用。

  此外,半夏还具有抗生育、抗早孕、降血脂等药理作用。

  半夏的主要药理作用概要见图 16-5。

【现代应用】

  1. 慢性咽炎 制半夏用于治疗慢性咽炎有效。

  2. 梅核气 半夏配伍厚朴、茯苓等,如半夏厚朴汤治疗咽部异物感,中医所称之"梅核气",有效。

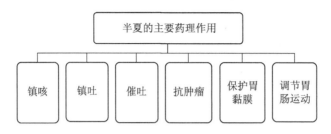

图 16-5　半夏的主要药理作用

3. 突发性音哑　用制半夏煎液加醋、加鸡蛋清含咽,治疗咽部充血水肿、突发性失音疗效好。

4. 甲状腺肿瘤　生半夏随诊加味水煎服治疗甲状腺肿瘤有一定疗效。

5. 牙痛　生半夏捣碎用 90% 乙醇浸泡后,外用涂擦病牙或以棉签浸药液后塞入龋齿内治疗牙痛疗效好。

6. 宫颈糜烂　生半夏洗净晒干研粉,外用治疗宫颈糜烂有效。

半夏的现代应用概要见图 16-6。

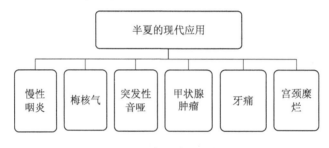

图 16-6　半夏的现代应用

【古籍述要】

(1)《名医别录》:消心腹胸膈痰热满结,咳嗽上气,心下急痛,坚痞,时气呕逆,消痈肿,堕胎。

(2)《神农本草经》:主伤寒寒热,心下坚,下气,喉咽肿痛,头眩胸胀,咳逆,肠鸣,止汗。

(3)《药性论》:消痰涎,开胃健脾,止呕吐,去胸中痰满,下肺气,主咳结。

(4)《日华子本草》:治吐食反胃,霍乱转筋,肠腹冷,痰疟。

【常见不良反应及应用注意事项】

生半夏对口腔、喉头和消化道黏膜有强烈刺激性,人误服后会发生肿胀、疼痛、失音、流涎、痉挛、呼吸困难,甚至窒息而死。炮制后毒性降低。半夏的毒性成分为不耐热、难溶于水的黏液质、黑尿酸及生物碱,因此生半夏必须煎服。

参考文献

[1] 孙蓉,黄伟,鲍志烨,等.基于功效和物质基础的半夏毒性研究进展.中国药物警戒,2010,7(1):37-40.

[2] 黄亮,王玉,杨锦,等.半夏乙醇提取物体外抑菌实验的初步研究.中国农学通报,2011,27(24):103-107.

[3] 俞丽霞,阮叶萍.中药药理学.杭州:浙江大学出版社,2012.

［4］徐建亚,谢辉辉,单进军,等.生半夏姜制或煎煮对小鼠妊娠及胚胎发育的影响.南京中医药大学学报,
　　2013,29(3):255-258.

［5］范汉东,王雪,蔡永君,等.半夏中一种抗癌蛋白的纯化及其抗癌活性研究.湖北大学学报(自然科学
　　版),2012,34(1):105-109.

［6］国家药典委员会.中华人民共和国药典(一部).北京:中国医药科技出版社,2010:110-112.

［7］陈长勋.中药药理学.上海:上海科学技术出版社,2012.

［8］陆茵,张大方.中药药理学.北京:人民卫生出版社,2012.

［9］周信,张小荣,张秋燕,等.生半夏及其炮制品对小鼠主动脉内皮细胞炎性因子分泌的影响.中国实验
　　方剂学杂志,2013,19(10):261-265.

［10］赵江丽,赵婷,张敏,等.半夏不同溶剂提取物镇静催眠活性比较.安徽农业科学,2011,39(35):
　　21627-21628.

16.2.3　苦杏仁

苦杏仁始载于《神农本草经》,列为中品。苦杏仁味苦,性微温。有小毒。归肺、大肠经。具有止咳平喘,润肠通便之功效。为蔷薇科植物山杏(Prunus armeniaca L. var. ansu Maxim.)、西伯利亚杏(Prunus sibirica L.)、东北杏(Prunus mandshurica (Maxim.)Koehne)或杏(Prunus armeniaca L.)的干燥成熟种子。

苦杏仁主要含脂肪油,约 50%,苦杏仁苷(amygdalin)约 3%,以及苦杏仁苷酶(amygdalase)、苦杏仁酶(emulsin)、樱苷酶(prunase)等。

【主要药理作用】

1. 祛痰、镇咳、平喘　苦杏仁有明显的祛痰、镇咳及平喘作用。苦杏仁提取物、苦杏仁苷对二氧化硫诱导的小鼠咳嗽有明显抑制作用。其祛痰、镇咳、平喘作用的有效成分为苦杏仁苷,肠道细菌能将其水解为苯乙醇腈,而后再分解为游离的氢氰酸抑制呼吸中枢,从而达到镇咳、平喘作用。

2. 润肠通便　苦杏仁含丰富的脂肪油,能润滑肠道、软化粪便。同时脂肪油在碱性肠液中能分解成脂肪酸对肠壁有温和的刺激作用,使肠蠕动增强,发挥润肠通便作用。

3. 抗炎、镇痛　苦杏仁的胃蛋白酶水解产物对大鼠棉球肉芽肿有抑制作用,也能抑制佐剂性关节炎结缔组织增生。从苦杏仁中提取的蛋白质成分 KR-A 和 KR-B 有明显的抗炎作用,能明显对抗角叉菜胶所致的足肿胀。苦杏仁的胃蛋白酶水解产物、苦杏仁苷及 KR-A 和 KR-B 具有镇痛作用。

此外,苦杏仁还有抗溃疡、抗肿瘤、增强免疫功能等药理作用。

苦杏仁的主要药理作用概要见图 16-7。

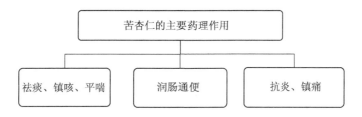

图 16-7　苦杏仁的主要药理作用

【现代应用】

1. 咳嗽、支气管炎　苦杏仁与麻黄、半夏等配伍用于治疗咳嗽、气管炎、支气管哮喘、急慢性上呼吸道感染等有效。苦杏仁与桔梗、百部配伍可治疗小儿百日咳。苦杏仁与黄芩、百合等配伍治疗支气管扩张、肺结核咯血等有效。

2. 便秘　苦杏仁含丰富的脂肪油,可润肠通便,治疗便秘疗效好。

3. 外阴瘙痒　苦杏仁研粉,麻油调制外用涂擦,用于外阴瘙痒有效。

苦杏仁的现代应用概要见图16-8。

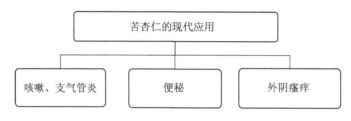

图16-8　苦杏仁的现代应用

【古籍述要】

(1)《本草拾遗》:杀虫。以利喉咽,去喉痹、痰唾、咳嗽、喉中热结生疮。

(2)《神农本草经》:主咳逆上气雷鸣,喉痹,下气,产乳金疮,寒心奔豚。

(3)《名医别录》:主惊痫,心下烦热,风气去来,时行头痛,解肌,消心下急,杀狗毒。

(4)《药性论》:治腹痹不通,发汗,主温病。治心下急满痛,除心腹烦闷,疗肺气咳嗽,上气喘促。

【常见不良反应及应用注意事项】

本品所含苦杏仁苷可分解产生氢氰酸而抑制细胞色素氧化酶,使细胞氧化反应停止而产生多种毒性。若过量服用可引起细胞组织窒息导致中毒,中毒症状表现为眩晕、头痛、呕吐、呼吸急促、心悸、发绀、血压下降、昏迷、惊厥等,抢救不当可致死亡。苦杏仁苷的毒性与给药途径密切相关。苦杏仁中毒主要用亚硝酸钠和硫代硫酸钠解救。

参考文献

[1] 张金艳,何萍,李贻奎.苦杏仁、桔梗及二者配伍止咳、祛痰作用的研究.中国实验方剂学杂志,2010,16(18):173-175.

[2] 马玉花,赵忠,江志利,等.苦杏仁精油对家蝇的触杀活性研究.安徽农业科学,2011,39(19):11469-11470.

[3] 吴清和.中药药理学.北京:高等教育出版社,2012.

[4] 国家药典委员会.中华人民共和国药典(一部).北京:中国医药科技出版社,2010:187-188.

[5] 俞丽霞,阮叶萍.中药药理学.杭州:浙江大学出版社,2012.

[6] 陆茵,张大方.中药药理学.北京:人民卫生出版社,2012.

[7] 房敏峰,付志聪,王启林,等.霜制对苦杏仁中苦杏仁苷在大鼠体内代谢及组织分布的影响.中国实验方剂学杂志,2011,17(11):132-137.

[8] 陈长勋.中药药理学.上海:上海科学技术出版社,2012.

[9] 安华伟,周晓涛,朱明,等.苦杏仁水煎剂对佐剂性关节炎大鼠抗炎作用研究.现代中西医结合杂志,2010,19(19):2353-2357.

第17章 安 神 药

17.1 概述

17.1.1 安神药的中医认识

凡以安神定志为主要作用，用于治疗心神不宁、烦躁易怒、失眠多梦、健忘、惊痫癫狂等病证的药物称为安神药。

中医学理论认为心藏神。人体之神，有广义与狭义之分。广义之神，是整个人体生命活动的主宰。狭义之神，是指人的精神、意识、思维、情感等活动。心所藏之神，既包括广义之神，也包括狭义之神，即心有统帅全身脏腑、经络、形体、官窍和主司意识、思维、情志等精神活动的作用。故《内经》云："心者，君主之官也，神明出焉。"

根据安神药的来源及作用特点可分为养心安神和重镇安神两类。前者的代表药物为酸枣仁、柏子仁、远志等，多为植物药，用于心肝血虚、心神失养所致的虚烦不眠、心悸怔忡、健忘等虚证；后者的代表药物为朱砂、琥珀、磁石等，多为矿物药，用于心悸失眠、惊痫发狂、烦躁易怒等实证。

安神药具有养心安神、平肝潜阳之功效，主要针对心藏神功能失常所出现的精神、意识、思维活动异常的病证，多见于现代医学的中枢神经系统和心血管系统疾病。

17.1.2 安神药的共同药理作用

1. 镇静、催眠作用 安神药无论是养心安神或重镇安神类药物，均具有镇静催眠作用。如酸枣仁、远志、龙骨等，可使多种实验动物自主活动减少，协同巴比妥类药物的中枢抑制作用，并可拮抗苯丙胺的中枢兴奋作用。但本类药物均不具有麻醉作用。

2. 抗惊厥 酸枣仁、远志、朱砂、磁石等均有抗惊厥作用，能对抗士的宁或戊四氮所致的惊厥。琥珀对大鼠听源性惊厥、小鼠电惊厥,灵芝对烟碱所致惊厥等均有不同程度的拮抗作用。

3. 抗心律失常、抗心肌缺血　部分安神药对心血管系统有明显作用,可抗心律失常、抗心肌缺血,并有一定的降压作用。如酸枣仁、远志、灵芝等对氯化钡、乌头碱诱发的心律失常以及垂体后叶素、结扎冠状动脉所导致的动物心肌缺血均有明显的对抗作用,并有一定的降压作用。

4. 脑保护、益智作用　部分安神药如酸枣仁、远志等可改善老龄小鼠及地西泮所致记忆损伤小鼠的学习记忆能力,能保护缺氧-再给氧缺血脑组织中神经细胞的损伤。

安神药的共同药理作用概要见图 17-1。

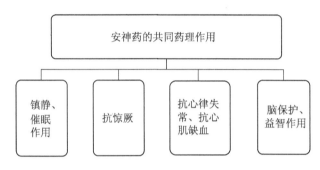

图 17-1　安神药的共同药理作用

17.1.3　安神药应用注意事项

本类药特别是矿石类重镇安神药及有毒者,不可久服,应中病即止。

17.1.4　主要研究思路和方法

安神药的研究思路和方法主要针对睡眠障碍的病因及病理生理过程,围绕镇静、抗惊厥、改善学习记忆能力等方面展开。

1. 镇静、催眠作用　安神药多有中枢抑制作用,可宁心安神有效改善睡眠,如酸枣仁可使深睡眠的平均时间延长、深睡眠的发生率增加。多采用间歇观察法、开野实验、洞板实验以及与巴比妥类药物的协同作用等方法,通过观察药物对动物自发活动的影响来判断其镇静作用,通过观察药物能否协同巴比妥类药物延长睡眠时间或缩短睡眠潜伏期来判断其催眠作用。通过测定中枢神经递质及脑多肽的含量变化来分析药物改善睡眠的机制等。

2. 抗惊厥作用　惊厥的发作与脑内单胺类神经递质水平密切相关。安神药如酸枣仁、远志等均有明显的抗惊厥作用,故将抗惊厥作用作为安神药的评价指标。多采用电流刺激或化学药物如戊四氮、士的宁等致惊厥剂使动物产生惊厥反应,观察药物对惊厥潜伏期、惊厥率和死亡率的影响。并通过测定脑内单胺类神经递质水平,来分析药物抗惊厥作用机制。

3. 益智作用　学习和记忆是脑的重要机能,安神药可改善脑功能、增加学习记忆能力。如远志可提高小鼠学习记忆能力,促进神经细胞生长因子的作用,改善脑功能。故将益智作用作为安神药的评价指标。常用跳台触电法和迷路法来观察药物对记忆功能的影响。益智作用机制分析常采用中枢神经递质及脑多肽含量测定的方法。

安神药主要研究思想和方法概要见图 17-2。

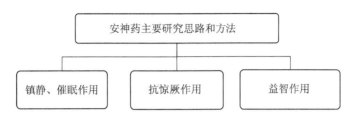

图 17-2　安神药的主要研究思想和方法

参考文献

［1］陈长勋.中药药理学.上海:上海科学技术出版社,2012.

［2］姜珊珊,闫立地,李廷利,等.养心安神药与重镇安神药对失眠大鼠睡眠时相影响的比较研究.世界科学技术-中医药现代化,2010,12(3):405-408.

［3］吴清和.中药药理学.北京:高等教育出版社,2012.

［4］俞丽霞,阮叶萍.中药药理学.杭州:浙江大学出版社,2012.

［5］陆茵,张大方.中药药理学.北京:人民卫生出版社,2012.

17.2　代表药物

17.2.1　酸枣仁

酸枣仁始载于《神农本草经》,列为上品。酸枣仁味甘、酸,性平。归心、肝、胆经。具有养心安神、敛汗生津之功效。为鼠李科植物酸枣(Ziziphus jujuba Mili. Var. spinosa(Bunge) Hu ex H. F. Chou)的干燥成熟种子。

酸枣仁主要含多种皂苷类、黄酮类、脂肪油等成分,皂苷类包括酸枣仁皂苷 A、B(jujuboside A、B)、白桦脂酸(betulie acid)、白桦脂醇(betulin)等;黄酮类包括斯皮诺素(spinosin)、当药素(swertisin)、黄酮苷(zivulgarin)等;脂肪油类包括棕榈酸、油酸、亚油酸等。

【主要药理作用】

1. 镇静、催眠　酸枣仁具有镇静催眠作用,能明显减少小鼠自主活动次数,及协同戊巴比妥钠的催眠作用,拮抗苯丙胺所致小鼠活动增加。其镇静催眠有效成分为酸枣仁总黄酮、酸枣仁皂苷及酸枣仁油。主要影响慢波睡眠的深睡阶段,使深睡的平均时间延长、发作频率增加,对慢波睡眠中的浅睡阶段和快波睡眠无明显影响。

2. 抗惊厥　酸枣仁具有明显的抗惊厥作用,可对抗实验动物的阵挛性惊厥,减小惊厥率及死亡率。如酸枣仁水提取物可显著降低戊四氮所导致的惊厥发生率和死亡率,延长士的宁所致惊厥的潜伏期和死亡时间,对死亡率无明显影响。有效成分主要是黄酮类和皂苷类化合物。

3. 抗心肌缺血　酸枣仁总皂苷对垂体后叶素所致大鼠急性心肌缺血有较显著的保护作用,能显著缩小因结扎冠状动脉左前降支所导致的大鼠心肌梗死面积,能降低心率,降低

S-T 段和 T 波抬高幅度。有效成分可能为酸枣仁总黄酮和总皂苷。抗心肌缺血机制与减少心肌氧自由基的生成,减轻自由基对生物膜系统的损伤,以及减轻钙超载损害有关。

4. 抗心律失常 酸枣仁水提液可对抗乌头碱、氯化钡、氯仿等诱发的实验动物心律失常。对乌头碱所致的心律失常既有预防作用又有治疗作用,其抗心律失常作用不是通过兴奋迷走神经或阻断 β_1 受体,而是对心脏有直接作用。

5. 增强免疫 酸枣仁乙醇提取物可明显提高小鼠淋巴细胞转化率和单核巨噬细胞吞噬功能,增加小鼠迟发型超敏反应,并能拮抗环磷酰胺引起的小鼠迟发型超敏反应的抑制作用。酸枣仁多糖能增强小鼠的体液免疫和细胞免疫,对放射性损伤引起的白细胞降低有明显保护作用,能显著增加单核巨噬细胞的吞噬功能。

此外,酸枣仁还有降血脂、抗氧化、抗抑郁、改善记忆、抗肿瘤等药理作用。

酸枣仁的主要药理作用概要见图 17-3。

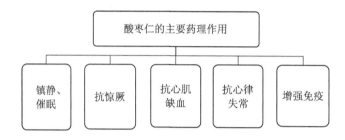

图 17-3 酸枣仁的主要药理作用

【现代应用】

1. 失眠 晚上睡前冲服酸枣仁粉 10 g 对失眠有效。

2. 室性早搏 酸枣仁与茯苓、知母等配伍如酸枣仁汤治疗室性早搏,对顽固性频发性或呈二联律、三联律的患者疗效好。

3. 神经衰弱 酸枣仁胶囊用于治疗神经衰弱有效。

酸枣仁的现代应用概要见图 17-4。

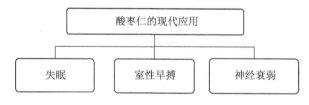

图 17-4 酸枣仁的现代应用

【古籍述要】

(1)《神农本草经》:主心腹寒热,邪结气聚,四肢酸痛湿痹,久服安五脏,轻身延年。

(2)《名医别录》:主心烦不得眠,脐上下痛,血转久泄,虚汗烦渴,补中,益肝气,坚筋骨,助阴气,令人肥健。

(3)《本草纲目》:其仁甘而润,故熟用疗胆虚不得眠,烦渴虚汗之证;生用疗胆热好眠,皆足厥阴、少阳药也。

(4)《本草汇言》:敛气安神,荣筋养髓,和胃运脾。

【常见不良反应及应用注意事项】

酸枣仁含三萜类成分,用量过大可致口唇麻木、咽喉阻塞感、舌强、流涎、四肢麻木、心律失常等。酸枣仁对子宫有兴奋作用,孕妇应慎用。

参考文献

[1] 陈雯,黄世敬.酸枣仁化学成分及药理作用研究进展.时珍国医国药,2011,22(7):1726-1728.

[2] 国家药典委员会.中华人民共和国药典(一部).北京:中国医药科技出版社,2010:343-344.

[3] 吴清和.中药药理学.北京:高等教育出版社,2012.

[4] 赵启铎,舒乐新,王颖,等.酸枣仁油对行为绝望小鼠模型的影响.中国实验方剂学杂志,2011,17(18):190-192.

[5] 陈长勋.中药药理学.上海:上海科学技术出版社,2012.

[6] 俞丽霞,阮叶萍.中药药理学.杭州:浙江大学出版社,2012.

[7] 林延,王玮,林志雄,等.酸枣仁皂甙 A 对急性高眼压大鼠视网膜缺氧诱导因子表达的影响.解剖学杂志,2013,36(1):65-69.

[8] 杨奕,乔卫,刘婧妹,等.酸枣仁抗抑郁活性组分配伍的研究.时珍国医国药,2012,23(1):7-8.

[9] 高群.酸枣仁黄酮对糖尿病大鼠肾损伤的保护作用.安徽农业科学,2013,41(6):2355-2357.

[10] 黄宜生,贾钰华,孙学刚,等.酸枣仁皂苷 A 对缺血再灌注损伤大鼠心律失常及 Bcl-2、Bax 表达的影响.中药新药与临床药理,2011,22(1):51-54.

17.2.2 远志

远志始载于《神农本草经》,列为上品。远志味苦、辛,性温。归心、肾、肺经。具有安神益智、祛痰消肿之功效。为远志科植物远志(Polygala tenuifolia Willd.)或卵叶远志(Polygala sibirica L.)的干燥根。

远志主要含皂苷类、糖苷类等成分,皂苷类包括远志皂苷 A-G (onjisaponin A-G)。糖苷类主要为寡糖多酯化合物(tenuifolioses A-P)等。

【主要药理作用】

1. 镇静、抗惊厥 远志可明显减少小鼠的自主活动,协同戊巴比妥钠的催眠作用。远志甲醇提取物、远志皂苷可延长小鼠环己烯巴比妥钠和氯丙嗪的睡眠时间,对戊四氮所致惊厥具有明显对抗作用,可降低小鼠惊厥的发生率。

2. 脑保护作用 远志水浸膏可提高老化小鼠的学习记忆能力,促进神经细胞营养因子的作用,显示有脑保护作用。远志皂苷能明显改善东莨菪碱等导致的痴呆模型小鼠的学习记忆能力。

3. 祛痰、镇咳 远志及其炮制品均有较强的祛痰和镇咳作用,能增加气管酚红的分泌量,显著减少浓氨水等诱导的小鼠咳嗽次数。蜜制或甘草炙后其镇咳作用更为显著。远志皂苷为祛痰主要成分,祛痰机制为皂苷刺激胃黏膜后,反射性促进支气管分泌液增加。镇咳主要成分为远志皂苷 2D 和 3C,作用甚至强于等剂量可待因。

此外,远志还有降压、抗突变、抗肿瘤、兴奋子宫平滑肌等药理作用。

远志的主要药理作用概要见图 17-5。

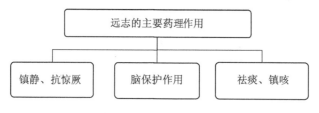

图 17-5　远志的主要药理作用

【现代应用】

1. **失眠**　远志与酸枣仁、五味子等配伍用于治疗失眠健忘,可明显改善症状、提高睡眠质量和记忆力。

2. **急性乳腺炎**　远志酒浸后水煮用于治疗急性乳腺炎、乳房纤维瘤等具有较好疗效。

3. **慢性支气管炎**　远志酊、远志浸膏或配伍杏仁、桔梗等用于慢性支气管炎,有助于痰液的排出。

远志的现代应用概要见图 17-6。

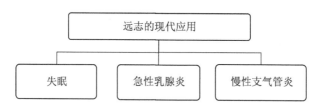

图 17-6　远志的现代应用

【古籍述要】

(1)《神农本草经》:主咳逆伤中,补不足,除邪气,利九窍,益智慧,耳目聪明,不忘,强志,倍力。

(2)《名医别录》:定心气,止惊悸,益精,去心下膈气,皮肤中热,面目黄。

(3)《滇南本草》:养心血,镇惊,宁心,散痰涎。疗五痫角弓反张,惊搐,口吐痰涎,手足战摇,不省人事,缩小便,治赤白浊,膏淋,滑精不禁。

(4)《药性论》:治心神健忘,坚壮阳道,主梦邪。

【常见不良反应及应用注意事项】

远志大剂量口服有恶心、呕吐等不良反应。远志皂苷具有溶血作用。

参考文献

[1] 官仕杰,闫小平,林敬开,等.远志不同炮制品的急性毒性比较研究.中国中西医结合杂志,2012,32(3):398-401.

[2] 王丹,张红英,兰艳.远志水提取物对小鼠学习记忆及血液学指标的影响.中国实验方剂学杂志,2012,18(5):188-191.

[3] 崔昊震,刘丽萍.远志水提取物对家兔心肌收缩力及心房尿钠肽分泌的影响.中国实验方剂学杂志,2013,19(9):256-259.

[4] 国家药典委员会.中华人民共和国药典(一部).北京:中国医药科技出版社,2010:146-147.

[5] 何剑为,马婧思,于东润,等.远志等中药对脑淀粉样血管病相关蛋白胱抑素聚集的影响.重庆医学,

2012,41(20):2009-2011.

[6] 别曼,徐颖,胡慧玲,等.远志皂苷元对氧化应激损伤的视网膜神经节细胞的保护作用.中国病理生理杂志,2012,28(6):1091-1096.

[7] 陆茵,张大方.中药药理学.北京:人民卫生出版社,2012.

[8] 李颖,马洪伟,薛景凤.远志对糖尿病大鼠海马神经细胞凋亡相关蛋白表达的影响.解剖学杂志,2013,36(2):206-209.

[9] 徐柯乐,陈勤,刘伟,等.远志皂苷减轻 Aβ 1-40 诱导的 AD 大鼠脑神经元 tau 蛋白 Ser396 位点的过度磷酸化.中国病理生理杂志,2012,28(9):1605-1609.

[10] 皮婷,薛小燕,林炼峰,等.远志皂苷元对新生大鼠皮质神经元的营养作用.中国药理学与毒理学杂志,2011,25(1):40-43.

第18章 平肝息风药

学习要点及要求：

本章主要介绍平肝息风药的中医认识、共同药理作用、应用注意事项、主要研究思路和方法、代表药物等。通过本章的学习，掌握平肝息风药的含义、药理作用、应用注意事项；了解平肝息风药的主要研究思路和方法；掌握天麻、钩藤的主要药理作用、现代应用、常见不良反应及应用注意事项；熟悉地龙的主要药理作用、现代应用、常见不良反应及应用注意事项。

18.1 概述

18.1.1 平肝息风药的中医认识

凡以平肝潜阳、息风止痉为主要功效，主治肝阳上亢或肝风内动证的药物，称为平肝息风药。肝阳上亢通常是由于肝肾阴液不足，阴不制阳，致肝阳亢盛。主要表现有头晕目眩、头痛耳鸣、面红目赤、烦躁易怒等症。肝风内动通常由肝之阴血不足，筋脉失于濡养，或热邪亢盛引动肝风之热极生风，或肝阳化风所致。主要表现有眩晕欲仆、项强肢颤、痉挛抽搐等症。中医药理论认为肝为"风木之脏"，"诸风掉眩，皆属于肝"。凡眩晕、肢颤、痉挛抽搐等动摇不定的症状都归于风，故责之于肝。

平肝息风药依其功效可分为平抑肝阳和息风止痉两类。平抑肝阳药主要有石决明、珍珠母、代赭石等；息风止痉药主要有天麻、钩藤、地龙、羚羊角等。平肝息风药所治之肝阳上亢、肝风内动病证与现代医学的原发性高血压、脑血管意外及其后遗症，临床表现如头晕、头痛、肢体麻木、震颤抽搐、口舌歪斜、半身不遂等相类似。其所治之热极生风之痉证表现为颈项强直、抽搐，甚至角弓反张等与乙型脑炎、流行性脑脊髓膜炎、破伤风等急性传染病的高热惊厥相类似。

18.1.2 平肝息风药的共同药理作用

1. 降压作用 天麻、钩藤、羚羊角、地龙等平肝息风药大多具有不同程度的降压作用。降压作用与中枢抑制、钙拮抗、扩张血管等因素有关。部分平肝息风药之间有协同作用如天麻与钩藤。

2. 镇静、抗惊厥 平肝息风药大多具有不同程度的镇静、抗惊厥作用。如天麻、钩藤、羚羊角、地龙、僵蚕等能减少动物的自主活动，能协同戊巴比妥钠、硫喷妥钠等药物的中枢抑制作用,对抗戊四氮、咖啡因、士的宁或电刺激等所引起的实验性惊厥。此外,部分药物如天麻、钩藤、全蝎等还有抗癫痫作用。

3. 解热、镇痛　天麻、蜈蚣、全蝎、羚羊角等均有不同程度的抗炎、镇痛作用。羚羊角、地龙还具有较好的解热作用。

4. 抗血栓形成　天麻、钩藤、地龙等均有不同程度的抗血小板聚集、抗血栓形成作用,其中地龙作用最为显著,具有抗凝血、溶解纤维蛋白和激活纤溶酶原作用,能有效抑制血栓形成和溶解血栓。地龙抗血栓有效物质如蚓激酶、蚯蚓纤溶酶等。

平肝息风药的共同药理作用见图18-1。

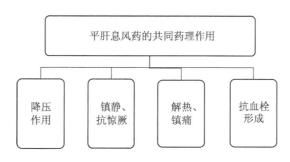

图 18-1　平肝息风药的共同药理

18.1.3　平肝息风药应用注意事项

本类药物有性偏寒凉和偏温燥之不同,使用时应注意。

18.1.4　主要研究思路和方法

平肝息风药的研究思路和方法主要针对肝阳上亢、肝风内动证候的病因及病理生理过程,围绕降血压、抗眩晕、镇静、抗惊厥、脑保护作用等方面开展研究。

1. 降血压　许多平肝息风药都有降血压作用,故药效学研究将对血压的影响作为观察指标。降压实验可选择高血压模型,如遗传性高血压大鼠、肾动脉狭窄高血压大鼠、内分泌性高血压大鼠等来研究。对降压机制研究可选择脊髓猫实验和交叉灌流实验,来分析药物降压的主要作用环节。中枢性降压机制可再通过分层去除脑组织、损坏神经核等来确定药物作用的部位。药物所作用的受体可采用特异的受体激动剂、阻断剂来判断。外周性降压机制可采用神经节阻断实验、肾上腺素受体阻断实验等方法研究。

2. 抗眩晕　眩晕以内伤为主,尤其以肝阳上亢、气血亏虚及痰浊中阻常见,而平肝息风药都有抗眩晕作用,故可将抗眩晕作为其药效评价指标。多采用眩晕病模型如交变加速旋转刺激模型,以及梅尼埃病动物模型等来研究。

3. 镇静、抗惊厥　平肝息风药大多具有不同程度的镇静、抗惊厥作用。多采用间歇观察法、开野实验、洞板实验以及与巴比妥类药物的协同作用等方法,观察药物的镇静、催眠作用。抗惊厥作用多采用电流刺激或化学药物如戊四氮、士的宁等致惊厥剂使动物产生惊厥反应,观察药物对惊厥潜伏期、惊厥率和死亡率的影响。也可采用听源性刺激法观察药物的抗癫痫作用等。一般应观察药物对正常动物、多种兴奋或中枢抑制模型动物的影响并综合分析。

4. 脑保护作用　肝阳上亢、肝风内动证候病位多在脑,与中枢神经系统密切相关。因而观察药物对中枢兴奋和抑制过程,对脑缺血病理过程的影响是平肝息风药药效评价的重要内容。多采用脑缺血动物模型、NaN_3脑损伤模型、在体微透析取样和体外原代神经细胞培养方法来进行研究。

5. 解热、镇痛 原发性高血压、脑血管意外及其后遗症常伴有明显的头痛,而乙型脑炎、流行性脑脊髓膜炎、破伤风等急性传染病多有感染、炎症、发热等症状,故可将解热镇痛作为观察指标。

平肝息风药主要研究思路和方法概要见图18-2。

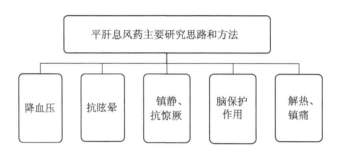

图 18-2 平肝息风药主要研究思路和方法

参考文献

［1］陈长勋.中药药理学.上海:上海科学技术出版社,2012.

［2］吴清和.中药药理学.北京:高等教育出版社,2012.

［3］俞丽霞,阮叶萍.中药药理学.杭州:浙江大学出版社,2012.

［4］沈映君.中药药理学专论.北京:人民卫生出版社,2009.

［5］陆茵,张大方.中药药理学.北京:人民卫生出版社,2012.

18.2 代表药物

18.2.1 天麻

天麻始载于《神农本草经》,名曰赤箭,列为上品。天麻味甘,性平。归肝经。具有息风止痉,平抑肝阳,祛风通络之功效。为兰科植物天麻(Gastrodia elata Bl.)的干燥块茎。

天麻主要含酚类、甾醇及有机酸类成分。酚类主要有天麻素(gastrodin)、天麻苷元(gastrodigenin)、香荚兰醇(香草醇,vanillyl alcohol)、香草醛(vanillin)等;甾醇主要为谷甾醇、豆甾醇等;有机酸类主要为柠檬酸(citric acid)、琥珀酸(succinic acid)等。

【主要药理作用】

1. 镇静、抗惊厥 天麻水煎剂、天麻素及其苷元、香草醇等能明显减少小鼠自发活动,显著增加巴比妥钠等的催眠作用,延长小鼠睡眠时间,对抗咖啡因引起的中枢兴奋作用及戊四氮所致惊厥。镇静作用机制可能与降低中枢兴奋性以及降低脑内多巴胺和去甲肾上腺素的含量有关。

2. 抗炎、镇痛　天麻对多种炎症反应均有抑制作用,能降低毛细血管通透性,直接对抗 5-HT 和 PGE_2 所致炎症反应。天麻对多种实验性疼痛有抑制作用。

3. 扩血管、降血压　天麻、天麻素对多种动物均有降低血压作用,如天麻注射液静脉注射可使大鼠、家兔、犬等实验动物血管扩张、总外周阻力降低,血压迅速下降。天麻的降压作用与扩张血管有关。

4. 脑保护作用　天麻素能降低小鼠在缺氧状态下的死亡率,对脑神经细胞具有保护作用。天麻可改善学习记忆功能,对抗东莨菪碱、亚硝酸钠等所致的小鼠记忆获得、记忆巩固和记忆再现障碍。其作用机制可能与增加胶质细胞数量、对抗脂质过氧化以及调节脑内胆碱酯酶有关。主要有效成分为天麻素及其苷元。

5. 抗氧化、延缓衰老　天麻有清除自由基作用,能降低老龄大鼠血清 LPO 含量,明显提高衰老红细胞 SOD 活力,从而延缓衰老。天麻中所含的微量元素和天麻多糖为延缓衰老的有效成分。

此外,天麻还有抗心肌缺血、抗血小板聚集、抗血栓形成等药理作用。

天麻的主要药理作用概要见图 18-3。

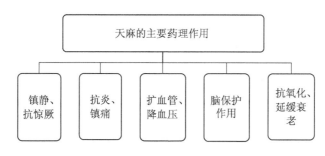

图 18-3　天麻的主要药理作用

【现代应用】

1. 神经衰弱　天麻多种制剂如天麻胶囊、天麻素片等用于治疗神经衰弱,尤其对因焦虑、紧张等引起的神经衰弱、失眠、头痛等有较好疗效。

2. 眩晕　天麻对梅尼埃病、眩晕、前庭神经炎等有较好疗效。

3. 癫痫、惊厥　天麻可用于治疗癫痫小发作、大发作,以及由轻型破伤风、流脑、乙脑等所致惊厥。

4. 老年痴呆　天麻制剂治疗老年性血管性痴呆,可改善神经功能缺损,提高生活自理能力。

5. 神经性疼痛　天麻注射液或者天麻素胶囊用于血管神经性头痛、三叉神经痛、坐骨神经痛等有止痛效果。

天麻的现代应用概要见图 18-4。

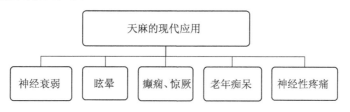

图 18-4　天麻的现代应用

【古籍述要】

(1)《开宝本草》:主诸风湿痹,四肢拘挛,小儿风痫、惊气,利腰膝强筋力。

(2)《用药法象》:疗大人风热头痛;小儿风痫惊悸;诸风麻痹不仁;风热语言不遂。

(3)《本草汇言》:主头风,头痛,头晕虚旋,癫痫强痉,四肢挛急,语言不顺,一切中风,风痰。

(4)《本经逢原》:天麻性虽不燥,毕竟风剂,若血虚无风,火炎头痛、口干便闭者,不可妄用。

【常见不良反应及应用注意事项】

肌注天麻注射液,少数病人可出现口鼻干燥、头晕、胃部不适等症状,也有致过敏反应和休克的报道。

参考文献

[1] 周岩,曹殿波,韩燕燕,等.天麻对病毒性心肌炎小鼠心肌细胞保护作用的研究.临床儿科杂志,2011, 29(8):766-768.

[2] 刘平,黄丽红,袁红,等.天麻对帕金森病大鼠黑质凋亡细胞表达及酪氨酸羟化酶阳性神经元的影响. 国际免疫学杂志,2011,34(2):147-151.

[3] 陈长勋.中药药理学.上海:上海科学技术出版社,2012.

[4] 国家药典委员会.中华人民共和国药典(一部).北京:中国医药科技出版社,2010:54-55.

[5] 李晓倩,王兴,李莹,等.天麻与钩藤配伍前后对 SHR 大鼠肾脏相关基因表达的影响.中国实验方剂学杂志,2011,17(15):131-135.

[6] 陈东丽,陈旭东,夏翠英.天麻对大鼠脑缺血再灌注神经细胞凋亡的影响.中国实验方剂学杂志,2011, 17(3):148-150.

[7] 俞丽霞,阮叶萍.中药药理学.杭州:浙江大学出版社,2012.

[8] 沈映君.中药药理学专论.北京:人民卫生出版社,2009.

[9] 陆茵,张大方.中药药理学.北京:人民卫生出版社,2012.

[10] 成祥林,向明清,汪华.天麻对阿尔茨海默病模型大鼠学习记忆和海马突触传递蛋白表达的影响.中华行为医学与脑科学杂志,2012,21(3):206-208.

18.2.2 钩藤

钩藤出自《名医别录》。钩藤味甘,性凉。归肝、心包经。具有清热平肝,息风定惊之功效。为茜草科植物钩藤(Uncaria rhynchophylla(Miq.) Miq. ex Havil.)、大叶钩藤(Uncaria macrophylla Wall.)、毛钩藤(Uncaria hirsute Havil.)、华钩藤(Uncaria sinensis (Oliv.) Havil.)或无柄果钩藤(Uncaria sessilifructus Roxb.)的干燥带钩茎枝。

钩藤含有多种吲哚类生物碱,主要有钩藤碱(rhynchophylline)、异钩藤碱(isorhynchophylline)、去氢钩藤碱(corynoxeine)、异去氢钩藤碱(isocorynoxeine)等。另含金丝桃苷(hyperin)、儿茶酚(catechol)等酚性成分。总生物碱含量约为 0.22%,其中钩藤碱占 34.5%～51%。

【主要药理作用】

1. 降压　钩藤对正常或高血压动物,静脉或灌胃给药均有明显的降压作用。降压的有效成分是钩藤碱和异钩藤碱等生物碱,其中异钩藤碱的降压作用强于钩藤碱。钩藤降压作用温和而缓慢。其降压作用机制与抑制神经递质释放,拮抗 Ca^{2+} 通道、抑制外钙内流和内钙释放,扩张血管、降低外周阻力,减少心输出量等有关。

2. 镇静 钩藤及其所含生物碱具有镇静作用,能抑制自发活动、对抗苯丙胺引起的中枢兴奋及咖啡因所致动物自发活动增强,降低大脑皮层兴奋性,并能协同戊巴比妥的镇静、催眠作用。钩藤总碱、钩藤碱、异钩藤碱具有明显的神经阻滞、浸润麻醉和椎管内麻醉作用。钩藤的镇静作用机制与其调节单胺类递质如 DA、NA、5-HT 等的释放有关。

3. 抗惊厥、抗癫痫 钩藤醇提取物能降低红藻氨酸所致癫痫的发生率,能抑制毛果芸香碱致痫家兔大脑皮质电活动,减少癫痫发作次数,缩短发作持续时间,延长发作间隔时间。钩藤能抑制大鼠运动皮层定位注射青霉素诱发大鼠惊厥模型惊厥发作和癫痫波释放频率。钩藤与天麻配伍有明显的协同效应。

4. 脑保护作用 钩藤能明显地抑制中枢神经系统的突触传递过程,具有神经保护作用。钩藤总碱对实验性脑缺血再灌注损伤具有明显的保护作用,能降低脑梗死范围、改善神经系统症状。其作用机制与降低一氧化氮合酶(NOS)活性、减少 NO 的生成,钙拮抗作用、抑制外钙内流和内钙释放,以及抑制自由基产生,促进自由基消除等有关。

5. 抑制血小板聚集、抗血栓 钩藤碱能明显抑制花生四烯酸、胶原及 ADP 等诱导的实验动物血小板聚集。钩藤碱、异钩藤碱能抑制动物实验性血栓的形成,并能明显改善红细胞变形能力。其抑制血小板聚集、抗血栓机制与抑制花生四烯酸代谢、升高血小板内 cAMP 水平、抑制 TXA_2 合成和阻止 Ca^{2+} 内流等有关。

6. 抗心律失常 钩藤碱有减慢心率,抑制心肌收缩,抑制房室传导,降低心肌耗氧量,抗心律失常的作用。钩藤碱和异钩藤碱能抑制肾上腺素诱发的异位节律,延长不应期和降低心肌的兴奋性。钩藤总碱对乌头碱、氯化钡和氯化钙等诱发的心律失常均有对抗作用。钩藤碱和异钩藤碱抗心律失常作用与阻滞 L 型钙通道有关,前者还与阻滞 K^+ 通道有关,后者则与抑制 Na^+ 内流有关。

7. 抗药物依赖 钩藤总碱、钩藤碱能拮抗苯丙胺、吗啡等药物所致依赖性,因其对苯丙胺类物质的精神依赖具有干预作用,故是中医戒毒的常用药。预先给予钩藤碱能在一定程度上消除苯丙胺及吗啡诱导的条件性位置偏爱效应的形成,而钩藤碱本身无精神依赖性。钩藤碱对于吗啡成瘾动物戒断时身体头部和四肢出现的颤抖等症状具有明显的抑制作用。

此外,钩藤碱、异钩藤碱、去氢钩藤碱还具有解痉作用。

钩藤的主要药理作用概要见图 18-5。

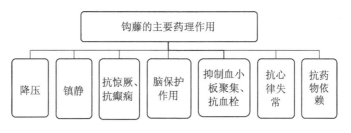

图 18-5 钩藤的主要药理作用

【现代应用】

1. 高血压 钩藤总碱、钩藤与天麻等中药配伍如天麻钩藤饮用于治疗高血压有一定疗效,能缓解头痛、失眠、心悸、耳鸣、肢体麻木等症状,降压作用平稳而持久。

2. 惊痫　钩藤常与羚羊角、天麻、全蝎合用如羚角钩藤汤用于治疗癫痫、惊厥病证有一定疗效。

钩藤的现代应用概要见图18-6。

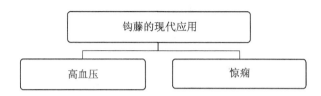

图18-6　钩藤的现代应用

【古籍述要】

(1)《名医别录》:主小儿寒热,惊痫。

(2)《药性论》:主小儿惊啼,瘛疭热壅。

(3)《本草纲目》:大人头旋目眩,平肝风,除心热,小儿内钓腹痛,发斑疹。

(4)《本草征要》:舒筋除眩,下气宽中。

【常见不良反应及应用注意事项】

钩藤不良反应较少。

参考文献

［1］国家药典委员会.中华人民共和国药典(一部).北京:中国医药科技出版社,2010:240.

［2］张卫国,李晓倩,王兴,等.钩藤与天麻配伍前后异钩藤碱在SHR大鼠肝脏和肾脏的分布.中国实验方剂学杂志,2011,17(7):220-223.

［3］陈长勋.中药药理学.上海:上海科学技术出版社,2012.

［4］吴清和.中药药理学.北京:高等教育出版社,2012.

［5］霍青,赵婧,姜月华,等.钩藤总生物碱干预大鼠血管内皮细胞衰老研究.南京中医药大学学报,2010,26(3):214-216.

［6］王煜,王景霞,欧丽娜,等.钩藤对吗啡诱导的大鼠条件性位置偏爱效应的影响.中国实验方剂学杂志,2011,17(14):218-220.

［7］俞丽霞,阮叶萍.中药药理学.杭州:浙江大学出版社,2012.

［8］陆茵,张大方.中药药理学.北京:人民卫生出版社,2012.

［9］戴国华,孙敬昌,齐冬梅,等.钩藤生物碱对自发性高血压大鼠胸主动脉成纤维细胞凋亡/增殖及FN、LN的影响.中国中西医结合杂志,2012,32(9):1233-1237.

［10］姜月华,孙敬昌,周洪雷.钩藤生物碱抑制高血压大鼠主动脉胶原沉积及对基质金属蛋白酶的影响.中国药理学通报,2012,28(1):79-83.

18. 2. 3　地龙

地龙始载于《神农本草经》,名曰白颈蚯蚓,列为下品。地龙味咸,性寒。归肝、脾、膀胱经。具有通络定惊、清热、平喘、利尿之功效。为钜蚓科动物参环毛蚓(Pheretima aspergillum (E. Perrier))、通俗环毛蚓(Pheretima vulgaris Chen)、威廉环毛蚓(Pheretima guillelmi (Michaelsen))或栉盲环毛蚓(Pheretima pectinfera Michaelsen)的干燥体。

地龙主要含有蚯蚓解热碱（lumbrifebrine）、蚯蚓素（lumbritin）、蚯蚓毒素（terrestro-lumbrolysin）和多种氨基酸等。

【主要药理作用】

1. 抗血栓形成　给家兔静脉注射地龙醇提取物可显著降低血液黏度，推迟血栓形成时间，血栓长度明显缩短，血栓干重下降，提示地龙有抑制血小板聚集、抗凝、降低血液黏度、抑制血栓形成的作用。健康人口服地龙煎液后，凝血活酶时间延长，外周血优球蛋白的纤溶酶活性增强，优球蛋白溶解时间缩短，提示地龙有直接溶解纤维酶蛋白及纤溶酶原激活物的作用。

地龙提取液体外可明显延长凝血酶时间、凝血酶原时间、复钙时间，且作用呈明显量效关系。地龙抗血栓作用与抗凝、促纤溶、抑制血小板聚集、增强红细胞膜稳定性等因素有关。主要有效成分为蚓激酶、蚯蚓纤溶酶等。

2. 镇静、抗惊厥　地龙具有镇静、抗惊厥作用，可对抗由戊四氮及咖啡因引起的惊厥，但不能拮抗士的宁引起的惊厥，故推测其抗惊厥的作用部位在脊髓以上的中枢神经。主要有效成分可能为琥珀酸。

3. 降压　地龙多种制剂具有确切降压作用。地龙热浸液、乙醇浸出液给麻醉犬静脉注射，或给正常及肾性高血压大鼠灌服均有降压作用。口服降压作用慢而持久。降压主要作用部位在脊髓以上的中枢。从地龙脂质中分离得到的类血小板活化因子（PAF）物质是重要的降压成分。地龙还具有一定的预防自发性高血压大鼠脑卒中发生的作用。

4. 解热　地龙对大肠埃希菌内毒素、化学及温热刺激引起的家兔及大鼠发热，均有良好的解热作用，其解热作用比氨基比林弱。解热作用机制是影响体温调节中枢，使散热增加，同时也增加体内的产热，但因散热大于产热，故使体温下降。其解热有效成分为蚯蚓解热碱、琥珀酸和某些氨基酸。

5. 平喘　地龙能缓解急性哮喘发作时的支气管痉挛，能降低过敏性哮喘豚鼠支气管洗液中的细胞总数、白蛋白及白三烯含量，尤其能抑制嗜酸性粒细胞（EOS）增多，并阻止该细胞激活。地龙醇提取物有显著舒张支气管的作用，能明显增加大鼠和家兔气管肺灌流量，并能对抗组胺和毛果芸香碱引起的支气管收缩。地龙平喘作用机制与抗炎、抗组胺和解痉等作用相关。平喘有效成分是琥珀酸、黄嘌呤、次黄嘌呤。

此外，地龙还有抗肿瘤、增强免疫功能、兴奋子宫平滑肌等药理作用。

地龙的主要药理作用概要见图18-7。

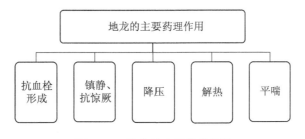

图18-7　地龙的主要药理作用

【现代应用】

1. 血栓性疾病　地龙提取物或地龙与其他中药配伍治疗脑血管栓塞、心肌梗死及静脉血栓形成等均有一定效果；蚓激酶肠溶胶囊用于缺血性脑血管病有效；地龙提取物用于缺血性中风有效。

2. **高热惊厥** 地龙与其他中药配伍用于流感、上呼吸道感染、支气管炎、肺炎等呼吸道感染所引起的高热有明显的退热作用,能缓解肺炎、流脑、乙脑所致高热惊厥。

3. **高血压** 地龙酊口服用于原发性高血压的治疗有明显降压作用。

4. **支气管炎** 地龙单用或与其他药中药配伍用于治疗慢性支气管炎、支气管哮喘有较好疗效。

地龙的现代应用概要见图 18-8。

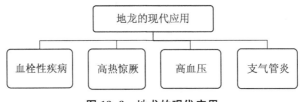

图 18-8　地龙的现代应用

【古籍述要】

(1)《本草拾遗》:疗温病大热,狂言,主天行诸热,小儿热病癫痫。

(2)《本草纲目》:性寒而下行,性寒故能解诸热疾,下行故能利小便,治足疾而通经络也。主伤寒疟疾,大热狂烦及大人小儿小便不通,急慢惊风,历节风痛。

(3)《本草经疏》:伤寒非阳明实热狂躁者不宜用,温病无壮热及脾胃素弱者不宜用,黄疸缘大劳,腹胀属脾肾虚,阴虚成劳瘵者,成在所忌。

【常见不良反应及应用注意事项】

地龙可兴奋子宫、引起痉挛性收缩,故孕妇慎用。少数病人肌注地龙注射液可引起过敏性休克,故过敏体质者慎用。少数病人服用蚓激酶肠溶胶囊出现轻度头痛头晕、恶心呕吐、便秘、皮疹等,一般不需特殊处理,有出血倾向者慎用。

参考文献

[1] 孙姹,张长林.地龙的药理与临床研究概况.食品与药品,2011,13(6):444-446.

[2] 马艳春,周波,宋立群,等.地龙有效成分对糖尿病肾脏疾病患者血脂、脂质过氧化反应的影响.中国临床保健杂志,2012,15(1):53-54.

[3] 陈长勋.中药药理学.上海:上海科学技术出版社,2012.

[4] 国家药典委员会.中华人民共和国药典(一部).北京:中国医药科技出版社,2010:113-114.

[5] 王莉,刘毅,王芬,等.地龙对哮喘模型小鼠肺组织 α-SMA 及纤维蛋白的抑制作用.中国病理生理杂志,2009,25(10):164-168.

[6] 吴清和.中药药理学.北京:高等教育出版社,2012.

[7] 马艳春,周波,宋立群,等.地龙成分及含药血清对人正常肾小球系膜细胞增殖的影响.中国临床保健杂志,2010,13(5):493-495.

[8] 俞丽霞,阮叶萍.中药药理学.杭州:浙江大学出版社,2012.

[9] 陆茵,张大方.中药药理学.北京:人民卫生出版社,2012.

[10] 周明眉,褚寰萍,杨红舟,等.地龙酸性部位对小鼠过敏性哮喘模型的抗炎和抗过敏作用.中国中药杂志,2008,33(19):2249-2252.

第19章 补 虚 药

学习要点及要求：

　　本章主要介绍补虚药的中医认识、共同药理作用、应用注意事项、主要研究思路和方法、代表药物等。通过本章的学习，掌握补虚药的含义、药理作用、应用注意事项；熟悉补虚药的主要研究思路和方法；掌握人参、黄芪、甘草、当归、枸杞子等药物的主要药理作用、现代应用、常见不良反应及应用注意事项；熟悉党参、麦冬、何首乌、冬虫夏草、淫羊藿等药物的主要药理作用、现代应用、常见不良反应及应用注意事项；了解白术、白芍等药物的主要药理作用、现代应用、常见不良反应及应用注意事项。

19.1　概述

19.1.1　补虚药的中医认识

　　凡能补充物质、增强机能、提高机体抗病能力，改善机体虚弱证候的药物，称为补虚药，也称补益药或补养药。补虚药主要治疗虚证。虚证是由机体功能低下或物质缺乏所导致，气血阴阳是中医学对于人体物质组成及功能的高度概括，故虚证可分为气虚、血虚、阴虚、阳虚四种类型。

　　气虚是由机体元气耗损，功能失调，脏腑功能减退，抗病能力下降所致的病理变化，主要表现为脾气虚和肺气虚。气虚证常见神疲乏力、食少便溏、中气下陷、表虚自汗等。血虚是由血液不足或濡养功能减退所致的病理变化。血虚证常见面色萎黄、眩晕耳鸣、心悸失眠、月经不调等。阴虚是由机体精、血、津液等物质亏耗，或阴虚阳亢的病理状态。阴虚证常见肺燥干咳、心烦口渴、失眠潮热等。阳虚是指机体阳气虚损，机能减退或衰弱，热量不足的病理状态。阳虚证常见腰膝酸软、阳痿早泄、宫冷不孕、尿频遗尿等。

　　补虚药是依据"虚则补之"，"损者益之"以及"形不足者，温之以气；精不足者，补之以味"等理论立法，属于八法中的补法。补虚药针对气虚、血虚、阴虚、阳虚四大类证候分为补气药、补血药、补阴药、补阳药四类。代表药物为补气药有人参、党参、黄芪、白术、甘草等；补血药有当归、熟地黄、白芍、何首乌等；补阴药有麦冬、沙参、枸杞子等；补阳药有冬虫夏草、淫羊藿、鹿茸等。

　　补虚药所治之虚证，与现代医学中由于机体机能低下或功能失调等所导致的病证具有一定的相关性。如气虚证常见于消化系统和呼吸系统的脏器下垂、慢性支气管炎等多种慢性疾病;血虚证常见于血液系统的贫血、白细胞减少、过敏性紫癜等疾病;阴虚证多见于热病后期或多种慢性消耗性疾病;阳虚证多见于性功能障碍及慢性哮喘等。

19.1.2 补虚药的共同药理作用

1. 调节机体免疫功能 本类药大多可增强机体免疫功能。可通过增加免疫器官的重量,增加巨噬细胞的吞噬功能,升高外周血白细胞数量等来增强机体的非特异性免疫功能。或通过促进淋巴细胞增殖,提高淋巴细胞的转化率,增加红细胞的免疫功能,促进抗体生成等来增强机体的细胞免疫和体液免疫功能。

部分药具有免疫抑制作用,如沙参多糖能降低淋巴细胞的增殖转化,对小鼠迟发型超敏反应有显著的抑制作用。部分补虚方药具有免疫增强和抑制双向作用。如六味地黄汤可明显提高老龄小鼠 T、B 淋巴细胞转化功能和巨噬细胞活性,又能预防烫伤大鼠的过度炎症反应,拮抗巨噬细胞吞噬活性及脾脏淋巴细胞转化增殖,显示出免疫抑制作用。

2. 调节中枢神经系统功能 补虚药能够调节和改善中枢神经系统的功能。其作用环节涉及调节大脑皮层的兴奋与抑制过程;改善神经递质传递功能;提高脑组织抗氧化酶活性、抗氧自由基损伤;改善大脑血氧供应;增加脑内蛋白质合成、促进大脑发育,改善大脑神经元损伤、促进其功能恢复等多个方面。

补虚药大都有益智作用,能提高脑力工作效率和学习记忆能力。如人参、黄芪、党参、何首乌等可显著提高正常小鼠的学习记忆能力,改善学习记忆过程的记忆获得、记忆巩固以及记忆重现。对东莨菪碱、环己亚酰胺、乙醇等多种原因导致的小鼠实验性记忆获得、记忆巩固和记忆再现障碍均有明显的对抗作用。

3. 对物质代谢的影响 补虚药含有大量营养物质,可补充营养、纠正缺失,并对核酸、蛋白质、脂肪、糖代谢等具有调节作用。多数补虚药可促进机体蛋白质、核酸的生物合成。对于虚证病人或虚证动物模型当蛋白质、核酸合成不足时其促进作用更为明显。

许多补虚药具有降血糖作用,如麦冬、枸杞子等对多种原因导致的血糖升高具有降低作用,并能减轻糖尿病的并发症。部分补虚药对糖代谢有双向调节作用,如人参可明显降低四氧嘧啶或链脲佐菌素所导致的高血糖,而对胰岛素所引起的低血糖则具有升高作用;黄芪能明显对抗肾上腺素引起的高血糖和双胍类药物引起的低血糖。人参、当归等可明显降低高脂血症大鼠血清 TG、TC,升高血清 HDL-C 和磷脂含量,可防止或减轻动脉粥样硬化斑块的形成。

4. 调节内分泌系统功能 多数虚证病人临床表现为内分泌系统功能减退。补虚药主要通过增强下丘脑-垂体-肾上腺皮质轴、下丘脑-垂体-性腺轴、下丘脑-垂体-甲状腺轴的功能而改善内分泌腺体的功能。多数补虚药如人参、黄芪、刺五加等能促进肾上腺皮质激素的合成和释放;淫羊藿、补骨脂等可以兴奋下丘脑-垂体-性腺轴系统,表现为血液中促性腺激素水平升高,雄激素和雌激素含量增加,性器官发育加快、重量增加;部分药物还可增加精子或卵子的数量及质量;人参、附子等可促进甲状腺激素的合成及释放。

5. 对心血管系统的影响 补虚药在一定的剂量范围内可产生正性肌力作用,如人参、党参、黄芪等具有强心、升压、抗休克作用。多数补虚药具有调节血压的作用,如当归、杜仲等具有扩张血管和降压作用。人参对血压有双向调节作用,可使高血压患者血压降低,又可使低血压或休克患者血压回升,人参对血压的调节作用与剂量及机体的功能状态有关。当归、麦冬等具有抗心肌缺血、抗心律失常作用。

6. 对造血系统的影响 补虚药中的补血药、补气药、补阴药多具有促进骨髓造血功能。如人参、党参、黄芪、当归、熟地等可通过升高红细胞数和血红蛋白含量，或升高血小板数和白细胞数，来促进和改善造血功能的。人参皂苷不但作用于骨髓造血祖细胞，且能刺激 $CD34^+$ 造血干细胞增殖和定向分化，促进红系、粒系、巨核系组成的混合集落形成。

7. 对消化系统的影响 脾气虚是以消化系统分泌、吸收和运动功能障碍为主的全身性适应调节和营养代谢失调的一种疾病状态。多数补气药如人参、党参、黄芪等能促进消化和调节胃肠运动，表现为促进小肠吸收、调节胃肠平滑肌运动以及抗溃疡、保护胃黏膜等作用。

8. 抗自由基损伤 自由基参与多种疾病的病理生理过程。补虚药大多具有延缓衰老和改善系统功能的作用，抗自由基损伤是其延缓衰老作用的重要途径之一。黄芪、人参可明显延长果蝇、家蚕的寿命，何首乌可明显延长老年鹌鹑的生存时间。人参可降低脑内 B 型单胺氧化酶(MAO-B)的活性，改善老年动物脑及肝脏的超微结构。人参、黄芪、女贞子等可清除氧自由基，提高 SOD 的活性。

补虚药的共同药理作用概要见图 19-1。

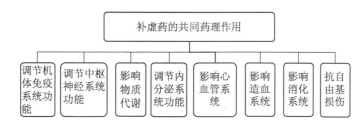

图 19-1 补虚药的共同药理作用

19.1.3 补虚药应用注意事项

本类药主要用于纠正人体阴阳气血不足的病理状态，应避免不当补而误补，以及当补而补之不当。

19.1.4 主要研究思路和方法

补虚药的研究思路和方法主要针对虚证的病因及病理生理过程，围绕对机体免疫功能、内分泌系统功能、物质代谢的影响，以及益智、抗自由基损伤等方面开展。

1. 对免疫功能的影响 补虚药对机体免疫功能有调节作用。多数补虚药如人参等可增强机体免疫功能，部分补虚药如沙参多糖具有抑制免疫功能作用，黄芪等具有免疫增强和抑制的双向调节作用。补虚药对免疫调节的另一途径是通过调节神经内分泌免疫系统，从整体宏观水平对免疫功能发挥调节作用。

对机体免疫功能的调节作用多采用自然杀伤细胞(NK)、免疫低下及免疫功能紊乱动物模型，研究补虚药对巨噬细胞表面受体及吞噬活性，NK 细胞表面标志和杀伤功能，T 淋巴细胞增殖、表面标志及功能，B 淋巴细胞增殖、表面标志及分泌抗体功能的影响等。

调节神经内分泌免疫系统多通过检测下丘脑、垂体、性腺及肾上腺皮质轴的终末激素，下丘脑神经递质及下丘脑有关酶(蛋白激酶 A、蛋白激酶、单胺氧化酶、胆碱酯酶)、靶腺，以及免疫组织(胸腺、脾)的变化来观察药物的调节作用。

2. 对内分泌系统的影响　内分泌系统是重要的调节系统,控制着机体的生长、发育、成熟与衰老。虚证病人多有不同程度的内分泌功能减退,表现为内分泌腺体的变性、萎缩及退变。多数补虚药如人参、黄芪、甘草、当归、何首乌、鹿茸、淫羊藿等可增强或调节机体的内分泌系统功能。

目前多采用虚证动物模型或内分泌功能失调动物模型,通过肾上腺皮质激素样作用、性激素样作用、甲状腺素样作用实验,以及测定肾上腺皮质激素生物合成和释放、性激素和甲状腺激素的含量等,观察药物对下丘脑-垂体-肾上腺皮质轴、下丘脑-垂体-性腺轴、下丘脑-垂体-甲状腺轴功能的影响。

3. 对物质代谢的影响　补虚药治疗虚证与机体物质代谢关系密切。虚证多因物质缺乏或机能低下。而补虚药含有大量的营养物质,可补充营养,纠正缺失,还可影响物质代谢的过程,主要涉及蛋白质及核酸代谢、糖代谢和脂代谢,故将对物质代谢的影响作为研究指标。可通过检测蛋白质含量,血清蛋白,蛋白质合成代谢、DNA、RNA 及其合成代谢,糖耐量、糖化血红蛋白(HbA1c)、胰岛素及其抗体、C-肽等观察补虚药对物质代谢的影响。

4. 益智作用　人的智能活动受大脑支配,学习和记忆是脑的重要功能,而学习记忆过程包括信息获得、信息巩固和信息再现等,是极其复杂的过程。与神经递质、脑内蛋白质及核酸的合成,充分的血氧供应以及中枢神经系统的兴奋性等密切相关。补虚药可提高学习记忆能力,对学习记忆获得、巩固和再现障碍均有明显的改善作用,故可采用各种记忆障碍或神经损伤模型来观察补虚药对行为学神经递质含量和受体功能的影响。

5. 抗自由基损伤　自由基损伤是多种疾病的病理生理过程,多数补虚药都有延缓衰老的作用,抗自由基损伤是其抗衰老的重要途径。可通过测定血液或组织中的超氧化物歧化酶(SOD)及单胺氧化酶(MAO)的活性、丙二醛(MDA)及过氧化氢酶(CAT)含量、羟自由基水平等来观察补虚药的清除自由基能力。

6. 抗应激作用　应激反应是机体受到各种有害刺激后产生的一种非特异性紧张反应,如过冷、过热、缺氧、中毒,以及过度的情志刺激等都可构成应激原,导致机体气机紊乱、脏腑阴阳气血失调。许多补虚药都有抗应激作用,可增强机体对有害刺激的非特异性抵抗能力,使紊乱的机能恢复正常。可采用游泳实验,耐缺氧实验,耐低温、高温实验以及心理应激模型来观察药物的抗应激作用。

补虚药主要研究思路和方法概要见图 19-2。

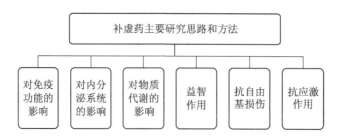

图 19-2　补虚药的主要研究思路和方法

参考文献

［1］陈长勋.中药药理学.上海:上海科学技术出版社,2012.

［2］吴清和.中药药理学.北京:高等教育出版社,2012.

［3］俞丽霞,阮叶萍.中药药理学.杭州:浙江大学出版社,2012.

［4］沈映君.中药药理学专论.北京:人民卫生出版社,2009.

［5］陆茵,张大方.中药药理学.北京:人民卫生出版社,2012.

19.2　代表药物

19.2.1　人参

人参始载于《神农本草经》,列为上品。人参味甘、微苦,性平。归肺、脾、心经。具有大补元气、复脉固脱、补脾益肺、生津安神之功效。为五加科植物人参(Panax ginseng C. A. Mey.)的干燥根。

人参的主要成分为人参皂苷(ginsenosides),按苷元结构可分为二醇类、三醇类和齐墩果酸类三类。人参二醇类皂苷主要有 Ra_{1-3}、Rb_{1-3}、Rc、Rd、Rg_3 等;人参三醇类皂苷主要有 Re、Rf、Rg_1、Rg_2、Rh_1 等;齐墩果酸类皂苷主要为 Ro。

【主要药理作用】

1. 对免疫功能的影响　人参可提高机体的非特异性免疫和特异性免疫功能,可明显提高腹腔单核巨噬细胞内糖原、黏多糖、酸性磷酸酶、ATP 等的含量,还可明显促进多种抗原刺激后抗体的产生、对抗免疫抑制剂引起的免疫功能低下。人参皂苷和人参多糖是其提高免疫功能的有效成分,可增强多种动物网状内皮系统的吞噬功能,对于环磷酰胺所导致的小鼠免疫功能低下,可升高白细胞数,使受抑制的体液免疫和细胞免疫功能恢复正常。

2. 对中枢神经系统的影响　人参对中枢神经系统具有兴奋和抑制双向调节作用,尤其以兴奋作用较为显著。其作用与成分、用量和机体的功能状态有关。人参皂苷 Rg 类有兴奋作用,Rb 类有抑制作用。当机体的中枢功能偏亢时,Rb 类的抑制效应起主要作用;而当机体的中枢功能受抑制时,Rg 类的兴奋效应起主要作用。人参小剂量表现为兴奋作用,大剂量表现为抑制作用。

人参对动物学习记忆获得、巩固和再现障碍均有明显的改善作用。人参皂苷对多种原因导致的实验性动物学习记忆障碍有明显的保护作用。人参增强学习记忆的有效成分为人参皂苷 Rb_1 和 Rg。其机制与促进脑内 RNA 和蛋白质的合成;促进脑内神经递质 Ach 的合成和释放;增加脑内 M 受体的数目,提高脑内 DA 和 NA 的含量;护神经细胞,抑制神经细胞的凋亡和坏死,促进脑神经细胞发育;增加脑供血、供氧及改善能量代谢等有关。

3. 抗脑损伤　人参皂苷 Rb_1、Rb_3、Rg 有明显的抗脑缺血损伤作用,能明显改善大鼠缺血再灌注损伤后的神经行为学评分。人参皂苷 Rg_2、Re、Rh 对小鼠皮层神经元缺氧损伤具有明显的保护作用。人参皂苷 Rg_3 对缺血脑神经细胞线粒体损伤有保护作用。人参皂苷抗脑缺氧损伤的机制与抑制缺氧时脑组织 γ-氨基丁酸(GABA)的耗竭;抗谷氨酸等兴奋性递质的毒性作用;提高神经细胞抗氧化能力,降低诱导型-氧化氮合酶(iNOS)活性,增加结构型 NOS 的活性;抑制白细胞浸润和黏附分子表达;保护神经元、减少神经元细胞凋亡等有关。

4. 对心血管系统的影响 人参具有强心作用,可加强心脏收缩力、降低心率、增加心排出量和冠脉流量。心功能不全时,其强心作用更为明显。但大剂量时可减弱心肌收缩力。有效成分为人参皂苷,作用机理与促进儿茶酚胺的释放和抑制心肌细胞膜 Na^+-K^+-ATP 酶的活性有关。

人参对多种原因导致的休克及各种心肌缺血均有防治作用。人参皂苷可缩小心肌梗死范围,保护心肌缺血再灌注损伤。其机制与改善心肌的血液供应,抗心肌细胞凋亡,抑制心肌中性粒细胞的浸润和活化等有关。

人参皂苷 Re、Rb、Rh、Rg、Ro 等对各种心律失常均有明显的保护作用,其抗心律失常作用与钙通道阻滞作用有关。人参对整体动物的冠状动脉、脑血管、椎动脉、肺动脉均有扩张作用,可改善血液循环。扩张血管的有效成分是人参皂苷 Re、Rg_1、Rb_1、Rc。人参对血压有双向调节作用,且与剂量和机体机能状态有关。

5. 对造血功能的影响 人参可促进骨髓造血功能,可使正常动物或贫血动物的红细胞数、白细胞数和血红蛋白含量增加。当骨髓受抑制时,人参增加外周血细胞数的作用更为明显。人参总皂苷可促进各系造血祖细胞的增殖与分化。

6. 对内分泌系统的影响 人参可增强肾上腺皮质和性腺功能。有效成分为人参皂苷。人参皂苷 Rd、Rb、Rc、Rg 等均有兴奋垂体促进 ACTH 分泌的作用,其中人参皂苷 Rd 作用最强。人参增强肾上腺皮质功能与其抗应激作用有关。人参皂苷可使垂体促性腺激素释放增加,加速未成年雌性小鼠动情期的出现,使子宫和卵巢重量增加,黄体激素分泌增多。也可作用于睾丸间质细胞,促进睾酮分泌和精子的成熟。人参多糖可增加黄体酮与 cAMP 含量,保护卵巢生殖细胞功能。

7. 对物质代谢的影响 人参中的蛋白质合成促进因子及人参皂苷均能促进生发活动旺盛的组织(如睾丸、骨髓等)的 DNA、RNA 及蛋白质的生物合成,激活 RNA 聚合酶的活性,从而明显增加大鼠肝细胞核 RNA 合成速率。以人参皂苷 Rb_1 和 Rd 最强。人参皂苷还可提高 ^{3}H-亮氨酸的掺入率,增加蛋白质合成。

人参对糖代谢有双向调节作用,人参皂苷和人参多糖对四氧嘧啶、链脲佐菌素引起的实验性高血糖均有降低作用,而对因注射胰岛素降低的血糖又有回升作用。人参皂苷 Rg 还能减缓游泳疲劳大鼠血糖下降,预防运动性低血糖的发生。

人参具有较强的降血脂和抗动脉粥样硬化作用。人参多糖及人参皂苷 Rb_1、Rb_2、Re、Rg 为降血脂有效成分,以 Rb_2 最为突出。人参皂苷能减少动脉管壁脂质沉积和内皮细胞损伤,抑制其动脉粥样硬化斑块的形成。人参降血脂机制与激活脂蛋白酯酶和脂质代谢酶、促进脂质代谢,影响胆固醇及血中脂蛋白的合成、分解、转化、排泄有关。

8. 抗肿瘤 人参对大肠癌、胶质瘤、肝癌等多种肿瘤均有抑制作用。人参抗肿瘤的有效成分为人参皂苷。其中人参皂苷 Rg_3 和 Rh_2 的抗肿瘤作用最为显著。Rg_3 能强烈抑制肿瘤新生血管的形成,抑制肿瘤复发、扩散和转移。人参皂苷抗肿瘤的主要途径可能是通过调控肿瘤细胞增殖和诱导凋亡。

9. 延缓衰老 人参皂苷可明显延长果蝇和家蚕的寿命,能延缓脑神经细胞的衰老。人参皂苷能减少老年大鼠心肌、脑、肝组织脂褐素含量和血清过氧化物含量,保护生物膜免受自由基的损害,延缓线粒体及其他细胞器的衰老退化。脑内单胺氧化酶活性增高是促进衰老的因素之一,人参皂苷对老龄动物脑干中单胺氧化酶活性有抑制作用。人参延缓衰老作用可能与清除自由基、抗氧化,降低细胞膜流动性,增强机体免疫功能等有关。

此外,人参还有保肝、抗炎等药理作用。

人参的主要药理作用概要见图19-3。

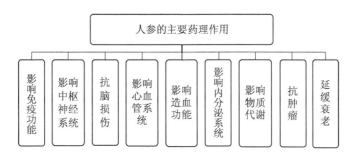

图 19-3 人参的主要药理作用

【现代应用】

1. 休克 人参煎服或配伍其他中药可改善多种原因引起的休克症状。如单味人参大剂量煎服用于心力衰竭所致的心源性休克;人参与附子配伍,即参附汤可用于治疗急性心肌梗死合并休克;红参与附子、青皮配伍即参附青注射液用于治疗感染性休克,均有较好疗效。

2. 冠心病、心律失常 人参注射液、生脉注射液对冠心病、急性心肌梗死均有较好疗效。人参皂苷制剂、独参注射液可治疗房性、室性早搏。红参片含服对于病窦综合征、房颤、室性早搏均有一定治疗作用。

3. 高脂血症 红参粉能降低高脂血症患者的血清胆固醇和三酯甘油。

4. 贫血、白细胞减少症 人参注射液、人参片、人参皂苷可用于贫血及白细胞减少症,能增强骨髓造血功能,改善患者全身症状。

5. 肿瘤 人参及人参提取物可用于治疗胃癌、结肠癌、胰腺癌、肺癌等,能明显改善临床症状、提高患者生存率,且与化疗药物具有协同作用,可作为肿瘤辅助治疗药物。

6. 慢性阻塞性肺病 人参与蛤蚧配伍组成复方用于治疗慢性阻塞性肺病,可明显改善患者症状。

人参的现代应用概要见图19-4。

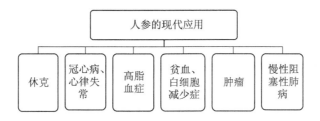

图 19-4 人参的现代应用

【古籍述要】

(1)《神农本草经》:补五脏,安精神,定魂魄,止惊悸,除邪气,明目,开心益智。

(2)《本草汇言》:补气生血,助精养神之药也。

(3)《名医别录》:疗肠胃中冷,心腹鼓痛,胸肋逆满,霍乱吐逆,调中,止消渴,通血脉,破坚积,令人不忘。

(4)《药性论》:主五脏气不足,五劳七伤,虚损瘦弱,吐逆不下食,止霍乱烦闷呕哕,补五脏六腑,保中守神。

【常见不良反应及应用注意事项】

人参可诱发中枢神经系统兴奋症状。出现类似于皮质类固醇中毒症状,如出现皮疹、食欲减退、低血钾等。可引起性早熟或雌激素样作用。过量服用可出现失眠、心悸、血压升高、出血等。出血是人参急性中毒的特征。

参考文献

［1］于蕾,黄民,王健春,等.人参二醇组皂苷对感染性休克大鼠体内血栓素 B2 及 6-酮-前列腺素 $F_{1\alpha}$ 的影响.中国实验方剂学杂志,2011,17(16):177-179.

［2］陈长勋.中药药理学.上海:上海科学技术出版社,2012.

［3］盖鑫,弓晓杰,鲁明明,等.人参治疗糖尿病有效成分研究.长春中医药大学学报,2013,29(3):539-540.

［4］吴清和.中药药理学.北京:高等教育出版社,2012.

［5］国家药典委员会.中华人民共和国药典(一部).北京:中国医药科技出版社,2010:8-9.

［6］俞丽霞,阮叶萍.中药药理学.杭州:浙江大学出版社,2012.

［7］蔡晓月,赵英强.人参治疗心血管疾病的药理学研究.长春中医药大学学报,2012,28(1):158-159.

［8］宋利华,王红梅,萧伟.人参多糖的分级及其免疫活性初探.中国实验方剂学杂志,2012,18(14):162-166.

［9］段贤春,夏伦祝,汪永忠,等.人参炔醇对氧糖剥夺神经细胞损伤的保护作用.中国实验方剂学杂志,2011,17(16):180-183.

［10］何晶,王凯,袁琼兰,等.人参环氧炔醇对雪旺细胞神经保护作用的影响及机制.解剖学杂志,2012,35(5):558-561.

19.2.2 党参

党参出自《本草从新》。党参味甘,性平。归脾、肺经。具有补中益气、健脾益肺之功效。为桔梗科植物党参(Codonopsis pilosula (Franch.) Nannf.)、素花党参(Codonopsis pilosula Nannf. var. modesta (Nannf.)L. T. Shen)或川党参(Codonopsis tangshen Oliv.)的干燥根。

党参主要含党参皂苷(tangshenoside)、葡萄糖、菊糖、多糖、党参碱(codonopsine)、党参炔苷(lobetyolin)、挥发油、黄酮类、植物甾醇等。

【主要药理作用】

1. 免疫调节　党参对机体的免疫功能有调节作用,党参提取物可增强动物腹腔巨噬细胞吞噬活性。党参还可促进 ConA 活化的小鼠脾脏淋巴细胞 DNA 合成,促进环磷酰胺引起的免疫抑制小鼠淋巴细胞的转化,增强抗体生成细胞的功能,提高抗体水平。党参多糖是其增强免疫功能的主要有效成分。

2. 调节胃肠运动、抗溃疡　党参为补中益气之要药,能调整胃肠运动功能,纠正胃肠运动功能紊乱。党参对阿托品导致的胃排空延缓及小肠推进抑制有拮抗作用。但对正常大鼠和新斯的明导致的大鼠胃蠕动增强,则表现为降低蠕动波幅度和减慢蠕动波频率的作用。

党参具有抗溃疡作用,对应激、幽门结扎以及阿司匹林等多种原因导致的实验性胃溃疡均有预防和治疗作用。其抗溃疡机制与抑制胃酸分泌,降低胃液酸度,降低胃蛋白酶活性;促进胃黏液的分泌;促进胃肠上皮细胞增殖,保护和修复胃肠黏膜;调节胃肠激素水平,调整胃肠功能紊乱等有关。

3. 对心血管系统的影响　党参有很好的强心、抗休克、改善心肌缺血的作用。党参能增强心肌收缩力、增加心排出量。能对抗异丙肾上腺素及垂体后叶素引起的心肌缺血损伤。其改善心肌缺血作用与改善心肌能量代谢,提高心肌糖原;降低左心室舒张末压,增加心肌的顺应性,改善心肌缺血;抗氧自由基损伤等有关。

党参对血压具有双向调节作用,党参浸膏、醇提取物、水提取物均能降低麻醉犬与家兔的血压,但对晚期失血性休克家兔的动脉血压有回升作用。其降压作用主要是由于扩张外周血管所致,抗休克作用主要与强心、调节血压作用有关。

4. 对造血功能的影响　党参煎剂可明显增加动物红细胞数量和血红蛋白含量。党参多糖对脾脏代偿造血功能有促进作用,而对骨髓造血功能无明显增强作用。切除动物脾脏后其增强造血效果明显降低,说明党参有影响脾脏促进红细胞生成作用。

5. 增强学习记忆　党参能增强和改善小鼠学习记忆能力。党参的正丁醇萃取物能拮抗实验动物的记忆获得、记忆巩固和记忆再现障碍,该萃取物不影响乙酰胆碱的合成,故其改善和增强学习记忆的作用可能与加强乙酰胆碱与 M 受体的结合有关。党参总碱则能对抗东莨菪碱引起的小鼠脑内乙酰胆碱含量及胆碱乙酰化酶活性的下降。

此外,党参还有保肝、降血脂、抗应激等药理作用。

党参的主要药理作用概要见图 19-5。

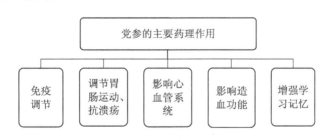

图 19-5　党参的主要药理作用

【现代应用】

1. 功能性子宫出血　党参煎剂口服对功能性子宫出血有一定治疗作用。

2. 急性高山反应　党参乙醇提取物口服可预防急性高山反应,能减轻高山反应急性期症状,稳定机体内环境,改善血液循环,加快对高原低氧环境的早期适应过程。

3. 血液系统疾病　党参单用或与其他药物配伍,可用于贫血、白血病、血小板减少症的治疗。

党参的现代应用概要见图 19-6。

【古籍述要】

(1)《本草从新》:补中益气,和脾胃除烦渴。中气微虚,用以调补,甚为平安。

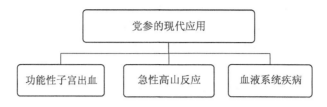

图 19-6　党参的现代应用

(2)《本草正义》：补脾养胃，润肺生津，健运中气，本与人参不甚相远。

(3)《纲目拾遗》：治肺虚，益肺气。

(4)《本经逢原》：虽无甘温峻补之功，却有甘平清肺之力，亦不似沙参之性寒专泄肺气也。

【常见不良反应及应用注意事项】

党参无明显毒性反应。

参考文献

［1］国家药典委员会.中华人民共和国药典(一部).北京：中国医药科技出版社,2010：264-265.

［2］俞丽霞,阮叶萍.中药药理学.杭州：浙江大学出版社,2012.

［3］张应添,何波,赵海,等.党参皂甙对肾移植免疫排斥反应的作用.西安交通大学学报(医学版),2012,33(1)：118-121.

［4］郭美,刘丽莎,何敏,等.党参抗衰老作用的研究进展.中国老年学杂志,2013,33(5)：1205-1207.

［5］段琦梅,梁宗锁,聂小妮,等.黄芪和党参提取物的抗氧化活性研究.西北植物学报,2010,30(10)：2124-2127.

［6］张帆,王岚,车敏,等.甘肃党参水提物对衰老模型小鼠脑细胞凋亡及相关基因表达的影响.中国老年学杂志,2010,30(19)：2807-2809.

［7］徐斯凡,王丽蕃,赵莹,等.藏党参多糖对睾丸间质细胞抗氧化作用研究.时珍国医国药,2012,23(7)：1593-1595.

［8］何波,张应添,孙劲松,等.党参皂甙减轻大鼠移植肾缺血再灌注损伤中细胞凋亡的作用及其机制.中华器官移植杂志,2010,31(11)：692-695.

［9］成金乐,邓雯,黄萍,等.党参破壁粉粒的抗溃疡作用与急性毒性实验研究.西北药学杂志,2011,26(2)：120-122.

［10］张立,李丹,刘积平,等.党参多糖对铅中毒小鼠记忆障碍的影响及其作用机制.武警医学,2013,24(5)：410-413.

19.2.3　黄芪

黄芪始载于《神农本草经》，列为上品。黄芪味甘,性微温。归脾、肺经。具有补气固表、利尿托毒、排脓、敛疮生肌之功效。为豆科植物蒙古黄芪（Astragalus membranaceus（Fisch.）Bge. var. mongholicus（Bge.）Hsiao）或荚膜黄芪（Astragalus membranaceus（Fisch.）Bge.）的干燥根。

黄芪主要含皂苷类、多糖和黄酮类成分,皂苷类为黄芪皂苷 I～Ⅳ（astragaloside I～Ⅳ）及大豆皂苷。多糖类主要为黄芪多糖（astragalus polysaccharides）。黄酮类化合物有黄酮、异黄酮、异黄烷等。

【主要药理作用】

1. **免疫调节** 黄芪对机体免疫功能有显著的促进作用。既能增强非特异性免疫功能，又能增强特异性免疫功能。能提高巨噬细胞活性，活化中性粒细胞，提高外周血中白细胞的数量，增强小鼠自然杀伤细胞(NK)的细胞毒活性，促进 T 淋巴细胞的增殖和转化，提高体内 T 细胞总数和辅助性 T 细胞(Th)的数量，增强 B 淋巴细胞免疫功能，促进体内抗体的生成等。黄芪增强免疫的主要成分是黄芪多糖和黄芪皂苷甲。黄芪多糖、黄芪总黄酮具有双向免疫调节作用。

2. **对心血管系统的影响** 黄芪有强心作用，作用的主要成分是黄芪皂苷，可改善心肌缺血、抗心律失常。黄芪注射液可使心脏收缩振幅增大，心排血量增多，对中毒或疲劳、衰竭心脏的作用尤为明显。黄芪能稳定心肌细胞膜，保护线粒体及溶酶体，并能使心肌细胞搏动减慢、减轻缺血心肌细胞内钙超载，达到保护心肌作用。还能通过抑制氧自由基的产生而发挥拮抗心肌缺血再灌注损伤的作用。

黄芪对血压具有双向调节作用，长期注射黄芪注射液可控制自发性高血压大鼠血压的升高。当动物血压降至休克水平时，黄芪又可使血压上升且保持稳定。其降压机制主要为直接扩张外周血管，降低外周阻力。

黄芪具有改善病毒性心肌炎的作用。黄芪可使病毒性心肌炎患者的 NK 细胞活性明显提高，并增强心肌细胞诱生干扰素作用。黄芪抗病毒性心肌炎的作用机制与抑制病毒 RNA 复制；抑制细胞内钙离子浓度增加；调控相关凋亡基因转录，减少心肌细胞凋亡和损伤；减轻细胞因子介导的心肌损害等有关。黄芪皂苷和黄芪多糖是黄芪抗病毒性心肌炎的主要成分。

3. **对造血功能的影响** 黄芪和黄芪多糖均能升高红细胞比容和血红蛋白含量，还可防治因辐射而造成的小鼠外周血白细胞总数、骨髓有核细胞数的减少，可促进造血干细胞的分化和增殖。黄芪促进造血功能的主要有效成分是黄芪多糖，其机制与保护和改善骨髓造血微环境；促进外周造血干细胞的增殖；促进内源性造血因子的分泌等有关。

4. **对物质代谢的影响** 黄芪对糖代谢有双向调节作用。黄芪既可明显降低葡萄糖负荷后的小鼠血糖水平，又可对抗肾上腺素引起的小鼠血糖升高和苯乙双胍引起的小鼠实验性低血糖。对正常血糖和胰岛素性低血糖无明显影响。黄芪还具有调节血脂代谢和促进蛋白质、核酸合成的作用。黄芪水煎液可降低高脂血症小鼠血清 TC、TG、LDL-C 水平，促进血清和肝脏蛋白质的更新。黄芪多糖能明显增加小鼠脾脏 RNA、DNA 和蛋白质含量。

5. **抗氧化、延缓衰老** 黄芪能延长家蚕和果蝇的平均寿命，减缓人胎肺二倍体细胞体外培养的自然衰老过程，且有抗氧化作用。黄芪皂苷可抑制胶原降解，保护皮肤、抗老化。黄芪及黄芪多糖可通过降低血清及组织中 LPO、MDA 水平，增加 SOD、谷胱甘肽过氧化物酶(GSH-Px)的活性，增强高脂血症大鼠血液和肝脏等组织的抗氧化能力，减轻高脂及其他因素导致的氧化损伤。黄芪多糖还能通过提高中枢儿茶酚胺的水平，升高因衰老而下降的 SOD 水平，降低血浆 LPO 含量，减少脂褐质形成，有抗衰老作用。

6. **抗应激** 黄芪有增强肾上腺皮质功能和抗疲劳、抗应激作用。黄芪水煎液能增强耐力，可对抗大鼠游泳疲劳，并使游泳应激大鼠血浆皮质醇含量明显提高，肾上腺重量增加，肾上腺皮质增厚，束状带细胞体积增大，表明黄芪增强大鼠抗应激能力是通过增强肾上腺皮质功能实现的。

7. 抗脑缺血 黄芪提取物对缺血再灌注损伤有一定的保护作用,能减轻全脑缺血模型大鼠的脑水肿和病理性损伤,抑制全脑缺血再灌注大鼠海马迟发性神经元死亡。黄芪多糖、黄芪甲苷等有脑保护作用。黄芪抗脑缺血作用环节与减轻兴奋性氨基酸(EAA)的释放;清除氧自由基,抗脂质过氧化;抑制脑缺血时 IL-1β、TNF-α、IL-6 的表达、减轻炎症反应;抑制神经细胞凋亡等有关。

8. 保肝、抗溃疡 黄芪、黄芪注射液、黄芪总黄酮对 CCl_4 等多种原因导致的肝损伤均有保护作用,可降低转氨酶,提高血清总蛋白和白蛋白水平,防止肝糖原减少,保护细胞膜。黄芪还能减轻免疫性肝损伤动物肝纤维化程度。黄芪抗肝损伤的机制可能与改善蛋白质合成,保护肝细胞膜;抗肝细胞脂质过氧化;抑制肝星状细胞增殖和胶原蛋白的合成,减少胶原纤维在肝脏内的沉积等有关。

黄芪对多种实验性动物胃溃疡有保护作用,可减少溃疡面积、降低损伤指数,并可协同西咪替丁对胃黏膜的保护作用。

9. 抗肿瘤 黄芪具有抗肿瘤和协同化疗药物的作用。多种黄芪组分对 S_{180} 荷瘤动物呈现不同程度的抑瘤作用,可使动物生存期延长,死亡率下降,同时可逆转因肿瘤抗原及药物所致的免疫抑制。黄芪注射液能增强树突细胞的抗肿瘤转移作用,有效地促进荷瘤宿主的免疫应答,具有显著的体内抑制肺癌转移的效果。黄芪多糖对肿瘤患者外周血单核细胞分泌 TNF 具有明显促进作用,还可通过直接诱发肿瘤细胞凋亡而发挥抗肿瘤作用。黄芪多糖与氟尿嘧啶联合应用可减少氟尿嘧啶的剂量,增强化疗药物的细胞毒作用。

10. 辅助生殖 黄芪可延长小鼠的动情期,对小鼠发育有良好的影响。黄芪体外可增强精子活力,可使精子的活动率、运动速度、前项运动速度、头部摆动频率等显著提高,因此黄芪可作为体外添加剂,在辅助生育技术方面具有潜在应用价值。

此外,黄芪还有利尿、抗骨质疏松等药理作用。

黄芪的主要药理作用概要见图 19-7。

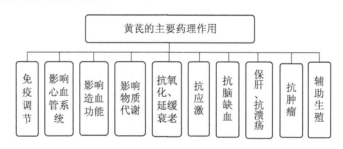

图 19-7 黄芪的主要药理作用

【现代应用】

1. 感冒 黄芪水煎液口服或滴鼻可以预防感冒。

2. 病毒性心肌炎 静脉滴注黄芪注射液或黄芪冲剂口服,并配合抗心律失常药物,治疗急性病毒性心肌炎疗效明显。

3. 冠心病、慢性心力衰竭 黄芪注射液对冠心病、心绞痛有明显疗效,对老年性慢性心律失常患者可改善心脏功能。

4. 肝炎 黄芪对慢性肝炎、迁延性肝炎有较好疗效,可明显改善临床症状,并可降低血清 ALT 水平。

5. **慢性胃炎** 黄芪煎液或以黄芪为主的复方临床用于慢性胃炎、消化性溃疡有良好疗效。

黄芪的现代应用概要见图 19-8。

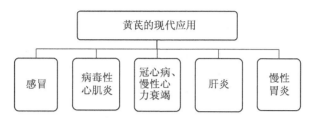

图 19-8 黄芪的现代应用

【古籍述要】

(1)《神农本草经》:主治痈疽,久败疮,排脓止痛……补虚。

(2)《本草正》:能补元阳,充腠理,治劳伤,长肌肉。气虚而难汗者可发,表疏而多汗者可止。

(3)《本草汇言》:补肺健脾,卫实敛汗,驱风运毒之药也。

(4)《本草逢原》:能补五脏诸虚,治脉弦自汗,泻阴火,去肺热,无汗则发,有汗则止。

【常见不良反应及应用注意事项】

黄芪不良反应少。

参考文献

[1] 游洋,段岩,张效林,等. 黄芪水提取物对载脂蛋白 E 基因敲除小鼠动脉粥样硬化斑块部位基质金属蛋白酶-9 表达及斑块形成的影响. 中华心血管病杂志,2012,40(6):522-526.

[2] 王玉敏,马琰岩,高俊虹,等. 黄芪总提物及其有效成分改善阿霉素致心衰的研究. 中国实验方剂学杂志,2012,18(7):208-212.

[3] 国家药典委员会. 中华人民共和国药典(一部). 北京:中国医药科技出版社,2010:283-285.

[4] 陈长勋. 中药药理学. 上海:上海科学技术出版社,2012.

[5] 王慧,桑维钧,矫强,等. 黄芪对黑曲霉植酸酶代谢活性的影响. 湖北农业科学,2012,51(17):3786-3788.

[6] 王文祥,熊晓滨. 黄芪总皂苷提取物对牛血清白蛋白致大鼠肝纤维化作用的影响. 中国实验方剂学杂志,2013,19(9):277-280.

[7] 吴清和. 中药药理学. 北京:高等教育出版社,2012.

[8] 俞丽霞,阮叶萍. 中药药理学. 杭州:浙江大学出版社,2012.

[9] 赵正斌,李俊峰,张立婷,等. 黄芪总皂苷对瘦素诱导的 HSC 增殖和 TIMP-1 上调的影响. 西安交通大学学报(医学版),2012,33(5):651-653.

[10] 舒静,张小鹿,徐震宇,等. 黄芪抗腹膜纤维化模型大鼠间皮细胞紧密连接损伤的研究. 中国实验方剂学杂志,2012,18(1):196-199.

19.2.4 甘草

甘草始载于《神农本草经》,列为上品。甘草味甘,性平。归心、肺、脾、胃经。具有补脾益气、清热解毒、祛痰止咳、缓急止痛、调和诸药之功效。为豆科甘草属植物甘草(Glycyrrhiza uralensis Fisch.)、胀果甘草(Glycyyrrhiza inflata Bat.)或光果甘草(Glycyyrrhiza glabra L.)的干燥根及根茎。

甘草主要含三萜皂苷类和黄酮类成分。三萜皂苷类主要包括甘草甜素(glycyrrhizin)、甘草次酸(glycyrrhetinic acid)。黄酮类包括甘草苷(liquiritin)、异甘草苷(isoliquiritin)、新甘草苷(neoliquiritin)、甘草素(liquiritingenin)等。

【主要药理作用】

1. 肾上腺皮质激素样作用 甘草浸膏、甘草粉、甘草甜素和甘草次酸等能使实验动物的尿量及 Na^+ 的排出减少,K^+ 排出增加,具有去氧皮质酮样作用。甘草、甘草甜素和甘草次酸能显著延长和增强可的松的作用,表现出糖皮质激素样作用,并能使大鼠胸腺萎缩和肾上腺重量增加。甘草的皮质激素样作用机制与促进皮质激素的合成,竞争性地抑制皮质激素在肝内的代谢失活,或因甘草次酸结构与皮质激素相似,有直接皮质激素样作用等有关。

2. 解毒 甘草对药物、食物、体内代谢产物及细菌毒素所导致的中毒都有一定的解毒作用。甘草煎剂对敌敌畏、喜树碱、咖啡因等具有较好的解毒作用。甘草浸膏对水合氯醛、士的宁、乌拉坦、苯、砷等毒性都有明显的解毒作用。

甘草解毒的主要成分为甘草甜素。解毒作用机制包括甘草次酸及葡萄糖醛酸与毒物结合,通过物理、化学方式沉淀或吸附毒物,减少吸收;甘草次酸的皮质激素样作用,提高机体对毒物的耐受能力;对肝酶的诱导作用,增强肝脏解毒功能等。

3. 抗溃疡、解痉 甘草具有抗溃疡作用,其机制可能为抑制胃液、胃酸分泌;降低胃液酸度,保护胃黏膜;促进消化道上皮细胞再生;刺激胃黏膜上皮细胞合成和释放内源性前列腺素等。

甘草可抑制多种原因导致的实验性胃、肠管平滑肌痉挛,其解痉成分主要是黄酮类化合物,其中以甘草素的作用为最强。

4. 保肝 甘草及其浸膏对 CCl_4、对乙酰氨基酚等多种原因导致的动物实验性肝损伤有明显的保护作用,可使血清 ALT 水平降低,使肝脏的变性坏死程度减轻、肝脏内糖原及 RNA 含量恢复,抑制肝内 MDA 含量的增加。甘草保肝的有效成分是甘草甜素、甘草次酸。甘草酸二铵也有较强的抗炎、保护肝细胞膜和改善肝功能的作用。

5. 镇咳、祛痰 甘草浸膏有明显的止咳化痰作用,甘草浸膏片口内含化后能覆盖在发炎的咽部黏膜上,缓和炎症对它的刺激,达到镇咳的作用。甘草还能通过促进咽喉和支气管黏膜的分泌,使痰易于咳出,呈现祛痰镇咳作用。甘草次酸、甘草黄酮、甘草流浸膏、甘草次酸胆碱盐对氨水、二氧化硫以及电刺激等引起的实验动物咳嗽均有止咳作用。

6. 免疫调节 甘草对免疫功能有双向调节作用。甘草甜素可提高 ConA 诱导人脾细胞分泌 γ-干扰素和淋巴细胞分泌 IL-2 的能力,能显著提高巨噬细胞的吞噬作用,增强 NK 细胞的杀伤能力,能显著抑制鸡蛋清引起的豚鼠皮肤反应,并减轻过敏性休克症状。甘草酸单铵盐可明显抑制豚鼠支气管哮喘的发生,延长引喘潜伏期。异甘草素等成分对由免疫刺激所诱导的肥大细胞组胺释放有抑制作用。甘草甜素能抑制补体反应。甘草对免疫功能的双向调节作用可能与含有增强和抑制机体免疫功能的不同成分有关。

7. 抗炎 甘草具有皮质激素样抗炎作用,对巴豆油及醋酸所致小鼠耳廓肿胀、腹腔毛细血管通透性增强,角叉菜胶、甲醛所致大鼠关节肿胀及棉球肉芽肿等多种炎症反应均有明显的抑制作用。抗炎的主要成分为甘草酸单胺盐和甘草次酸、甘草黄酮等。甘草的抗炎作用不全依赖于垂体-肾上腺皮质系统,还与抑制炎症介质的合成与释放有关。

8. **抗心律失常**　炙甘草提取液对乌头碱诱发的大鼠心律失常,肾上腺素诱发的家兔心律失常,氯化钡和毒毛花苷 K 诱发的豚鼠心律失常均有明显的对抗作用。炙甘草提取液对氯仿诱发的小鼠心室纤颤,甘草总黄酮对哇巴因诱发的豚鼠室性早搏、室性心动过速和心室纤颤均有明显的拮抗作用。

此外,甘草还有抗肿瘤、降血脂、抗病原体、抗病毒等药理作用。

甘草的主要药理作用概要见图 19-9。

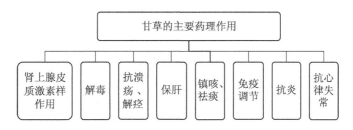

图 19-9　甘草的主要药理作用

【现代应用】

1. **肾上腺皮质功能低下症**　甘草流浸膏、甘草粉对轻症和初期肾上腺皮质功能低下症疗效较好,可改善患者无力、体重减轻、低血压、皮肤色素沉着、食欲不振等症状。重症患者可合用皮质酮等。

2. **食物中毒**　甘草水煎剂对饮食不洁、误食毒蕈等中毒均有一定解毒作用。

3. **心律失常**　以炙甘草为主的复方炙甘草汤具有较好的抗心律失常作用。

4. **消化性溃疡**　甘草流浸膏、甘草锌用于治疗胃及十二指肠溃疡疗效好。

5. **肝炎**　甘草煎剂、复方甘草酸苷、甘草甜素用于治疗急、慢性肝炎有效。

6. **咳嗽痰多**　甘草流浸膏、甘草片用于急慢性支气管炎、咽喉炎等引起的咳嗽、痰多黏稠等有效。

甘草的现代应用概要见图 19-10。

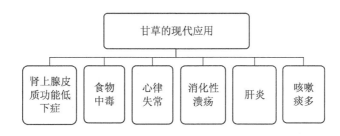

图 19-10　甘草的现代应用

【古籍述要】

(1)《名医别录》:温中下气,烦满短气,伤脏咳嗽。

(2)《本草汇言》:和中益气,补虚解毒之药也。

(3)《本草正》:味至甘,得中和之性,有调补之功,故毒药得之解其毒,刚药得之和其性……助参芪成气虚之功。

(4)《日华子本草》：安魂定魄，补五劳七伤，一切虚损、惊悸、烦闷、健忘。通九窍，利百脉，益精养气，壮筋骨，解冷热。

【常见不良反应及应用注意事项】

长期大剂量服用甘草可发生血压升高、浮肿、血钾降低，以及头痛、眩晕、心悸等。甘草甜素大剂量服用可产生假性醛固酮增多症，停药后则症状可改善或逐步消失。

参考文献

[1] 张瑞梅. 甘草的不良反应特点与配伍毒性分析. 河北中医，2012，34(7)：1055-1056.

[2] 陶永元，舒康云，蔡晨波，等. 甘草乙醇·水提取液对草莓的保鲜效果研究. 安徽农业科学，2011，39(26)：16441-16443.

[3] 吴清和. 中药药理学. 北京：高等教育出版社，2012.

[4] 陆茵，张大方. 中药药理学. 北京：人民卫生出版社，2012.

[5] 国家药典委员会. 中华人民共和国药典(一部). 北京：中国医药科技出版社，2010：80-81.

[6] 陈云华，万新，孙建宁，等. 甘草酸、甘草苷、异甘草素对醋氨酚人肝细胞损伤模型的保护作用比较. 中国实验方剂学杂志，2012，18(4)：245-248.

[7] 陈长勋. 中药药理学. 上海：上海科学技术出版社，2012.

[8] 俞丽霞，阮叶萍. 中药药理学. 杭州：浙江大学出版社，2012.

[9] 张佳莹，魏苗苗，初晓，等. 甘草黄酮对小鼠急性肺损伤保护机制的研究. 中国农学通报，2012，28(8)：56-62.

[10] 沈映君. 中药药理学专论. 北京：人民卫生出版社，2009.

19. 2. 5　当归

当归始载于《神农本草经》，列为中品。当归味甘、辛、苦，性温。归肝、心、脾经。具有补血调经、活血止痛、润肠通便之功效。为伞形科植物当归(Angelica Sinensis(OliV.) Diels)的干燥根。

当归主要含挥发油及水溶性成分。挥发油主要为藁本内酯(ligustilide)、正丁烯内酯(n-butylidene phthalide)、当归酮(angelic ketone)、月桂烯(myrcene)等。水溶性部分主要有阿魏酸(ferulic acid)、琥珀酸(succinic acid)、烟酸(nicotinic acid)等。

【主要药理作用】

1. 对造血功能的影响　当归能升高外周血红细胞、白细胞、血红蛋白和骨髓有核细胞数，在外周血细胞减少和骨髓受到抑制时此作用更为明显。当归多糖是其促进造血功能的主要有效成分。当归抗贫血作用可能还与其含有维生素 B_2、烟酸、叶酸、亚叶酸及生物素有关。机制研究表明，当归是通过保护和改善造血微环境，直接或间接促进淋巴细胞刺激造血微环境中的基质细胞合成和促进粒单系血细胞的发生，并从基因和蛋白质水平促进造血调控因子的合成和分泌，促进骨髓的造血机能。

2. 对免疫功能的影响　当归及当归多糖、阿魏酸均能增强机体免疫功能。当归注射液能明显提高小鼠巨噬细胞吞噬功能，激活淋巴细胞产生抗体和促进溶菌酶的产生。当归多糖能拮抗泼尼松龙引起的小鼠免疫器官胸腺、脾脏重量减轻以及外周血中白细胞数量的下降,能明显促进脾淋巴细胞的增殖,对 ConA 诱导的小鼠胸腺细胞增殖也有促进作用。当归还有诱生干扰素(IFN)、IL-2 等多种细胞因子的作用。

3. 抗心肌缺血、抗心律失常　当归和阿魏酸均有抗心肌缺血作用,能缩小心肌梗死面积,改善缺血性心脏功能。当归及阿魏酸可明显减少大鼠离体心脏缺血再灌注损伤心肌细胞内 Ca^{2+}、Na^+ 蓄积,减少脂质过氧化物 MDA 生成及磷酸肌酸激酶(CPK)、LDH、AST 释放,具有心肌保护作用。当归对心肌的保护作用好于阿魏酸。当归对多种实验性心律失常模型均有不同程度的对抗作用。其作用机制可能与减慢传导、延长有效不应期、消除折返、延长平台期、抑制异位节律点,提高致颤阈等作用有关。

4. 抗凝血、抗血栓形成　当归和阿魏酸体内或体外均能抑制 ADP、肾上腺素、胶原、凝血酶等各种诱导剂诱导的血小板聚集和释放。当归可降低血液黏滞性,延长血浆凝血酶时间及凝血活酶时间,使血瘀模型大鼠、老年雌性大鼠全血比黏度降低,红细胞电泳加速。阿魏酸抗血小板聚集作用是通过拮抗血栓素及磷脂酶 A_2 的活性,抑制 TXA_2 生成,升高 PGI_2/TXA_2,抑制血小板膜磷脂酰肌醇的磷酸化等环节来实现的。当归多糖可影响内源性凝血系统,具有显著的抗凝血作用,又可升高低切全血黏度、增强红细胞和血小板的聚集性,有促凝血作用。

当归及阿魏酸还具有明显抗血栓作用,可使血栓重量明显减轻,血栓形成减慢。其抗血栓作用可能与增加纤维蛋白溶解酶活性、抗凝血、抑制血小板聚集等作用有关。

5. 对子宫平滑肌的影响　当归对动物子宫平滑肌呈兴奋和抑制两种作用。其中挥发油及阿魏酸主要表现为抑制作用,如对垂体后叶素、肾上腺素或组胺引起的子宫平滑肌收缩具有抑制作用。而水溶性及醇溶性的非挥发性成分主要表现为兴奋作用,如对未孕、早孕及产后在体子宫具有兴奋作用。当归对子宫的作用与子宫功能状态有关,如当归可松弛痉挛子宫平滑肌而缓解痛经,而对于崩漏伴收缩不全的子宫,当归可使其兴奋而改善症状。

6. 降血脂、抗动脉粥样硬化　当归可显著降低实验性高脂血症家兔血中三酰甘油水平,减少主动脉斑块面积和血清 MDA 含量。阿魏酸可显著抑制高脂血症大鼠血清胆固醇水平的升高,对三酰甘油和磷脂则无影响。阿魏酸降胆固醇作用可能与抑制肝脏合成胆固醇的限速酶甲羟戊酸-5-焦磷酸脱羧酶的活性,从而使肝脏内胆固醇合成减少有关。当归及阿魏酸具有抗动脉粥样硬化作用。其作用机制与抗氧化、降胆固醇、抗血小板聚集等有关。

此外,当归还有扩张血管、降血压、保肝、抗肿瘤等药理作用。

当归的主要药理作用概要见图 19-11。

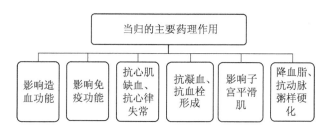

图 19-11　当归的主要药理作用

【现代应用】

1. 痛经、月经不调　当归煎剂、当归片等对痛经、月经不调、慢性盆腔炎等妇科疾病均有一定疗效。

2. 贫血　当归与其他中药配伍对于多种原因引起的血红蛋白、红细胞、白细胞减少等均有较好疗效。

3. 血栓闭塞性脉管炎　当归注射液用于治疗血栓闭塞性脉管炎具有良好疗效,可使患者肢体血流明显改善、症状减轻。

4. 脑供血不足　当归注射液用于急性缺血性脑中风,阿魏酸钠用于脑动脉硬化、脑动脉供血不足以及脑血栓形成等均有一定疗效。

当归的现代应用概要见图 19-12。

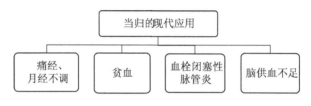

图 19-12　当归的现代应用

【古籍述要】

(1)《神农本草经》:主咳逆上气,温疟寒热洗洗在皮肤中。妇人漏下绝子,诸恶疮疡,金疮。

(2)《医学启源》:能和血补血,尾破血,身和血。

(3)《本草纲目》:治头痛、心腹诸痛,润肠胃、筋骨、皮肤,治痈疽,排脓止痛,和血补血。

(4)《日华子本草》:治一切风、一切血,补一切劳,破恶血、养新血及主癥癖。

【常见不良反应及应用注意事项】

口服当归不良反应少。当归注射液偶有过敏反应,可引起皮疹、过敏性休克等。阿魏酸钠注射液有引起过敏性皮疹、心绞痛的报道。

参考文献

[1] 杨雪梅,杨海红,杨春霞,等.当归活性成分提取及其复合物栓剂抗炎活性研究.西北师范大学学报(自然科学版),2012,48(4):71-75.

[2] 国家药典委员会.中华人民共和国药典(一部).北京:中国医药科技出版社,2010:124-125.

[3] 陆茵,张大方.中药药理学.北京:人民卫生出版社,2012.

[4] 刘海龙,吴国泰,王瑞琼,等.当归黄芪醇提物对实验性皮肤瘙痒模型的药效学研究.中国实验方剂学杂志,2012,18(1):200-202.

[5] 陈景华,王兴焱,王雪,等.当归提取物对黑素瘤细胞与角质形成细胞共培养模型黑素合成的影响.中国实验方剂学杂志.2012,18(17):205-208.

[6] 孙蓉,钱晓路,张丽美.基于当归有效成分的抗早老性痴呆药理作用及分子机制研究.中国实验方剂学杂志,2011,17(5):255-257.

[7] 俞丽霞,阮叶萍.中药药理学.杭州:浙江大学出版社,2012.

[8] 万娜.当归对先兆流产大鼠模型流产率及血清 β-HCG、血浆 TXB_2 含量的影响.西部中医药,2011,24(11):32-34.

[9] 沈建芬,张又枝,肖军花,等.当归 A_3 活性部位对小鼠巨噬细胞环氧化酶-2 活性及基因表达的影响.中国药理学通报,2011,27(11):1574-1577.

[10] 杨志军,李初谊,郭胜,等.当归及不同配伍对环磷酰胺诱导的小鼠免疫器官、吞噬功能的影响.西部中

医药,2013,26(4):8-11.

19.2.6 白芍

白芍始载于《神农本草经》,列为中品。白芍味苦、酸,性微寒。归肝、脾经。具有养血敛阴,柔肝止痛,平抑肝阳之功效。为毛茛科植物芍药(Paeonia lacti flora Pall.)的干燥根。

白芍主要含芍药苷(paeoniflorin)、牡丹酚(paeonol),以及芍药内酯苷(albifeorin)等成分。

【主要药理作用】

1. **保肝** 白芍、白芍提取物、白芍总苷对 D-半乳糖胺、CCl_4 等引起的实验性肝损伤具有明显的保护作用,可降低血清 ALT 水平,提高血清白蛋白水平,增加肝糖原含量,减轻肝脏的病理改变。白芍醇提取物对黄曲霉毒素 B_1(AFB$_1$)引起的大鼠轻度急性肝损伤有预防或逆转作用。白芍总苷对卡介苗加脂多糖引起的免疫性肝损伤也有保护作用。

2. **免疫调节** 白芍可增强巨噬细胞的吞噬功能,促进脾细胞抗体的生成,拮抗环磷酰胺对小鼠外周血 T 淋巴细胞的抑制作用,调节 T 细胞亚群的比例使之恢复正常。白芍总苷对多种免疫应答过程呈双向调节作用。如调节 LPS 诱导的大鼠腹腔巨噬细胞产生 IL-1 及 ConA 致脾细胞产生 IL-2;降低佐剂性关节炎大鼠亢进的腹腔巨噬细胞产生 IL-1 的能力,恢复低下的胸腺细胞对有丝分裂原反应及脾细胞产生 IL-2 的能力等。白芍总苷还有较强的诱生干扰素作用。

3. **镇痛、镇静** 白芍、白芍总苷均有镇痛作用,可提高小鼠痛阈。白芍总苷肌内注射能剂量依赖性地抑制小鼠热板痛反应。白芍总苷能加强吗啡的镇痛效果,但纳洛酮对白芍总苷的镇痛作用无明显影响,提示白芍总苷的镇痛作用与阿片受体无关。白芍有镇静、抗惊厥作用。白芍注射液能抑制小鼠的自发活动,延长环己巴比妥钠的催眠作用。白芍对戊四氮、士的宁引起的惊厥有对抗作用。

4. **调节平滑肌功能** 芍药、芍药苷对氯化钡引起的肠管收缩有抑制作用,对乙酰胆碱引起的肠管收缩则无明显影响,对于豚鼠离体肠管自发收缩活动有抑制作用,可降低肠管的张力。对子宫平滑肌的自发性收缩以及由催产素引起的子宫收缩均有抑制作用。芍药苷还具有松弛胆总管括约肌的作用。

5. **抗心肌缺血** 白芍水提取物对实验性心肌缺血有保护作用。能延长异丙肾上腺素引起心肌缺血小鼠的存活时间,可改善垂体后叶素引起的缺血性心电图改变,增加心肌营养性血流量。

6. **抗血栓** 白芍提取物有抗血栓作用,可减轻血栓湿重,对 ADP 及花生四烯酸诱导的血小板聚集有抑制作用。白芍总苷可改善血瘀大鼠血液流变学,抑制血小板聚集、显著抑制体内外血栓形成,降低血栓湿重和干重,延长血栓形成时间。

此外,白芍还有抗应激、抗炎等药理作用。

白芍的主要药理作用概要见图 19-13。

【现代应用】

1. **肝炎** 白芍总苷对各种肝炎有一定治疗作用,可明显改善患者的食欲减退、乏力、睡眠障碍等症状。

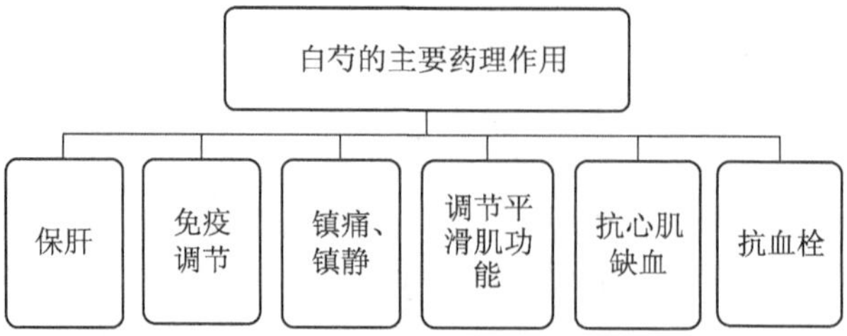

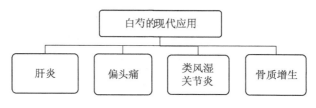

图 19-13　白芍的主要药理作用

2. 偏头痛　白芍与川芎等配伍治疗偏头痛疗效肯定。

3. 类风湿关节炎　白芍总苷可缓解风湿、类风湿患者的病情。

4. 骨质增生　白芍与木瓜、鸡血藤、威灵仙等配伍如白芍木瓜汤治疗颈椎骨质增生症有一定疗效。

白芍的现代应用概要见图 19-14。

图 19-14　白芍的现代应用

【古籍述要】

(1)《本草求真》:赤芍药与白芍药主治略同,但白则有敛阴益营之力,赤则止有散邪行血之意;白则能于土中泻木,赤则能于血中活滞。

(2)《神农本草经》:主治邪气腹痛,除血痹,破坚积,寒热,疝瘕,止痛,利小便,益气。

(3)《名医别录》:主通顺血脉,缓中,散恶血,逐贼血,去水气,利膀胱、大小肠,消痈肿,时行寒热,中恶,腹痛,腰痛。

(4)《药性论》:能治肺邪气,腹中绞痛,血气积聚,通宣脏腑拥气,治邪痛败血,主时疾骨热,强五脏,补肾气,治心腹坚胀,妇人血闭不通,消瘀血能蚀脓。

【常见不良反应及应用注意事项】

白芍不良反应少。

参考文献

［1］吴芳,杜伟锋,徐姗姗,等.白芍化学成分及质量评价方法研究进展.浙江中医药大学学报,2012,36(5):613-615.

［2］王景霞,张建军,苗春平,等.白芍提取物对嗅球损毁抑郁模型大鼠行为学及下丘脑-垂体-肾上腺轴的影响.中国实验方剂学杂志,2011,17(3):155-158.

［3］俞丽霞,阮叶萍.中药药理学.杭州:浙江大学出版社,2012.

［4］国家药典委员会.中华人民共和国药典(一部).北京:中国医药科技出版社,2010:96-97.

［5］夏颖,殷志爽,石晨,等.白芍提取物及其有效成分抗氧化活性的研究.首都医科大学学报,2013,34(1):120-125.

［6］文洪林,桂红,贺红.丹皮、白芍对牙龈卟啉单胞菌、具核梭杆菌的体外抑菌活性研究.临床和实验医学杂志,2012,11(18):1469-1471.

［7］王景霞,张建军,李伟,等.白芍提取物治疗抑郁症的实验研究.中国实验方剂学杂志,2010,16(7):183-184.

［8］王红英,周楠,侯静静,等.白芍水提物及芍药苷改善环磷酰胺致白细胞减少的对比研究.西北药学杂志,2012,27(5):447-449.

19.2.7 麦冬

麦冬始载于《神农本草经》,列为上品。麦冬味甘、微苦,微寒。归心、肺、胃经。具有养阴生津,润肺清心之功效。为百合科植物麦冬(Ophiopogon japonicus(Thunb.)Ker-Gawl.)的干燥块根。

麦冬主要含有多种甾体皂苷、β-谷甾醇(β-sitosterol)、豆甾醇(stigmasterol)以及黄酮类化合物等。

【主要药理作用】

1. 增强机体免疫功能 麦冬能增强机体免疫功能。麦冬多糖能显著增加小鼠的脾脏重量,提高巨噬细胞的吞噬能力,并能激活小鼠网状内皮系统,刺激血清中溶血素抗体的产生。麦冬多糖对由环磷酰胺和^{60}Co照射引起的小鼠白细胞数量下降具有显著的对抗作用。

2. 抗心肌缺血 麦冬具有明显的抗心肌缺血作用,可显著增加心肌营养性血流量,使缺血缺氧心肌细胞较快获得修复和保护。麦冬提取物、麦冬总皂苷对冠状动脉结扎及异丙肾上腺素所导致的实验性心肌缺血模型均有明显改善作用。其作用机制可能与增强心肌SOD活性,减少脂质过氧化损害及改善心肌代谢等作用有关。

3. 抗心律失常 麦冬对多种实验性心律失常有预防和治疗作用。麦冬总皂苷对乌头碱、氯化钡、垂体后叶素等诱发的动物心律失常具有明显的改善作用,可降低兔单相动作电位及豚鼠乳头状肌细胞动作电位除极化最大速率,减慢传导,还可作用于心肌细胞的钠和钙通道,减少 Na^+ 和 Ca^{2+} 的内流,降低细胞自律性,传导减慢,使单向阻滞变双向阻滞而消除折返激动。

4. 降血糖 麦冬以及麦冬多糖对肾上腺素、四氧嘧啶等所诱导的实验性小鼠血糖升高有明显的抑制作用,可减轻胰岛 β 细胞的损伤,改善 β 细胞的功能。麦冬多糖对正常小鼠血糖也有明显的降低作用,其降糖作用机制可能与改善外周组织对胰岛素的敏感性、减轻胰岛素抵抗(IR)、阻止葡萄糖在肠道内的吸收等作用有关。

5. 抗过敏、平喘 麦冬多糖能拮抗乙酰胆碱和组胺混合液刺激引起的正常豚鼠和卵白蛋白引起的致敏豚鼠的支气管平滑肌收缩,抑制致敏豚鼠哮喘的发生。并可明显抑制小鼠被动皮肤过敏反应。

6. 镇静 麦冬煎液及其提取物均有镇静作用。麦冬煎液对戊巴比妥钠阈下催眠剂量有协同作用,可协同增强氯丙嗪的镇静作用,并可拮抗咖啡因引起的小鼠兴奋作用。

此外,麦冬还有促进胃肠运动、抗病原体等药理作用。

麦冬的主要药理作用概要见图 19-15。

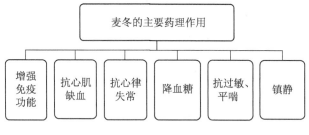

图 19-15　麦冬的主要药理作用

【现代应用】

1. 冠心病　麦冬制剂用于冠心病、心绞痛疗效肯定。

2. 心肌梗死　参麦注射液配合硝酸甘油静脉滴注可有效治疗急性心肌梗死。

3. 慢性咽炎、咳喘　麦冬与半夏等配伍用于治疗慢性咽炎、慢性支气管炎咳痰困难等有一定疗效。

麦冬的现代应用概要见图 19-16。

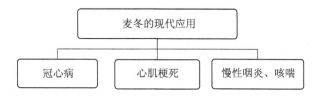

图 19-16　麦冬的现代应用

【古籍述要】

(1)《本草汇言》:清心润肺之药。主心气不足,惊悸怔忡,健忘恍惚,精神失守;或肺热肺燥,咳声连发,肺痿叶焦,短气虚喘,火伏肺中,咯血咳血;或虚劳客热,津液干少;或脾胃燥涸,虚秘便难。

(2)《神农本草经》:主心腹结气,伤中伤饱,胃络脉绝,羸瘦短气。

(3)《名医别录》:疗身重目黄,心下支满,虚劳客热,口干烦渴,止呕吐,愈痿蹶,强阴益精,消谷调中,保神,定肺气,安五脏,令人肥健。

(4)《药性论》:治热毒,止烦渴,主大水面目肢节浮肿,下水。治肺痿吐脓,主泄精。

【常见不良反应及应用注意事项】

麦冬不良反应少。

参考文献

［1］马艳春,朱丹妮,余伯阳.麦冬水提物抗急性心肌缺血活性部位的初步筛选.时珍国医国药,2013,24(3):561-563.

［2］国家药典委员会.中华人民共和国药典(一部).北京:中国医药科技出版社,2010:144-145.

［3］吴清和.中药药理学.北京:高等教育出版社,2012.

［4］王国钦,李瑞满,金伟,等.麦冬抑制大鼠心肌成纤维细胞胶原合成的作用及其机制.中国病理生理杂志,2013,29(4):615-618.

［5］沈映君.中药药理学专论.北京:人民卫生出版社,2009.

［6］王秀梅,姚菲菲,孙立秋,等.麦冬对脂多糖作用下大鼠腹膜间皮细胞 TNF-α 和 TGF-β₁ 表达分泌的影响.中医药学报,2012,40(2):17-20.

［7］俞丽霞,阮叶萍.中药药理学.杭州:浙江大学出版社,2012.

［8］邢宏昶,姚鲲.麦冬多糖对心肌缺血再灌注大鼠脂质过氧化反应的影响.医学临床研究,2013,30(3):455-457.

19.2.8 何首乌

何首乌出自《开宝本草》。何首乌味苦、甘、涩,性微温。归肝、肾经。制首乌具有补肝肾、益精血、乌须发、强筋骨之功效。生首乌具有解毒消痈,润肠通便之功效。为蓼科植物何首乌(Polygonum multiflorum Thunb.)的干燥块根。

何首乌主要含磷脂、蒽醌类、葡萄糖苷类成分。磷脂类主要为卵磷脂(lecithin)、肌醇磷脂、乙醇胺磷脂等。蒽醌类主要有大黄酚、大黄素等。葡萄糖苷主要为二苯乙烯苷。

【主要药理作用】

1. 抗氧化、延缓衰老 何首乌可明显增强脑和肝组织中 SOD 活性,减少自由基损伤。何首乌可延长老年鹌鹑的半数生存时间,延长果蝇的平均寿命,可提高机体 DNA 的修复能力,促进细胞分裂增殖、延缓细胞进入衰老阶段。何首乌中所含二苯乙烯苷能降低单胺氧化酶活性和脂褐质含量,延缓衰老。何首乌延缓机体衰老作用与其抗氧化作用关系密切。

2. 改善学习记忆 何首乌能提高中枢神经系统功能,提高学习记忆能力。何首乌能改善衰老动物脑内神经递质,降低脑内单胺氧化酶活性,提高脑组织中 5-HT、NA 及 DA 含量。何首乌提取物、何首乌多糖能明显改善 D-半乳糖所导致的小鼠学习记忆能力下降,可降低脑内脂褐质含量及单胺氧化酶活性,提高脑内抗氧化酶活性。对乙酰胆碱造成的脑神经元损伤及血管痴呆模型大鼠也能提高其学习记忆能力。何首乌中丰富的卵磷脂对维持神经元膜结构的完整性和功能具有重要作用,可延缓大脑衰退,增强记忆。

3. 降血脂、抗动脉粥样硬化 何首乌具有明显的降血脂作用。何首乌提取物能有效降低高脂血症大鼠血清 TC、TG 水平。可明显降低高脂血症鹌鹑血清 TC 水平,提高 HDL 与 TC 的比值,延缓其动脉粥样硬化的形成。何首乌总苷能防止载脂蛋白 E 基因缺陷小鼠动脉粥样硬化病变形成。何首乌降血脂作用的有效成分主要是蒽醌类、二苯烯化合物以及卵磷脂等。

4. 增强免疫功能 何首乌能增强巨噬细胞的吞噬能力,提高 NK 细胞活性,能明显提高老年大鼠外周淋巴细胞 DNA 的损伤修复能力,对小鼠 T 淋巴细胞及 B 淋巴细胞免疫功能均有增强作用,对 T 淋巴细胞作用更为显著。何首乌可对抗环磷酰胺等免疫抑制剂引起的老年小鼠脾脏和胸腺萎缩,可明显增加其免疫器官重量、提高脾巨噬细胞的吞噬率和吞噬指数。

5. 增强造血功能 何首乌提取液可明显增加小鼠骨髓造血干细胞及外周血网织红细胞数目,可使粒-单系祖细胞数及骨髓红系祖细胞数显著增加。

此外,何首乌生用有较强的润肠通便作用,其有效成分为蒽醌类,大黄酚可促进肠管运动。何首乌还有抗炎、镇痛等药理作用。

何首乌的主要药理作用概要见图 19-17。

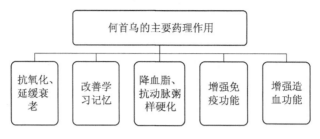

图 19-17 何首乌的主要药理作用

【现代应用】

1. 高脂血症 制首乌煎服或首乌片对高胆固醇血症有一定的治疗作用。

2. 早衰 何首乌与其他药物配伍组成复方用于延缓衰老有一定疗效。

3. 老年痴呆 何首乌浸膏片能明显提高血管性痴呆患者的学习记忆能力。

何首乌的现代应用概要见图 19-18。

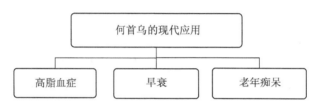

图 19-18 何首乌的现代应用

【古籍述要】

(1)《日华子本草》:味甘久服令人有子,治腹藏宿疾,一切冷气及肠风。

(2)《开宝本草》:主瘰疬,消痈肿,疗头面风疮,五痔,止心痛,益血气,黑髭鬓,悦颜色,久服长筋骨,益精髓,延年不老;亦治妇人产后及带下诸疾。

(3)《本草纲目》:能养血益肝,固精益肾,健筋骨,乌髭发,为滋补良药,不寒不燥,功在地黄、天冬诸药之上。

(4)《本草再新》:补肺虚,止吐血。

【常见不良反应及应用注意事项】

过量服用何首乌可出现消化道刺激症状,如腹泻、腹痛、恶心、呕吐等。偶见肢体麻木感、皮疹等。有用药剂量过大或者长期用药致肝损伤的报道。

参考文献

［1］国家药典委员会.中华人民共和国药典(一部).北京:中国医药科技出版社,2010:164-165.

［2］吴清和.中药药理学.北京:高等教育出版社,2012.

［3］吕锦芳,宁康健,丁小燕,等.何首乌粗提物对小鼠部分抗氧化抗衰老指标的影响.畜牧与兽医,2012,44(7):58-60.

［4］俞丽霞,阮叶萍.中药药理学.杭州:浙江大学出版社,2012.

［5］王君明,朱新瑞.何首乌提取物抗抑郁活性研究.北京中医药大学学报,2012,35(7):449-451.

［6］汤为光.何首乌与制何首乌生发活性比较及其对 β-Catenin 的影响.健康之路,2013,12(5):23-24.

［7］沈映君.中药药理学专论.北京:人民卫生出版社,2009.

［8］陆茵,张大方.中药药理学.北京:人民卫生出版社,2012.

［9］典灵辉,程纪伦,陆江赢,等.德庆何首乌提取物对成骨细胞增殖的影响.安徽农业科学,2012,40(16):8885-8886.

［10］张进,黄进,徐志伟.何首乌含药血清促进 MSCs 增殖的效应及机理研究.中药新药与临床药理,2011,22(1):12-15.

19.2.9　枸杞子

枸杞子始载于《神农本草经》,列为上品。枸杞子味甘,性平。归肝、肾经。具有滋补肝肾、益精明目之功效。为茄科植物宁夏枸杞(Lycium barbarum L.)的干燥成熟果实。

枸杞子主要含有枸杞多糖(lycium barbarum polysaccharide,LBP)、甜菜碱(betaine)、莨菪亭(scopoletin)、氨基酸等。

【主要药理作用】

1. 增强免疫功能　枸杞子对机体特异性免疫及非特异性免疫功能均有促进作用,主要有效成分为枸杞多糖。枸杞子提取物、枸杞多糖能增强大鼠中性粒细胞的吞噬功能,并可拮抗环磷酰胺等免疫抑制剂对小鼠脾脏 T 细胞、NK 细胞的抑制作用。枸杞子可明显促进ConA 活化的脾淋巴细胞 DNA 和蛋白质生物合成,提高人外周血淋巴细胞 IL-2 受体的表达。枸杞子能增强小鼠 B 细胞活性,促进 B 细胞分化增殖,可使血清 IgG、IgM 及补体含量增加。

2. 保肝　枸杞子、枸杞多糖、甜菜碱等对 CCl_4 所致小鼠肝损伤均具有一定保护作用,能抑制脂肪在肝细胞内沉积,促进肝细胞新生。甜菜碱在体内及肝内起到甲基供应体的作用,可降低 ALT 和 AST,并能使组织形态学上的肝细胞变性坏死得到明显的改善和恢复,是枸杞子保肝的主要成分。枸杞多糖的肝脏保护作用与抗氧化损伤有关。

3. 抗氧化、延缓衰老　枸杞子可使老年大鼠 SOD 活力显著升高,血浆脂质过氧化含量显著下降。可显著提高小鼠皮肤中 SOD 的活性,增加皮肤中胶原蛋白含量,减少脂质过氧化产物 MDA 的含量,具有延缓皮肤衰老的作用。枸杞多糖可显著降低肝组织的脂质过氧化程度,减轻自由基侵害,还可抑制原癌基因 c-myc 表达,通过抑制细胞凋亡而达到延缓衰老的目的。枸杞子的延缓衰老作用与抗氧化,提高机体免疫功能,提高 DNA 修复能力,抑制细胞凋亡等因素有关。

4. 降血脂、降血糖　枸杞子可明显降低血清 TC、TG、LDL-C 的水平。枸杞子对正常小鼠以及四氧嘧啶、链脲佐菌素等所致糖尿病小鼠均有降血糖作用,且能提高糖耐量、缓解症状,并对链脲佐菌素所致小鼠胰岛细胞损伤具有一定的保护作用。枸杞多糖可使糖尿病大鼠视网膜组织中维生素 C、SOD 及 LPO 水平恢复至接近正常水平,具有保护糖尿病大鼠视网膜病变作用。

5. 抗肿瘤　枸杞多糖能延长荷瘤小鼠的生存时间,抑制肿瘤的生长。枸杞多糖可与免疫抑制剂有协同治疗作用,与环磷酰胺合用可提高环磷酰胺的抑瘤率,并可拮抗环磷酰胺引起的白细胞减少。枸杞多糖抗肿瘤作用机制与抑制肿瘤细胞生长,增强机体免疫力,抑制肿瘤血管生成等有关。

此外,枸杞子还有降血压、改善造血微环境等药理作用。

枸杞子的主要药理作用概要见图 19-19。

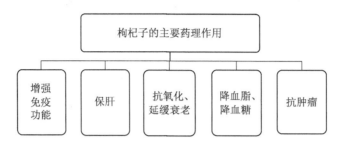

图 19-19　枸杞子的主要药理作用

【现代应用】

1. 保健　老年人日服枸杞子或枸杞子提取物可不同程度地提高机体免疫功能,提高 SOD 活性,降低 LPO 含量,降低胆固醇,改善睡眠和食欲。

2. 肿瘤　枸杞子及枸杞多糖可减少化疗对造血系统的抑制及胃肠道反应,并能改善免疫功能低下的状态,可用于肿瘤的辅助治疗。

3. 糖尿病　枸杞子口服对于糖尿病视网膜病变疗效肯定。

4. 高脂血症　枸杞子对于老年高脂血症有一定疗效。

枸杞子的现代应用概要见图 19-20。

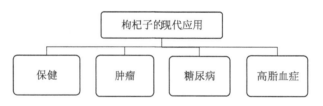

图 19-20　枸杞子的现代应用

【古籍述要】

(1)《本草经集注》:补益精气,强盛阴道。

(2)《药性论》:补益精,诸不足,易颜色,变白,明目……令人长寿。

(3)《本草经疏》:为肝肾真阴不足,劳乏内热补益之要药……故服食家为益精明目之上品。

(4)《本草通玄》:补肾益精,水旺则骨强,而消渴、目昏、腰疼膝痛无不愈矣。

【常见不良反应及应用注意事项】

枸杞子不良反应少。

参考文献

[1] 吴清和. 中药药理学. 北京:高等教育出版社,2012.

[2] 刘恋,黎莉,方继德,等. 枸杞子水提物提取工艺优化及其对酪氨酸酶活性影响. 武汉工程大学学报,2011,33(12):30-32.

[3] 俞丽霞,阮叶萍. 中药药理学. 杭州:浙江大学出版社,2012.

［4］ 国家药典委员会.中华人民共和国药典(一部).北京:中国医药科技出版社,2010:232-233.

［5］ 沈映君.中药药理学专论.北京:人民卫生出版社,2009.

［6］ 刘相和,迟焕芳.枸杞子提取液对 RCS 大鼠遗传性视网膜变性的作用.齐鲁医学杂志,2009,24(2): 119-120,124.

［7］ 韩水荣,白梅荣,萨出日拉,等.蒙药枸杞子-7 对子宫内膜异位症大鼠血液流变学的影响.内蒙古民族大学学报:自然科学版,2011,26(5):561-563.

［8］ 陆茵,张大方.中药药理学.北京:人民卫生出版社,2012.

［9］ 王永磊,俞旭君,王梓童,等.枸杞子治疗弱精子症的临床应用.内蒙古中医药,2013,32(7):123-125.

［10］ 张正勇,肖玲,汪蓓,等.枸杞子对银屑病等皮肤病患者免疫功能的影响.中国卫生产业,2011,8 (12):65.

19.2.10 冬虫夏草

冬虫夏草出自《本草从新》。冬虫夏草味甘,性温。归肾、肺经。具有补肾益肺,止血化痰之功效。为麦角菌科真菌冬虫夏草菌(Cordyceps sinensis(Berk.)Sacc.)寄生在蝙蝠蛾科昆虫幼虫上的子座及幼虫尸体的干燥复合体。天然资源较少。

冬虫夏草主要含核苷类、糖醇、甾醇、多糖等成分。其中虫草酸(cordycepic acid)、冬虫夏草素(cordycepin)是主要活性成分。

【主要药理作用】

1. **免疫调节**　冬虫夏草可增强机体非特异性免疫功能。冬虫夏草、虫草菌浸液可明显增加小鼠脾脏重量,对强的松龙、环磷酰胺所致的小鼠脾脏重量减轻有明显对抗作用。虫草粗提物可提高小鼠单核-巨噬细胞系统的吞噬功能,显著提高抗体形成细胞数和血清溶血素水平,并拮抗环磷酰胺的免疫抑制作用。冬虫夏草对细胞和体液免疫均呈现增强和抑制的双向调节作用。如对 ConA 或 LPS 诱导的小鼠脾脏淋巴细胞增殖具有抑制作用,但对 T 细胞受抑制动物则有增强 T 细胞功能的作用。冬虫夏草可抑制器官移植排斥反应,其作用类似环孢素 A。

2. **性激素样作用**　冬虫夏草具有雄激素样和雌激素样作用。冬虫夏草可增加正常雄性大鼠血浆睾酮和皮质醇含量,增加动物体重及包皮腺、精囊、前列腺的重量。对幼年雄性大鼠也能增加精囊和前列腺的重量。冬虫夏草能促进精子的生成,可使家兔睾丸重量、睾丸重量指数及精子数均显著增加。冬虫夏草还具有雌激素样作用,能调节雌性大鼠体内雌性激素水平,改善子宫内膜的功能,增加雌性大鼠受孕百分率和产子数。

3. **保护肾脏**　冬虫夏草对肾炎、肾衰竭,药物和缺血等多种原因造成的肾损伤均有防治作用,可延缓蛋白尿的出现,降低血肌酐和尿素氮的含量。冬虫夏草还能降低肾脏部分切除所致慢性肾功能不全大鼠的死亡率。冬虫夏草水提取液能明显减轻庆大霉素或环孢素 A 所致急性肾衰竭大鼠的肾小管损伤程度,促进肾小管的修复。冬虫夏草保护肾脏功能与稳定肾小管上皮细胞溶酶体膜、防止溶酶体破裂,促进肾小管内皮细胞生长因子的合成释放、促进肾小管组织修复,降低 LDH 活性,保护细胞膜 Na^+-K^+-ATP 酶功能等有关。

4. **抗肿瘤**　冬虫夏草对小鼠淋巴瘤、Lewis 肺癌的原发灶和自发性肺转移均有显著的抑制作用。冬虫夏草、虫草菌水煎液、虫草多糖能抑制小鼠 S_{180} 肉瘤的生长,虫草酸对小鼠艾氏腹水癌、鼻咽癌的生长有抑制作用。冬虫夏草与环磷酰胺联合应用,可提高其抑瘤率,且能拮抗其毒副作用。冬虫夏草抗肿瘤的有效成分为虫草酸和虫草多糖。其抗肿瘤机制可能在于结构与腺苷相似,代替腺苷参与肿瘤细胞的生长繁殖,从而抑制肿瘤细胞的生长;抑制核酸、蛋白质合成或葡萄糖跨膜转运;直接抑制肿瘤细胞的生长;调节免疫功能等有关。

5. **平喘** 冬虫夏草对乙酰胆碱诱导的豚鼠哮喘有保护作用,与氨茶碱有协同作用。冬虫夏草和虫草菌丝的水提取液可明显扩张支气管,增强肾上腺素的扩张支气管作用。冬虫夏草菌粉可在一定程度上抑制阻塞性肺气肿的病理改变和肺功能进行性恶化,改善其通气功能

此外冬虫夏草还能增强造血功能,具有保肝、抗肝纤维化,抗氧化损伤、延缓衰老等药理作用。

冬虫夏草的主要药理作用概要见图19-21。

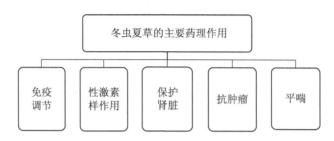

图 19-21 冬虫夏草的主要药理作用

【现代应用】

1. **性功能低下** 冬虫夏草单用或与菟丝子、枸杞子等配伍用于治疗性功能低下有一定疗效。

2. **肝炎** 冬虫夏草临床可用于治疗慢性迁延性肝炎和慢性活动性肝炎。

3. **肾功能衰竭** 冬虫夏草单用或配伍其他药物用于治疗慢性肾炎及慢性肾功能衰竭有效。

4. **咳喘** 冬虫夏草散剂、虫草菌胶囊、冬虫夏草单用或与阿胶、川贝配伍可用于肾虚咳喘、慢性支气管炎、支气管哮喘、慢性阻塞性肺病等属肺虚或肺肾两虚者的治疗。

冬虫夏草的现代应用概要见图19-22。

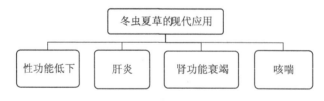

图 19-22 冬虫夏草的现代应用

【古籍述要】

(1)《本草从新》:保肺益肾,止血化痰,已劳嗽。

(2)《药性考》:味甘性温,秘精益气,专补命门。

(3)《本草纲目拾遗》:治膈症,蛊胀,病后虚损。

(4)《药性考》:此草性更能兴阳,则入肾可知。甘平,保肺益肾,补精髓,止血化痰,已劳

嗽,治膈症皆良。

【常见不良反应及应用注意事项】

冬虫夏草不良反应少。

参考文献

［1］赵秋蓉,李建平,吴迪,等.冬虫夏草中多糖提取、纯化及抗氧化性能的研究.中国农学通报,2012,28
　　(15):238-242.

［2］陆茵,张大方.中药药理学.北京:人民卫生出版社,2012.

［3］吴岚,宋丽君,张春艳,等.冬虫夏草抗病毒性心肌炎慢性期小鼠心肌纤维化的研究.临床儿科杂志,
　　2013,31(4):359-362.

［4］吴清和.中药药理学.北京:高等教育出版社,2012.

［5］郝丽,潘梦舒,郑云,等.冬虫夏草及雷公藤多甙对糖尿病肾病大鼠足细胞影响的实验研究.中国中西
　　医结合杂志,2012,32(2):261-265.

［6］俞丽霞,阮叶萍.中药药理学.杭州:浙江大学出版社,2012.

［7］国家药典委员会.中华人民共和国药典(一部).北京:中国医药科技出版社,2010:106.

［8］沈映君.中药药理学专论.北京:人民卫生出版社,2009.

［9］夏鹏,张岩,徐自强,等.冬虫夏草提取物抑制大鼠移植物血管病的实验研究.中华器官移植杂志,
　　2012,33(4):236-240.

［10］方士英,徐茂红,叶良兵,等.冬虫夏草对免疫性肝损伤小鼠模型的保护作用研究.中国免疫学杂志,
　　2011,27(10):891-894.

19.2.11　淫羊藿

淫羊藿始载于《神农本草经》,列为中品。淫羊藿味辛、甘,性温。归肾、肝经。具有补肾壮阳、祛风除湿之功效。为小檗科植物淫羊藿(Epimedium brevicornum Maxim.)、箭叶淫羊藿(Epimedium sagittatum(Sieb. et Zucc.)Maxim.)、柔毛淫羊藿(Epimedium pubescens Maxim.)、巫山淫羊藿(Epimedium wushanense T. S. Ying)或朝鲜淫羊藿(Epimedium koreanum Nakai)的干燥地上部分。

淫羊藿主要含淫羊藿苷(icariine)、淫羊藿新苷 A(epimedoside-A)、去氧甲基淫羊藿苷(des-o-methy-icariine)、β-去氢甲基淫羊藿素(β-anhydroicaritine)、异槲皮素、木脂素等。

【主要药理作用】

1. 性激素样作用　淫羊藿能增强下丘脑-垂体-性腺轴功能,既有雄激素样作用,又有雌激素样作用。淫羊藿水煎液可升高雄性小鼠血浆睾酮含量,修复大鼠睾丸间质细胞损伤,维持睾丸曲精管上皮正常生精周期,增加睾丸、提肛肌重量。淫羊藿多糖能直接或间接刺激脑垂体内分泌功能、提高性激素的水平。淫羊藿苷能促进幼小动物附睾及精囊腺的发育。淫羊藿水提取液还能提高雌性动物垂体对促性腺激素释放激素以及卵巢对黄体生成素的反应性,刺激小鼠卵巢、子宫发育,促进小鼠体重增加,提高血清中雌二醇、黄体生成素、促卵泡激素的水平,体现雌激素样活性。

2. 免疫调节　淫羊藿及其提取物对免疫器官、免疫细胞、免疫因子等均具有调节作用。淫羊藿多糖、淫羊藿总黄酮均可显著提高巨噬细胞的吞噬功能,使拮抗环磷酰胺所致小鼠单

核巨噬细胞吞噬功能降低,促进淋巴细胞转化,明显提高老年大鼠 NK 细胞活性。淫羊藿多糖还具有刺激 T 细胞、B 细胞增殖和诱生 7-干扰素(7 -IFN)、提高小鼠胸腺和脾脏细胞产生 IL-2 的能力。淫羊藿调节免疫功能的主要有效成分为淫羊藿苷和淫羊藿多糖。

3. **改善骨代谢** 淫羊藿对骨质疏松有良好的防治作用。淫羊藿可明显促进骨形成,提高成骨细胞的数量和活性,使骨小梁面积及骨密度增加。可抑制肾上腺皮质萎缩,对长期应用肾上腺皮质激素所引起的骨质疏松有拮抗作用。淫羊藿苷可促进成骨细胞的分化、矿化,能促进基质细胞向成骨细胞分化。淫羊藿影响骨代谢的作用环节包括抑制破骨细胞活性,降低骨吸收水平,促进成骨细胞增殖,增加钙化骨形成;作用于骨基质细胞,促进胶原合成和基质的矿化;增强内分泌系统功能,进而影响骨代谢等方面。

4. **保护心、脑血管** 淫羊藿能扩张冠状动脉、增加冠脉流量和心肌营养血流量。能增加脑血流量、扩张脑血管、降低脑血管阻力,具有一定的抗心肌缺血和脑缺血损伤作用。淫羊藿苷可增加冠脉血流量、降低心肌耗氧量,对垂体后叶素引起的急性心肌缺血具有明显的保护作用。淫羊藿总黄酮可提高大鼠耐缺氧能力,降低心率,拮抗异丙肾上腺素所致心率加快。淫羊藿可部分抑制毒毛旋花子贰 K 及肾上腺素诱发的豚鼠实验性心律不齐,缩短其持续时间,缓解室性心动过速。

此外,淫羊藿还有抗炎、抗肿瘤、降血脂、抗氧化等药理作用。

淫羊藿的主要药理作用概要见图 19-23。

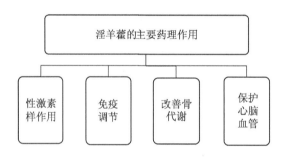

图 19-23 淫羊藿的主要药理作用

【现代应用】

1. **性功能减退** 淫羊藿单用或与菟丝子等量配伍研末黄酒送服,对性功能减退有改善作用。

2. **骨质疏松** 淫羊藿复方制剂(如淫羊藿与续断、补骨脂、地黄等配伍)用于治疗绝经后骨质疏松、老年类风湿关节炎所导致的骨质疏松具有一定疗效。

3. **更年期综合征** 淫羊藿浸膏片、总黄酮、淫羊藿苷制剂或淫羊藿复方制剂用于更年期综合征均有较好疗效。

4. **血液系统疾病** 淫羊藿临床用于治疗血小板减少性紫癜,肿瘤放、化疗引起的白细胞减少症有一定疗效。

淫羊藿的现代应用概要见图 19-24。

【古籍述要】

(1)《神农本草经》:主阴痿绝伤,茎中痛,利小便,益气力,强志。

(2)《日华子本草》:治一切冷风劳气,补腰膝,强心力,丈夫绝阳不起,女子绝阴无子,筋

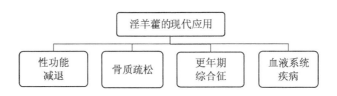

图 19-24 淫羊藿的现代应用

骨挛急,四肢不任,老人昏耄,中年健忘。

（3）《分类草药性》:治咳嗽,去风,补肾而壮元阳。

（4）《名医别录》:坚筋骨。消瘰疬、赤痈;下部有疮,洗,出虫。

【常见不良反应及应用注意事项】

淫羊藿不良反应少。

参考文献

[1] 沈映君.中药药理学专论.北京:人民卫生出版社,2009.

[2] 李慧英,王义生.淫羊藿对激素性股骨头坏死大鼠血液流变学及骨密度的影响.中华实验外科杂志,2012,29(7):1226-1229.

[3] 俞丽霞,阮叶萍.中药药理学.杭州:浙江大学出版社,2012.

[4] 王建忠,高鸿雁,王坤正,等.淫羊藿对激素性股骨头坏死骨组织 OPG/RANKL mRNA 表达的影响.南方医科大学学报,2011,31(10):1714-1717.

[5] 国家药典委员会.中华人民共和国药典(一部).北京:中国医药科技出版社,2010:306-307.

[6] 陆茵,张大方.中药药理学.北京:人民卫生出版社,2012.

[7] 刘涛,覃新程,李维仁,等.淫羊藿苷和淫羊藿次苷Ⅱ对内皮细胞 eNOS 表达和 NOS 活性的影响.北京大学学报(医学版),2011,43(4):500-504.

[8] 程坚,张新民,陈伟华,等.淫羊藿次苷Ⅱ对小鼠脾淋巴细胞体外增殖的影响及其机制研究.中国免疫学杂志,2012,28(4):323-327.

[9] 吴清和.中药药理学.北京:高等教育出版社,2012.

[10] 胡蕾蕾,段小群,卢曦,等.淫羊藿素对雌激素依赖性乳腺癌 MCF-7 细胞作用的影响.中国实验方剂学杂志,2012,18(14):155-158.

第20章 收 涩 药

20.1　概述

20.1.1　收涩药的中医认识

　　凡以收敛固涩为主要作用,用于气、血、精、津滑脱耗散之证的药物,称为收涩药,又称固涩药。《本草纲目》曰:"脱则散而不收,用酸涩温平之药,以敛其耗散。"滑脱耗散证候多因久病或体虚使得正气不固、脏腑功能衰退所导致。如气虚自汗,阴虚盗汗,脾肾阳虚致久泻、久痢,肾虚致遗精、滑精、遗尿、尿频,冲任不固致崩漏下血,肺肾虚损则久咳虚喘等。

　　根据功效侧重不同,收涩药分为固表止汗药、敛肺涩肠药、固精缩尿止带药三类,代表药有固表止汗药麻黄根、浮小麦等;敛肺涩肠药五味子、乌梅、五倍子、诃子、肉豆蔻等;固精缩尿止带药山茱萸、覆盆子、金樱子等。现代医学认为滑脱证是很多疾病的伴随症状,与各系统器官功能衰退,如自主神经功能紊乱、平滑肌松弛等相关。

20.1.2　收涩药的共同药理作用

　　1. 收敛作用　本类药中的植物药如五味子、山茱萸等多含鞣质和有机酸,矿物药如明矾、赤石脂等含无机盐,均有明显的收敛作用,与创面、黏膜、溃疡面接触后,可沉淀或凝固局部蛋白质,形成致密保护层,减轻创面刺激,促进愈合。还可使腺体分泌减少,保持黏膜干燥。

　　2. 止泻作用　部分药如诃子、石榴皮、肉豆蔻等有较明显的止泻作用,其机制与减轻肠内容物对神经丛的刺激、使肠蠕动减弱,吸附于胃肠黏膜起保护作用,吸附细菌、毒素及其代谢产物减轻刺激作用,凝固细菌体内蛋白质而产生抑菌作用等有关。

　　3. 抗菌作用　本类药中所含的鞣质及有机酸均具有抗菌活性,对金黄色葡萄球菌、链球菌、伤寒杆菌、痢疾杆菌等有抑制作用,还有一定的抗真菌作用。

收涩药的共同药理作用概要见图 20-1。

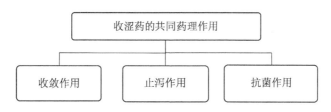

图 20-1 收涩药的共同药理作用

20.1.3 收涩药应用注意事项

本类药物性涩敛邪,凡属外感邪实者,应当禁用或慎用,误用有"关门留寇"之弊。另虚极欲脱之证亦非收敛药所能奏效,治当求本。

20.1.4 主要研究思路和方法

收涩药具有固表止汗、敛肺止咳、涩肠固脱、涩精止遗、收敛止血、止带等功效。目前本类药物的药理研究多从其基本功效出发,研究思路及方法已分别在化痰止咳平喘药、理气药、活血化瘀药、补虚药等章节中作介绍,故本章节不再赘述。

参考文献

[1] 陈长勋. 中药药理学. 上海:上海科学技术出版社,2012.

[2] 吴清和. 中药药理学. 北京:高等教育出版社,2012.

[3] 俞丽霞,阮叶萍. 中药药理学. 杭州:浙江大学出版社,2012.

[4] 陆茵,张大方. 中药药理学. 北京:人民卫生出版社,2012.

[5] 葛明,汪洋. 论收敛固涩法在防治肿瘤转移中的作用. 贵阳中医学院学报,2011,33(3):82-84.

[6] 郭继龙,苗宇船,关伟,等. 5 种收涩中药对小鼠 S_{180} 肉瘤抑制作用初步筛选. 山西中医学院学报,2012,13(6):18-20.

20.2 代表药物

20.2.1 五味子

五味子始载于《神农本草经》,列为上品。五味子味酸、甘,性温。归肺、心、肾经。具有收敛固涩、益气生津、补肾宁心之功效。为木兰科植物五味子(北五味子)(Schisandra Chinensis (Turcz.) Baill.)和华中五味子(南五味子)(Schisandra. sphenanthera Rehd. et Wils.)的干燥成熟果实。

五味子主要含木脂素类成分。包括五味子素(schisandrin)、五味子甲素(schisandrin A)、五味子乙素(schisandrin B)、五味子丙素(schisandrin C)、五味子醇甲(schisandrol A)、五味子醇乙(schisandrol B)、五味子酯甲(schisantherain A)、五味子酯乙(schisantherain

B)等。

【主要药理作用】

1. 镇静、抗惊厥　五味子有显著的镇静作用,能明显增加阈下睡眠剂量戊巴比妥钠所致的睡眠发生率,延长阈上睡眠剂量戊巴比妥钠所致的睡眠时间。减少小鼠自发活动,对抗苯丙胺的中枢兴奋作用,并协同氯丙嗪抑制自主活动。五味子醇提取物、五味子醇甲对烟碱、戊四氮、咖啡因等诱导的强直性痉挛有对抗作用,且能协同利血平抗惊厥。

2. 保肝　五味子、五味子醇提取物、五味子乙素对 CCl_4、对乙酰氨基酚等引起的动物实验性肝损伤有明显的保护作用,能降低血清 ALT 活性、减轻肝细胞的坏死、防治脂肪性变、抗纤维化。

五味子保肝机制可能与促进蛋白质、糖原的生物合成,加速肝细胞修复与再生;提高肝细胞存活率及肝脏解毒能力;保护细胞膜结构完整和功能正常;增强肾上腺皮质功能、减轻炎症反应等有关。人工合成的五味子丙素中间产物联苯双酯,可保护肝功能,降低血清 ALT 和 AST 水平,临床用于慢性肝炎治疗。

3. 免疫调节　五味子不同制剂及不同成分对免疫功能有不同影响。五味子多糖能增加正常小鼠胸腺和脾脏重量,显著提高腹腔巨噬细胞的吞噬功能,促进溶血素及溶血空斑形成,促进淋巴细胞转化。对环磷酰胺所致小鼠外周血白细胞的减少有明显对抗作用。五味子油乳剂可促进细胞免疫。五仁醇对免疫功能有抑制作用,能对抗同种异体组织移植排斥反应。

4. 抗氧化、延缓衰老　五味子具有明显的抗氧化作用,能明显降低老年大鼠血清 LPO 含量,提高血清 SOD 活性,对抗自由基损伤,发挥抗衰老作用。五味子酚可直接清除活性氧自由基。五味子对于衰老小鼠可明显促进其脑神经细胞发育,延缓脑线粒体能量代谢的改变,促进已发生退变的脑神经细胞功能的修复。五味子及五味子素能提高工作效率,增强学习记忆能力。

5. 抗心肌缺血　五味子能扩张冠状动脉,增加冠脉血流量,减轻垂体后叶素所导致的急性心肌缺血,抑制心电图缺血性改变,对心肌缺血再灌注损伤有明显的保护作用。五味子有 β 受体阻滞作用,通过阻断心肌 β_1 受体,使心肌收缩力减弱,心率减慢。五味子还可提高心肌细胞代谢酶活性,加强和调节心肌细胞的能量代谢,改善心肌的营养和功能。

6. 对呼吸系统的影响　五味子对呼吸中枢有兴奋作用,能增强呼吸功能,并能对抗吗啡、戊巴比妥钠等所导致的呼吸抑制,使呼吸波振幅增大、频率增加、节律整齐。五味子乙醇提取物有镇咳祛痰作用。

7. 抗溃疡　五味子素、五味子甲素有抗应激性溃疡的作用,对水浸、幽门结扎、阿司匹林、组胺等多种原因导致的实验性胃溃疡均有对抗作用,可抑制胃液分泌,降低胃液酸度,促进溃疡愈合。

此外,五味子还具有抗肿瘤、抗菌、镇痛等作用。

五味子的主要药理作用概要见图 20-2。

【现代应用】

1. 肝炎　五味子对于急慢性肝炎、迁延性肝炎均有较好疗效。五味子滴丸(胶囊)、合成五味子丙素的中间体联苯双酯滴丸(片),对于慢性肝炎 ALT 升高者可明显降低转氨酶水平。

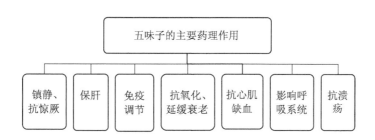

图 20-2　五味子的主要药理作用

2. 咳喘　五味子用于治疗慢性支气管炎、阻塞性肺气肿、久咳虚喘等疗效明显。其酸涩收敛,具有镇咳、祛痰、定喘作用。哮喘较重可配伍地龙、鱼腥草等。

3. 神经衰弱、失眠　五味子的多种制剂如五味子散、五味子糖浆、五味子冲剂等用于神经衰弱、失眠疗效满意。

五味子的现代应用概要见图 20-3。

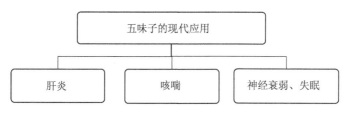

图 20-3　五味子的现代应用

【古籍述要】

(1)《神农本草经》:主益气,咳逆上气,劳伤羸瘦,补不足,强阴,益男子精。

(2)《本草备要》:性温,五味俱全,酸咸为多,故专收敛肺气而滋肾水,益气生津,补虚明目,强阴涩精,退热敛汗,止呕住泻,宁嗽定喘,除烦渴。

(3)《本草经疏》:其主咳逆上气者,气虚则上壅而不归元,酸以收之,摄气归元,则咳逆上气自除矣。

(4)《本草纲目》:入补药熟用,入嗽药生用。酸咸入肝而补肾,辛苦入心而补肺,甘入中宫益脾胃。

【常见不良反应及应用注意事项】

五味子毒性较低。部分患者服药后有胃部烧灼感,泛酸及胃痛,伴有打呃、肠鸣等消化道反应。五味子糖浆有过敏反应的报道,可见皮肤瘙痒、潮红、荨麻疹、头痛、头晕等。

参考文献

[1] 国家药典委员会. 中华人民共和国药典(一部).北京:中国医药科技出版社,2010:61-62.

[2] 陈长勋. 中药药理学.上海:上海科学技术出版社,2012.

[3] 谢珣,杨美燕,吴伯智,等.五味子萃取物对去卵巢小鼠行为习得及海马 AChE 活性的影响.华南师范大学学报(自然科学版),2010,(3):99-103.

[4] 俞丽霞,阮叶萍.中药药理学.杭州:浙江大学出版社,2012.

[5] 任丽佳,李林,殷放宙,等.五味子抗肿瘤活性成分及作用机制研究进展.中国药理学通报,2012,28

(1):140-142.

[6] 陆茵,张大方.中药药理学.北京:人民卫生出版社,2012.

[7] 韩敏,黄志芳,易进海,等.黄芩与五味子配伍对黄芩苷、五味子酯甲代谢动力学的影响.中国实验方剂学杂志,2012,18(3):109-113.

[8] 金宏,齐玲,刘威,等.五味子木脂素对神经细胞的毒性作用及对胶质瘤细胞的抑瘤效应.中国老年学杂志,2013,33(6):1325-1326.

[9] 张艳,沈楠,齐玲,等.五味子多糖对环磷酰胺致生精障碍大鼠的治疗作用及对生殖激素的影响.中国中西医结合杂志,2013,33(3):361-364.

[10] 许珂玉,柳春.五味子多糖对 CCl_4 诱导的肝损伤大鼠亚细胞水平的保护作用.中国老年学杂志,2011,31(8):1352-1354.

20.2.2 山茱萸

山茱萸始载于《神农本草经》,列为中品。山茱萸味酸、涩,性微温。归肝、肾经。具有补益肝肾、涩精固脱之功效。为山茱萸科植物山茱萸(Cornus officinalis Sieb. et Zucc.)的干燥成熟果肉。

山茱萸主要含环烯醚萜苷类成分,包括山茱萸苷(cornin)、莫罗忍冬苷(morroniside)、马钱苷(loganin)、獐牙菜苷(sweroside),以及山茱萸新苷(cornuside)等。

【主要药理作用】

1. **降血糖** 山茱萸醇提取物对肾上腺素、四氧嘧啶及链脲佐菌素等诱发的大鼠糖尿病均有降血糖作用,但对正常大鼠血糖无明显影响。山茱萸醇提取物能抑制蛋白质非酶糖基化,其中熊果酸和齐墩果酸是降血糖的主要有效成分,其降糖机制与增加糖耐量、保护胰岛 β 细胞或促进修复,增加肝糖原合成等有关。

2. **免疫调节** 山茱萸不同组分对免疫功能影响不同。如山茱萸水提取物可提高小鼠腹腔巨噬细胞的吞噬功能,升高血清 IgG、IgM 的含量。山茱萸水煎剂可抑制小鼠迟发性超敏反应,抑制 T 淋巴细胞的活化及淋巴因子的释放。山茱萸多糖可提高大鼠淋巴细胞转化率,促进溶血空斑形成,激活自然杀伤细胞(NK),提高巨噬细胞活性。山茱萸总苷能抑制淋巴细胞转化,抑制淋巴细胞激活杀伤细胞(LAK)增殖和 IL-2 产生。

3. **保肝** 山茱萸所含熊果酸可明显降低急性肝损伤动物血清 ALT 活性,使肝糖原增加,肝细胞变性坏死减轻。山茱萸所含獐牙菜苷可明显抑制 D-氨基半乳糖所致血清酶活性升高,减轻脾脏肿大。

4. **抗氧化、延缓衰老** 山茱萸多糖、熊果酸、马钱苷均具有良好的抗氧化能力,可降低肝脏和脑组织中的 LPO 含量,清除氧自由基。山茱萸水提物可明显提高大鼠红细胞中 SOD 活力,降低血清 LPO 含量。山茱萸具有明显的延缓衰老作用,可增加小鼠血红蛋白含量,增强小鼠抗疲劳、耐缺氧的能力和记忆力。

此外,山茱萸还有强心、抗心律失常、抗骨质疏松等作用。

山茱萸的主要药理作用概要见图 20-4。

【现代应用】

1. **糖尿病** 山茱萸一般不单独使用。常与五味子、苍术等药物组成复方用于糖尿病辅助治疗,可明显改善患者症状,减轻周围神经炎、肾病等并发症。

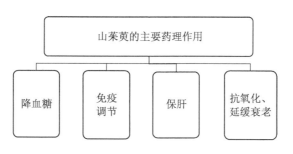

图 20-4 山茱萸的主要药理作用

2. 肩周炎　山茱萸(去核)水煎服或代茶泡服用于治疗肩周炎,可减轻疼痛、改善或恢复肩关节的活动功能。

3. 口疮　山茱萸研末陈醋调糊敷贴双足涌泉穴,用于治疗单纯性口腔溃疡。

4. 白细胞减少症　山茱萸与女贞子、枸杞子、阿胶等配伍用于治疗白细胞减少症有一定疗效。

山茱萸的现代应用概要见图 20-5。

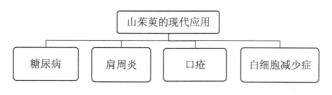

图 20-5 山茱萸的现代应用

【古籍述要】

(1)《神农本草经》:主温中下气,止痛,咳逆寒热,除湿血痹,逐风邪,开腠理。

(2)《药性论》:止月水不定,补肾气,兴阳道,添精髓,疗耳鸣,止老人尿不节。

(3)《汤液本草》:滑则气脱,涩剂所以收之,山茱萸止小便利,秘精气,取其味酸涩以收滑之。

(4)《名医别录》:主痰冷腹内绞痛,诸冷实不消,中恶,心腹痛,逆气,利五脏。

【常见不良反应及应用注意事项】

山茱萸毒性很低。

参考文献

[1] 吴清和. 中药药理学. 北京:高等教育出版社,2012.

[2] 国家药典委员会. 中华人民共和国药典(一部). 北京:中国医药科技出版社,2010:26.

[3] 陆茵,张大方. 中药药理学. 北京:人民卫生出版社,2012.

[4] 王俊霞,武晓红,李昌勤,等. 山茱萸提取物对 α-葡萄糖苷酶的抑制作用. 中国实验方剂学杂志,2011,17(5):74-76.

[5] 刘英姿,刘浩然,张坚松. 山茱萸总皂苷通过调节一氧化氮释放改善链脲佐菌素诱导的糖尿病大鼠肠系膜内皮依赖性舒张. 中南大学学报(医学版),2012,37(8):757-764.

[6] 王恩军,靳祎,刘斌,等. 山茱萸多糖对肺癌 A549 细胞凋亡的影响及机制. 山东医药,2012,52(3):46-47.

［7］王恩军,靳祎,王哲,等.山茱萸多糖诱导宫颈癌细胞凋亡及 Bax 蛋白表达的变化.中国实验方剂学杂志,2012,18(10):260-262.

［8］周少丞,韩晓明,王力冬,等.D-半乳糖致衰老模型大鼠脑组织 Ach 活性、NGF 表达变化及山茱萸多糖的干预作用.中国老年学杂志,2011,31(24):4841-4842.

［9］李育,江沛,江励华,等.山茱萸多糖对自然衰老雌性小鼠卵巢功能的影响.南京中医药大学学报,2012,28(1):57-60.

［10］苏亚楠,陈立强,张晓波,等.山茱萸多糖对阿尔茨海默病模型大鼠 GSK-3β 和磷酸化 GSK-3β 的影响.中国老年学杂志,2013,33(9):2092-2094.

附录 常用英文缩略词表

英文缩写	英文全称	中文全称
AA	arachidonic acid	花生四烯酸
AC	adenylate cyclase	腺苷酸环化酶
ACE	angiotensin converting enzyme	血管紧张素转化酶
ACTH	adrenocorticotropic hormone	促肾上腺皮质激素
Ach	acetylcholine	乙酰胆碱
AchE	acetylcholinesterase	乙酰胆碱酯酶
ADP	adenosine diphosphate	二磷酸腺苷
AFB_1	aflatoxin B_1	黄曲霉毒素 B_1
ALP	alkaline phosphatase	碱性磷酸酶
ALT	alanine aminotransferase	丙氨酸转氨酶
ANF	atrial natriuretic factor	心钠素
APC	antigen presenting cell	抗原提呈细胞
APO	apolipoprotein	载脂蛋白
AR	aldose reductase	醛糖还原酶
AST	aspartate aminotransferase	天门冬氨酸转氨酶
AT-Ⅲ	antithrombin-Ⅲ	抗凝血酶-Ⅲ
β-APP	β-amyloid precursor protein	β-淀粉样前体蛋白
BDNF	brain derived neurotrophic factor	脑源性神经营养因子
BUN	blood urea nitrogen	血清尿素氮
CA	catecholamine	儿茶酚胺
cAMP	cyclic adenosine monophosphate	环磷酸腺苷
CAT	catalase	过氧化氢酶
cGMP	cyclic guanosine monophosphate	环磷酸鸟苷
Con A	concanavalin A	伴刀豆蛋白 A
Cox-2	cyclo-oxygenase-2	环氧化酶-2
CPK	creatine phosphokinase	磷酸肌酸激酶
DA	dopamine	多巴胺
D-Galn	D-galactosamine	D-氨基半乳糖
DTH	delayed type hypersensitivity	迟发型超敏反应
Ea	active erythrocyte rosette	活性 E 花环
EAA	excitatory amino acids	兴奋性氨基酸
ECM	extracellular matrix	细胞外基质
ET	endothelin	内皮素
5-Fu	5-Fluorouracil	5-氟尿嘧啶

英文缩写	英文全称	中文全称
GABA	γ-aminobutyric acid	γ-氨基丁酸
GSH-PX	glutathione peroxidase	谷胱甘肽过氧化物酶
HBV	hepatitis B virus	乙型肝炎病毒
HCV	hepatitis C virus	丙型肝炎病毒
HDL	high density lipoprotein	高密度脂蛋白
HIV	human immunodeficiency virus	人类免疫缺陷病毒
Hp	helicobacter pylori	幽门螺杆菌
5-HT	5-hydroxy tryptamine	5-羟色胺
IFN	interferon	干扰素
Ig	immunoglobulin	免疫球蛋白
IL	interleukin	白细胞介素
iNOS	inducible nitric oxide synthase	诱导型一氧化氮合酶
IR	insulin resistance	胰岛素抵抗
LAK	lymphokine activated killer cells	淋巴因子激活杀伤细胞
LCT	lymphocyte transformation	淋巴细胞转化
LD_{50}	median lethal dose	半数致死量
LDH	lactic dehydrogenase	乳酸脱氢酶
LDL	low density lipoprotein	低密度脂蛋白
LDL-C	low density lipoprotein-cholesterol	低密度脂蛋白胆固醇
LH	luteinizing hormone	促黄体生成素
LPO	lipid peroxidation	脂质过氧化
LPS	lipopolysaccharide	脂多糖
LRH	luteinizing releasing hormone	黄体生成素释放激素
MAC	macrophage	巨噬细胞
MAO	monoamine oxidase	单胺氧化酶
MDA	malondialdehyde	丙二醛
MIC	minimum inhibitory concentration	最低抑菌浓度
MLR	mixed lymphocyte reaction	混合淋巴细胞反应
MTL	motilin	胃动素
NE	norepinephrine	去甲肾上腺素
NK	natural killer cell	自然杀伤细胞
NO	nitric oxide	一氧化氮
NOS	nitric oxide synthase	一氧化氮合酶
17-OHCS	17-hydroxycorticosteroids	17-羟皮质类固醇
PAF	platelet activating factor	血小板活化因子
PGE	prostaglandin E	前列腺素 E
PGI_2	prostaglandin I_2	前列环素 I_2
SOD	superoxide dismutase	超氧化物歧化酶
SP	substance P	P 物质
SV	stroke volume	每搏输出量
T_3	3,5,3-triiodothyronine	三碘甲状腺原氨酸
T_4	thyroxine	甲状腺素

英文缩写	英文全称	中文全称
TC	total cholesterol	总胆固醇
TG	triglyceride	三酰甘油
TGF	transforming growth factor	转化生长因子
TNF	tumor necrosis factor	肿瘤坏死因子
TSH	thyroid stimulating hormone	促甲状腺激素
TXA_2	thromboxane A_2	血栓素 A_2
VIP	vasoactive intestinal peptide	血管活性肠肽

内容简介

本书内容共计20章,分总论和各论两部分。总论共4章,介绍中药药理学的基本概念、学科任务、发展简史、中药药性理论的科学内涵及现代研究、中药药理作用的特点及影响因素、中药药理研究的基本方法及复方药理研究等。各论共16章,按照解表、清热、泻下、祛风湿、芳香化湿、利水渗湿、温里、理气、消食、活血化瘀、止血、化痰止咳平喘、安神、平肝息风、补虚、收涩等类别,分别介绍各类药物的中医认识、共同药理作用、应用注意事项、主要研究思路和方法以及代表药物等。代表药物重点介绍主要药理作用、现代应用、古籍述要、常见不良反应、应用注意事项等。书后附有常用英文缩略词表。

本书适合药物制剂、药学、制药工程等相关专业本科生学习使用,也可作为从事相关领域教学、科研和实验工作者的参考用书。